家长必读的骨骼健康书

# 儿童骨骼健康

ERTONG GUGE JIANKANG

孙永建　蔡道章　陈顺有　主编

中国出版集团公司

世界图书出版公司

广州·上海·西安·北京

**图书在版编目（CIP）数据**

儿童骨骼健康 / 孙永建，蔡道章，陈顺有主编 . —
广州：世界图书出版广东有限公司，2021.12

　　ISBN 978-7-5192-9198-3

　　Ⅰ . ①儿… Ⅱ . ①孙… ②蔡… ③陈… Ⅲ . ①儿童—
骨骼—生长发育—保健—通俗读物　Ⅳ . ①R179-49

　　中国版本图书馆CIP数据核字（2021）第249297号

| | |
|---|---|
| 书　　名 | 儿童骨骼健康 |
| | ERTONG GUGE JIANKANG |
| 主　　编 | 孙永建　蔡道章　陈顺有 |
| 责任编辑 | 曹桔方 |
| 装帧设计 | 书窗设计 |
| 责任技编 | 刘上锦 |
| 出版发行 | 世界图书出版有限公司　世界图书出版广东有限公司 |
| 地　　址 | 广州市新港西路大江冲25号 |
| 邮　　编 | 510300 |
| 电　　话 | 020-84460408 |
| 网　　址 | http://www.gdst.com.cn |
| 邮　　箱 | wpc_gdst@163.com |
| 经　　销 | 各地新华书店 |
| 印　　刷 | 广州市迪桦彩印有限公司 |
| 开　　本 | 710mm×1000mm　1/16 |
| 印　　张 | 20 |
| 字　　数 | 400千字 |
| 版　　次 | 2021年12月第1版　2021年12月第1次印刷 |
| 国际书号 | ISBN 978-7-5192-9198-3 |
| 定　　价 | 98.00 元 |

# 编委会

# 主编简介

**孙永建**

· 主任医师 医学博士 教授 硕士研究生导师

· 广东省基层医药学会儿童骨科专业委员会主任委员

· 南方医科大学第三附属医院儿童骨科主任儿童肢体矫形中心主任

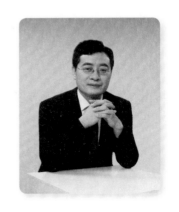

　　参与国家自然科学基金立项1项，主持广东省科技厅科研立项2项，参与科研立项6项，获军队卫生进步奖1项，获科技进步三等奖2项。2019年、2020年被评为"岭南名医"。2020年被评为"羊城好医生"。近年来在国内、外发表论文20余篇，SCI引录8篇，儿童骨科科研团队在儿童生长板损伤修复研究领域引领国际前沿水平，研究成果发表在《Bioactive Materials》《Advanced Science》等期刊，最高影响因子14.59分。主编《骨科学》《儿童骨科测量与评估》《创伤骨科手术技巧》，参与编译《洛克伍德—格林成人骨折学》《外固定与足踝重建教程》。以第一作者申请了2项实用新型国家专利《一种内、外六角空心加压钛螺钉》《一种骨盆前柱钩钢板》。

## 专业特长

　　从事骨科专业医疗25年，主要研究方向：儿童骨科疾病的诊治。擅长以下疾病的诊治：儿童不同年龄段发育性髋关节脱位的诊治；儿童股骨头坏死的三联截骨包容治疗；先天性马蹄内翻足的Ponseti系列石膏治疗及残留畸形的截骨矫正；Ilizarov技术治疗肢体不等长；儿童四肢及骨盆的严重创伤；骨折畸形愈合；肢体的软组织缺损皮瓣修复；四肢骨折的微创治疗；儿童四肢骨肿瘤治疗；四肢创伤性、发育性畸形矫正；先天性斜颈、儿童多指(趾)和并指畸形的治疗；狭窄性腱鞘炎；先天性上肢、下肢畸形的矫正；先天性高肩胛症治疗；先天性胫骨假关节；肢体短缩、肢体过度生长的治疗；膝内翻和膝外翻骺板生长调控治疗；擅长骨搬运技术治疗顽固性四肢骨髓炎；脑瘫肢体畸形的肌力平衡及骨性矫正手术。

## 学术任职

国际外固定与骨重建联盟中国组委员，中国研究型医院协会骨科分会常委兼外固定工作委员会副主委，中国医师协会骨科分会小儿骨科工作委员会委员，广东省基层医药学会儿童骨科专业委员会主任委员，广东省医师协会骨科分会创伤骨科学组组长，广东省医师协会骨科分会肢体重建与外固定学组组长，广东省医学会创伤骨科委员会青年委员会副主任委员，广东省医师协会骨科分会常委，广东省生物医学工程学会骨科临床与耗材专业委员会委员。

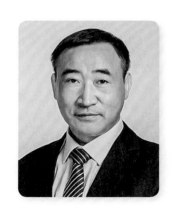

**蔡道章**

· 主任医师　教授　博士研究生导师

· 南方医科大学第三附属医院院长

· 广东省骨科研究院运动医学研究所所长

　关节外科 / 运动医学科主任

　　南方医科大学第三附属医院（广东省骨科医院）院长，广东省骨科研究院运动医学研究所所长、关节外科/运动医学科主任，南方医科大学深圳医院"三名工程"引进团队成员，美国哈佛大学医学院骨科访问学者，广东省内运动医学专业唯一的博士研究生导师。2003年被评为广东省"白求恩"式医务工作者及"抗非"英雄，荣立三等功，2014年获天晴杯广东医院优秀管理干部，2017年被评为全国卫生计生系统先进工作者，广东省医学领军人才，2018年荣获"国之名医"称号。

**专业特长**

　　主要研究方向：骨性关节炎的相关基础与临床研究；股骨头坏死的相关基础与临床研究；运动损伤的相关基础与临床研究。擅长以下疾病的诊治：各种关节疾病的诊疗、运动损伤的关节镜下的修复、四肢先天及遗留畸形的矫形治疗等。在以下领域，其技术处于领先优势：关节镜下的膝关节前、后交叉韧带的重建；镜下半月板损伤缝合；膝关节后外、后内结构损伤的重建等；肩关节不稳（Bankart损伤、SLAP损伤）的关节镜下的修复；肘、腕、髋、踝关节病变的镜下清理等；各种人工关节置换治疗骨关节炎；股骨头坏死的系统阶梯治疗。

**学术任职**

    SICOT中国部运动医学分会副主任委员，SICOT中国部关节外科分会常任委员，中华医学会运动医疗分会委员，中国医师协会内镜医师分会常委，中国医师协会骨科分会常委，广东省医学会关节外科分会主任委员，广东省医学会运动医学分会名誉主任委员，广东省医学会骨科分会副主任委员，广东省人体组织工程学会理事长，广东省临床医学会副理事长，广东省3D打印产业技术创新联盟副理事长，广东省医学教育协会骨科专业委员会主任委员，广东省医学会关节外科学分会青年委员会主任委员，广东省临床医学学会副会长，广东省医师协会常务理事。曾担任广东省医师协会骨科分会第一、二届主任委员，广东省医学会运动医学分会主任委员。此外，还担任《中华关节外科》《中华显微外科杂志》《中华创伤骨科杂志》《中山大学学报（医学版）》《中国骨科临床与基础研究杂志》《解剖与临床》《岭南现代临床外科》等杂志编委。

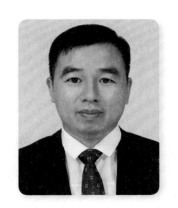

**陈顺有**

· 副主任医师　医学博士　副教授　硕士研究
　生导师
· 厦门大学附属福州第二医院小儿骨科主任

　　主持福建省自然科学基金面上项目、福建省原卫生厅创新课题等共6项。先后获得"福建省青年岗位能手""福州市五四青年奖章""福州市最美科技工作者"等荣誉称号，科研成果多次获得"6.18海峡两岸职工创新成果展"奖。近年来，在国内、外核心期刊发表论文20余篇，其中SCI收录论文13篇，儿童骨科团队在儿童股骨颈、骨折方面的研究引领国际前沿，研究成果发表在《Bone Joint J》《J Pediatr Orthop》等专业顶级期刊。主译《小儿足踝诊断与治疗》《坎贝尔骨科手术学—儿童骨科》（第13版），副主译《洛克伍德—威尔金斯儿童骨折》(第8版)，副主编《儿童骨科测量与评估》《骨科医师查房手册》。获得国家实用新型专利授权5项，培养硕士研究生10余名。

**专业特长**

　　从事小儿骨科专业医疗10余年，累计完成各类儿童骨科手术2万余台。主要研究方向：儿童骨与关节创伤及先天性畸形的诊治。擅长以下疾病的诊治：儿童四肢及骨盆严重创伤、四肢骨折的微创治疗，骨折后遗畸形的矫正；儿童不同年龄段发育性髋关节脱位的治疗；先天性马蹄内翻足的治疗及残留畸形矫正；儿童股骨头坏死，先天性斜颈，高肩胛症；多指(趾)、并指畸形、胫骨假关节等畸形的治疗；肢体不等长、儿童四肢骨肿瘤治疗；顽固性四肢骨髓炎；脑瘫的评估、肌力平衡及骨性矫正手术。

## 学术任职

中国医师协会骨科医师分会小儿脊柱学组副组长，中国医师协会骨科分会小儿骨科工作委员会委员兼秘书，中华医学会骨科学分会小儿创伤矫形学组委员，世界骨科大会中国部小儿骨科委员会副主任委员，中国残疾人康复协会肢体残疾康复专业委员会骨与关节损伤学组委员，中华医学会创伤分会骨与关节感染委员会委员，中国医疗促进会骨科分会小儿骨科学组委员，中国骨科专业学院小儿骨科专业委员会委员，福建省中西医结合学会肢体矫形与重建委员会主任委员，福建省医学会骨科分会青年委员会副主任委员，福建AOCC委员会秘书，福建省医学会小儿外科分会委员，福州市医学会小儿外科分会副主任委员，福州市医学会创伤学分会委员兼秘书，中国AO小儿骨科讲师团讲师。《中华创伤杂志》《中华创伤骨科杂志》《中华小儿外科杂志》审稿专家，《手术电子杂志》《临床小儿外科杂志》编委。

南方医科大学第三附属医院

儿童骨科

一切为了孩子的健康

锺世镇

不论在任何时候、任何年代，孩子永远是家庭的希望，当然也是国家的希望。少年强，则国强。思想要强大，体魄要强壮。关心孩子的健康成长是我们家长和医生共同的责任。为此，中国工程院院士钟世镇给予了谆谆寄语：一切为了孩子的健康。

据全国第六次人口普查数据，我国14岁以下儿童共有2.2亿。预计到2024年，儿童人口有望达到2.6亿。而儿童专科医院占全国医疗机构的0.3%，儿科床位占全国医院总床位数的6%。儿童医院数量少，在区域分配上，儿童医院集中分布在东南沿海经济发展较好的地区，西部地区儿科医疗服务资源严重紧缺，区域分布不均衡。很多儿童骨科的疾病由成人骨科医师来治疗，易引起这样或那样的问题。虽然近十几年儿童骨科医师的数量增加不少，但医师总体数量还是远低于内科、外科、妇科等科室的医师数量，粗略估计国内专业从事儿童骨科的医师也不会超过一千人。因此，我们任重而道远，为了保证孩子的健康，需要培养大量的儿童骨科医师，以呵护儿童的健康成长，也可对成人骨科医师进行儿童专业知识的培训，希望在处理儿童骨科疾病时按照儿童的发育特点来治疗，以最大程度减少并发症。

儿童骨科在年龄上属于儿科范畴，号称"哑巴科"，儿童往往不会表述病情，需要家长代述，也不能像成人一样配合检查和用药，这就需要家长要具备一定的医学知识，才能在生活中发现孩子的一些异常临床症状，比如一些异常的步态和姿势。笔者在门诊时发现有的父母不注意观察孩子的步态，甚至到了5岁多才发现孩子患有发育性髋脱位，错过了黄金治疗时间。所以，无论是家长还是医护人员都需要掌握儿童骨骼的生长发育特点，以避免给孩子的治疗造成延误。

目前，关于儿童骨科疾病方面的科普书籍很少，家长虽然能从网络获取一些儿童骨科疾病相关知识，但往往不够全面和细致。有的家长也不相信网络上的知识。因此，非常有必要普及儿童骨科的一些专业知识，让家长能够认识到"儿童不是大人的缩小版"，儿童有儿童的发育特点及规律。只有家长了解了儿童正常的生理发育特点，才能更好地避免延误就诊。比如什么是生理性膝内、外翻？多大孩子会发生生理性扁平足？为什么孩子会患发育性髋脱位，是先天性还是发育性的？

本书分为九章，对儿童骨科常见疾病进行了问答式解疑，既有各个部位的疾病，比如儿童脊柱侧弯问题、发育性髋脱位问题、儿童股骨头坏死问题和先天性马蹄内翻足问题；也有系统性疾病，比如先天性疾病、内分泌疾病问题等；问题既有科普性的回答，也有较专业的回答。因此，本书既适合于家长了解儿童骨骼的生长发育，也适合于儿童骨科医护工作者阅读参考。此外，本书每章中既有易懂的示意图，也有专业治疗的外观图及影像学资料。

本书由南方医科大学第三附属医院和厦门大学附属福州第二医院儿童骨科专科医师编写，因时间和水平有限，书中如有不足之处，请广大读者批评指正。

广东省基层医药学会儿童骨科专业委员会主任委员

南方医科大学第三附属医院儿童骨科主任　　孙永建

## 第三章 上肢与手畸形 ·········································· **80**

# 第一章

# 儿童骨骼生长发育

## 为什么说儿童不是成人的"缩小版"？区别在哪里？

儿童并非"缩小版"的成人！儿童与成人最大的差别在于有其生长发育特点及特殊的生理结构，尤其在儿童骨科方面表现明显，在组织解剖、生理、生物力学等方面均与成人有很大的区别。

1. 儿童骨折是较常见的损伤，但有其独有的特点

相对于成人，儿童骨折愈合快，即使有一定程度的畸形，也可以通过生长塑形调整，力线得到改善。儿童骨膜较厚，血运丰富，成骨细胞、破骨细胞丰富而活跃，骨折愈合迅速，也是其强大塑性能力的物质基础。儿童骨折不愈合的情况罕见，年龄越小，越接近干骺端，生长和矫正能力越强。所以，儿童骨折只要简单复位石膏或夹板外固定，或者闭合复位穿针内固定即可达到治疗目的，而不需要切开复位。

2. 儿童骨折与成人的核心区别在于儿童骨骼有骨骺和生长板结构

骨骺和生长板一般位于长骨的两端，负责儿童骨骼的生长。骨骺损伤形成骨桥可引起生长停滞，或者导致所在关节的内外翻畸形。所以，骨骺损伤须尽量解剖复位，及相应的内外固定。一旦发生骨骺早闭，极易出现骨骼生长停滞或内外翻畸形。畸形则需在生长发育停止后行骨延长或截骨矫形术治疗。

3. 儿童骨科主要包含各种先天或者后天性畸形、发育障碍、感染和肿瘤

比如发育性髋脱位、先天性马蹄内翻足、Perthes病、Blount病、血源性骨髓炎、化脓性关节炎和各种良、恶性骨骼肌肉系统肿瘤。

因此，儿童骨科不是成人骨科的"缩小版"。儿童骨科除了有成人各种骨折及骨骼疾病外，还有很多成人所没有的先天性及发育性疾病，具有比成人骨科更大、更广的疾病谱。

## 为什么儿童骨科疾病要去看儿童骨科医生？

在国内，因为儿科医生的短缺，从事儿童骨科的医生更是少之又少，据不完全统计全国只有400多名儿童骨科医生。尤其是基层医院儿童骨科的专业化程度及专科医生人数均严重不足，亟待医院政策扶持及专业人员的培训。长期以来，都是成人骨科医生来诊治儿童骨科疾病，而成人骨科医生往往缺少对儿童生长发育的了解，在治疗上生搬硬套成人的治疗手段，结果难免会导致这样或那样的问题。儿童骨科医生诊治病情跟成人大不一样，具有以下优势：

（1）熟悉儿童的生长发育特点。儿童在不同的阶段有不同的生长发育特点，有时看上去异常可能只是儿童发育过程中的一个阶段的正常现象；

（2）干预时机准确。儿童骨科医生会根据儿童疾病的发生发展情况，判断畸形是否会随着发育继续加重或减轻，而决定是动态观察还是提前干预；

（3）治疗措施与成人大不一样。儿童骨科疾病的治疗手段与成人骨科疾病的治疗截然不同。理念也完全不一样。很多儿童骨科的疾病按照成人的方式进行治疗，出现严重后果的病例屡屡发生。

因此，找儿童骨科医生就诊对儿童来说是最好的选择！

## 家长发现了孩子的什么情况，需要到儿童骨科就诊？

（1）歪脖子：患儿面部不对称，婴儿期颈部一侧有肿块，幼儿期可在颈部摸到条索状物，不痛不痒，头经常被迫歪向一侧，可能是先天性肌性斜颈（图1-1）。

（2）跛行、鸭步：患儿臀及大腿皮纹不对称，一侧下肢外旋少动，行走晚，跛行，步态不稳，易摔跤，行走时像"鸭步"，或双下肢不等长（图1-2）。考虑为发育性髋关节脱位。

（3）马蹄内翻足：一侧或双侧足下垂内翻呈马蹄状（图1-3），患儿行走脚不能放平，以足尖或外侧足背行走。以上情况多由先天性马蹄内翻足、麻痹性足内翻或先天性多关节挛缩症所致或外伤性马蹄内翻足。

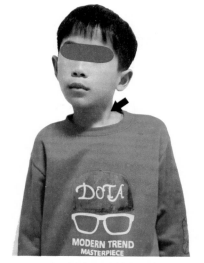

图1-1 左侧先天性斜颈外观（黑箭头为挛缩的胸锁乳突肌）

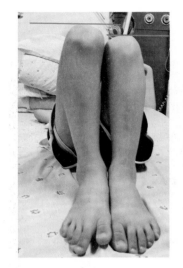

图1-2　双下肢不等长（左侧下肢短缩）

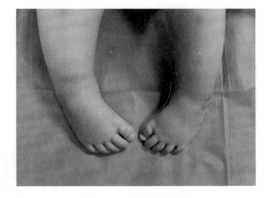

图1-3　马蹄内翻足

（4）背部长毛：骶尾部长毛、皮肤大片青紫、尿床或腰部有软性包块。考虑为隐性椎裂、脊髓脊膜膨出（图1-4）。

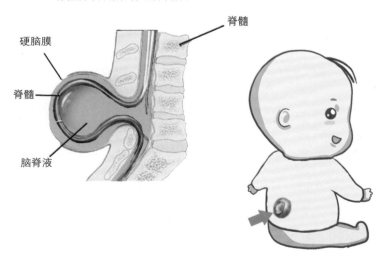

图1-4　脊髓脊膜膨出

（5）梳头、端碗均困难：患儿的双侧上肢或单侧前臂不能旋后，梳头、端碗均困难，考虑为先天性上尺桡关节融合症（图1-5，图1-6）。

（6）驼背、腰弯：脊柱弯曲呈S型，弯腰更明显，到青少年期出现胸廓一侧隆起，考虑为脊柱侧弯（图1-7）。

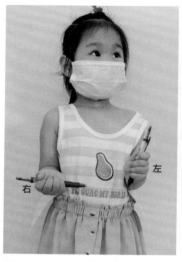
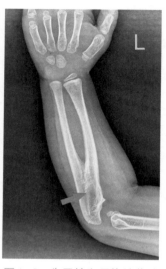
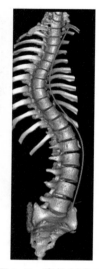

图1-5 左上尺桡关节融合，左前臂旋转困难　　图1-6 先天性上尺桡关节融合X线片　　图1-7 脊柱侧弯CT三维重建

（7）双腿膝部或踝部不能靠拢：双腿膝部或踝部不能靠拢，多见X型腿（图1-8）、O型腿（图1-9）。常伴有方颅、头发稀疏、出牙晚、出汗多，胸部出现"串珠""鸡胸"或肋缘外翻，此乃佝偻病的表现。

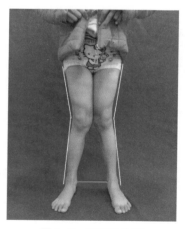
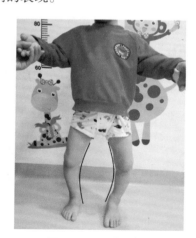

图1-8 X型腿外观　　　　　　　　图1-9 O型腿外观

（8）大拇指不能主动伸直：拇指关节呈屈状，不能主动伸直。被动伸展关节局部疼痛，掌面可摸到增粗肿块，可随拇指伸屈上下活动，考虑为先天性"扳击

指"，又称狭窄性腱鞘炎（图1-10）。

（9）髋部、膝部疼痛：一早起床，出现跛行或膝内侧疼痛或髋部疼痛，不愿意行走，近期有上呼吸道感染史，多考虑髋关节暂时性滑膜炎（图1-11）。

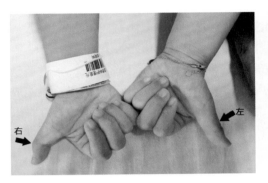

图1-10　右拇指狭窄性腱鞘炎

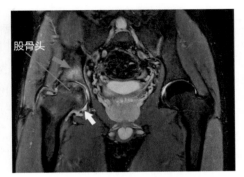

图1-11　磁共振显示右髋关节积液，股骨头及髂骨内高信号（红箭头）

（10）牵拉胳膊或儿童翻身后上肢不能活动：单手牵拉小孩走路或小孩摔倒后单手拉起来，小儿突然出现上肢下垂，不愿意抬高患肢，不愿用手取物玩耍，此乃"牵拉肘"（桡骨头半脱位）的表现（图1-12）。儿童自己翻身后或从沙发上滚落在地上后上肢不能活动，不愿意拿东西，则也要考虑是桡骨小头半脱位。如果发现您的孩子有以上类似情况，应及时带孩子到医院儿童骨科检查。

（11）肘内翻畸形：儿童肘部外伤骨折后如果伤及生长板，或是复位不佳，会导致肘关节畸形，出现肘关节内翻（图1-13）或外翻畸形，不但影响外观，也会影响肘关节的功能。往往需要矫正。

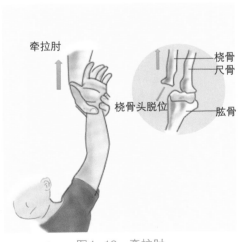

图1-12　牵拉肘

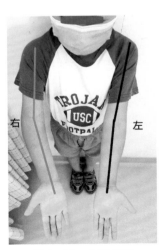

图1-13　右肘内翻

5

## 儿童骨骼有什么特点?

（1）生长特点：儿童骨骼在相对生长活跃的基础上，大约有两个快速生长期，一个是自出生后至3岁之间；另一个在青春期（一般女孩在10～14岁，男孩在12～16岁），此外，儿童的个体差异也有很大的不同。

（2）儿童的骨骼中，有机物、无机盐各占一半。常有以下发育特点：

①需要不断钙化。儿童处于生长发育的重要时期，身高不断增长，实际上是骨骼的不断增长。骨骼最初是以软骨的形式出现的，软骨必须经过钙化，才能成为坚硬的骨骼。在骨骼钙化的过程中，需要钙、磷为原料，还需要维生素D，以促进钙、磷的吸收和利用。儿童机体如果缺少维生素D，会患佝偻病（软骨病）。因此，多带孩子晒太阳，可以预防佝偻病的发生。

②富于弹性、易变形。儿童的骨骼柔软、弹性大，容易受不良姿势的影响而发生变形，如驼背、脊柱侧弯等。因此，要特别注意儿童坐、走、站的正确姿势。

## 什么是初级骨化中心？什么是次级骨化中心？

骨发育过程中，首先骨化的部位称为骨化中心（图1-14）。骨化从此处开始，然后逐渐扩大，最后完成全部骨化。初级骨化中心（一次骨化中心）胚胎早期，软

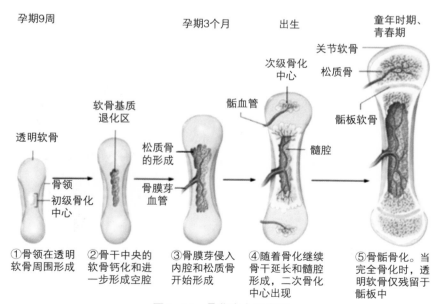

图1-14　骨化中心示意图

骨干中部出现一个原发骨化点为初级骨化中心（一次骨化中心），骨化点内的软骨组织退化消失，成骨细胞积极活动，形成骨组织，这一变化称为骨化。次级骨化中心（二次骨化中心）胎儿出生前后，在骨两端的软骨内先后出现骨化点，称为继发骨化点（二次骨化中心）。由继发骨化点形成的骨结构称为骺。X线检查时，骨化中心表现为骨内一定部位的骨质致密的阴影，周围则是无结构的软组织阴影。

通俗地讲，初级骨化中心就是骨头，也就是骨干的部分，次级骨化中心就是骨骺，就是骨干两头膨大的部分，初级骨化中心决定了骨骼的形态，次级骨化中心决定了骨的生长潜力。

### 什么是骨骼的生长板？有什么作用？

"骺板"又名生长板（图1-15），位于骨骺与干骺端之间，是一种薄板波浪状的软骨组织，由透明软骨构成，只存在单向软骨增殖与成骨活动，是生长期骨骼的生长发育部位。也就是说，骺板是指长骨的骨干和两端膨大的髁部连接的部分，是骨骼（长骨）生长发育的重要结构，骨头能长主要靠骺板。从组织学角度可分为四层：静止层、增殖层、肥大层、钙化层。当骺板发育至成熟阶段，其软骨增殖与成骨活动相继结束。最后，骺板完全骨化，骨骺与干骺端融合，长骨的纵向生长停止。严格区分，骨骺有两类，即受压力骨骺与受拉力骨骺，两者都有自己相应的骺板。

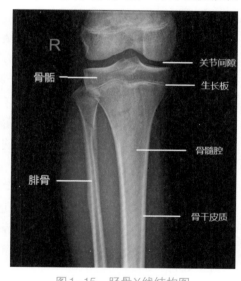

图1-15　胫骨X线结构图

R
关节间隙
骨骺
生长板
骨髓腔
腓骨
骨干皮质

### 儿童大约多少岁骨头变硬？为什么要维持正确的姿势？

人体一共有206块骨骼。在胎儿时期，因为必须保护脆弱的脑部组织，所以颜面骨和颅骨是已经完成"骨化"的骨骼。出生以后，其他的骨骼才逐渐变硬。因此，儿童阶段是骨骼发育的关键时期——由软骨逐渐变硬。骨骼的成长大都是变宽、变长，"变长"就是长高，反映在身高上。"变长"是如何发生的呢？其实这主要是由处于骨骼中心位置的"初级骨化中心"及两端的"次级骨化中心"控制。初级骨化中心在胚胎时期就已经出现，可以让骨骼向两端延长生长。次级骨化中心则是出生后才出现，是成人前骨骼生长的重要基础，位于长骨两端，像一个盘子，不断形成软骨，使得骨骼得以继续延长，从出生到两岁，是身高改变最快的时期。两岁时的身高大约是成人身高的一半，之后身高缓慢生长，一直到青春发育期才快速生长，女生是10～14岁，男生则是12～16岁。女生在初经后的两年，长骨就停止生长了。在整个骨骼肌肉发育的过程中，骨头会逐渐变硬。因此，维持正确的姿势非常重要。

## 什么是生长痛？儿童为什么会有生长痛？

生长痛是儿童生长发育时期特有的一种生理现象，多见于3～12岁生长发育正常的儿童，其中尤以3～6岁居多。常表现为膝关节周围或小腿前侧疼痛，典型的是双侧疼痛，也有一侧疼痛的。这些部位没有任何外伤史，活动也正常，局部组织无红肿、压痛。经过医生的检查，在排除其他可引起类似症状的疾病的可能性后，便可判断为生长痛（图1-16），也就是说，生长痛的诊断是排他性的。在小学阶段大约每年可以生长5～6厘米。虽然生长速度缓慢，但长骨的发展仍比邻近的肌肉生长快，因此有些儿童会有"生长疼痛"及肌腱、韧带的疼痛，尤其是在夜晚躺下后更为明显，这是一种正常现象。但是，如果一直持续并且情况严重，就应该请儿童骨科医生检查，以避免是其他疾病因素所造成的。

生长痛的最大特点就是几乎都在晚上发生，或者是在晚上痛得更厉害。这是由于白天儿童的活动量比较大，即使感到不舒服，也可能因为专注于其他事物而不易察觉。夜间，身心放松下来，疼痛的症状就会使儿童感觉不适，甚至难以忍受。那么为什么会出现生长痛？

最主要的原因是处于生长发育期的儿童，骨骼生长迅速，但四肢长骨周围的神经、肌腱、肌肉的生长相对慢一些，这种生长发育的不协调导致产生牵拉痛。再者，儿童的活动量通常比较大，或发育过程中组织代谢产物过多，不能迅速地排泄

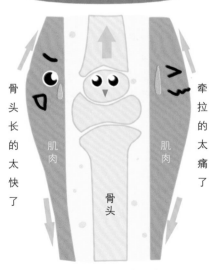

什么是生长痛

骨头长的太快了

牵拉的太痛了

肌肉　肌肉

骨头

图1-16　生长痛示意图

清除，会引起酸性代谢产物的堆积，从而造成肌肉的酸痛。

此外，还有一种情况是胫骨内弯。幼儿在学步期间小腿的胫骨较容易弯曲，为了适应这种现象，人体会代偿性地出现一定程度的膝关节外翻。随着生长发育的进行，大部分幼儿依靠腿部肌肉力量，会逐渐使胫骨内弯和膝关节外翻这两种暂时性的畸形得以矫正，而少数幼儿没有及时矫正，为了保持关节的稳定，腿部肌肉必须经常保持紧张状态，也可能出现疼痛。

生长痛属于肌肉性疼痛，出现后一般不需要特殊治疗，无需服用止痛药物，更不需要应用任何抗生素药物。疼痛发作时最有效的处理方法是为幼儿进行局部按摩、热敷，帮助减轻疼痛程度。

## 我国青少年身高标准是什么？影响孩子身高的因素有哪些？

按照我国青少年身高标准来算（表1-1）：男童5岁身高不低于1.01米，女童5岁身高不低于1米；男童10岁身高不低于1.27米，女童10岁身高不低于1.26米，否则就属于偏矮小或矮小。

表1-1 0～16岁儿童青少年身高标准差单位数值表（单位：厘米）

| 年龄 | 男孩 | | | 女孩 | | |
|---|---|---|---|---|---|---|
| | 均值 | 偏矮 | 矮小 | 均值 | 偏矮 | 矮小 |
| 出生 | 50.4 | 48.6 | 46.9 | 49.7 | 48 | 46.4 |
| 1岁 | 76.5 | 73.8 | 71.2 | 75 | 72.3 | 69.7 |
| 2岁 | 88.5 | 85.1 | 81.6 | 87.2 | 83.8 | 80.5 |
| 3岁 | 96.8 | 93 | 89.3 | 95.6 | 91.8 | 88.2 |
| 4岁 | 104.1 | 100.2 | 96.3 | 103.1 | 99.2 | 95.4 |
| 5岁 | 111.3 | 107 | 102.8 | 110.2 | 106 | 101.8 |
| 6岁 | 117.7 | 113.1 | 108.6 | 116.6 | 112 | 107.6 |
| 7岁 | 124 | 119 | 114 | 122.5 | 117.6 | 112.7 |
| 8岁 | 130 | 124.6 | 119.3 | 128.5 | 123.1 | 117.9 |
| 9岁 | 135.4 | 129.6 | 123.9 | 134.1 | 128.3 | 122.6 |
| 10岁 | 140.2 | 134 | 127.9 | 140.1 | 133.8 | 127.6 |
| 11岁 | 145.3 | 138.7 | 132.1 | 146.6 | 140 | 133.4 |
| 12岁 | 151.9 | 144.6 | 137.2 | 152.4 | 145.9 | 139.5 |
| 13岁 | 159.5 | 151.8 | 144 | 156.3 | 150.3 | 144.2 |
| 14岁 | 165.9 | 158.7 | 151.5 | 158.6 | 152.9 | 147.2 |
| 15岁 | 169.8 | 163.3 | 156.7 | 159.8 | 154.3 | 148.8 |
| 16岁 | 171.6 | 165.4 | 159.1 | 160.1 | 154.7 | 149.2 |

影响身高的因素：营养不良、遗传因素、长期不运动、睡眠不充足、精神压力大、营养不足、微元素缺乏等。影响身高的因素，主要还是受遗传基因的控制，但也会因为疾病、营养状态和代谢因素而改变。

经常运动的比不运动的肯定长得要高，长期不运动会导致脂肪堆积，新陈代谢缓慢，进而生长缓慢，就会影响身高。许多运动项目都能增高，其中篮球运动、跳绳运动、跳高运动及跳远运动等比较有效。篮球中蕴含了很多跑、跳的动作，有助于伸展四肢，促进骨骼在生长期尽可能的生长，达到增高目的。跳绳对骨骼生长有一定的刺激作用，使骨骼的循环得以改善，刺激生长激素分泌。立定跳远能够促进下半身骨骼的生长。跳高运动锻炼了下肢肌肉还有手臂肌肉，能够起到拉伸作用。

随便服用药物，可能对长高并无显著的帮助。如果在儿童时期受伤、骨折，破坏了次级骨化中心的生长，就有可能使骨骼停止生长而造成长短腿的现象。因此，儿童在玩耍、跑跳时应该特别注意安全。

一定要保证充足的睡眠和健康的心理。若长期睡眠不足，不能按时睡觉则会抑制生长激素分泌，影响身高。有些儿童受过严重的精神创伤，会影响大脑正常发育和造成内分泌失调，导致生长发育缓慢，严重的还会患各种疾病。营养要充足，蛋白质粉、肉、蛋、菜、奶、豆制品要保持平衡，不要少食、节食、偏食（图1-17）。

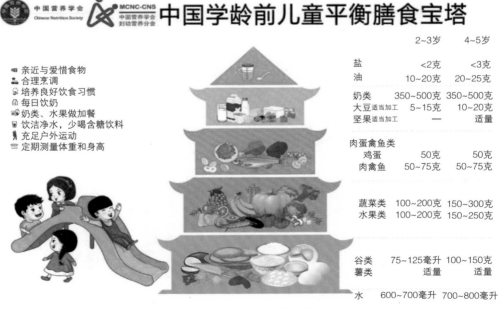

图1-17　中国学龄前儿童平衡膳食宝塔

## 儿童正常生长发育分为哪几个阶段？各有什么特点？

儿童正常生长发育有3个阶段：

（1）婴儿期：是指从出生到2岁的生长快速期，是出生后生长发育最快的一个阶段，通常出生后第一年长25厘米左右，第二年长10厘米左右。身体不同部位的生长各不相同。上肢生长早于下肢，足部发育比下肢其他部位早。2岁时的身高相当于成年时1/2，9岁时相当于成年时的3/4。婴儿约在3个月时能控制头的动作，6个月时能坐，8～12个月时扶着站立，12～14个月时能独立行走。这些指标在筛查时很有用。

（2）儿童期：是指从3岁到青春期前的生长速度减缓期，每年长5至7厘米，儿童期躯干生长最快。总的来说儿童期长，所以生长发育的大部分还是在这个时期完成的。婴儿期和儿童期会有发育的个体差异，包括平足、足尖内指、足尖外指、O型腿和X型腿，这些情况往往会随着时间一般自然消失，很少需要任何治疗。

（3）青少年期：又称青春期，是从青春期开始发育至骨骼成熟的生长加速期，青春期下肢生长最快。男孩增长25至27厘米，女孩增长23至25厘米。有些疾病，如脊柱侧弯和股骨头骺滑脱均常见于这个时期。社会、心理因素对青少年的影响比较大。越来越重视体形变化，儿童期原先不注意的畸形残疾会变成很大烦恼，女孩也会因以前未注意的手术瘢痕而十分关注。肥胖在青少年中更加常见，体重超标是某些疾病的病因，如股骨头骺滑脱和胫骨内翻。

## 儿童骨骼损伤修复有什么特点？

（1）儿童骨骼有机质较多，年龄越小，有机质的比例越大，故幼儿骨骼的弹性和韧性较大，易变形，遇到暴力可能折而不断，发生裂纹或青枝骨折。

（2）儿童的骨膜较成人厚，一般创伤时不易破裂，通常在骨折的一侧仍保持相连，因此儿童骨折后一般移位较少，有助于稳定复位。

（3）儿童骨骼常常在生长结构（包括骨骺、骺板、骨膜等结构）发生损伤，这是儿童时期所独有的骨骼损伤，也是儿童骨骼损伤中最重要的部位。

（4）骨的生长塑形与患儿的年龄密切相关、年幼的儿童对骨折后不满意的对合复位有较强的代偿、矫正能力。

（5）骨的生长修复能力与年龄密切相关，年龄越小，骨骼发育越不成熟，其代谢生长的功能就越活跃，损伤修复的潜能就越大。

## 婴幼儿及儿童体格四大发育指标是什么？

小儿生长发育总的特点：出生后头2年身高、体重增长较快，2岁至青春期以前有较为稳定的增加，青春期快速增长，以后渐渐停止。体格发育有头尾规律，即婴幼儿期头部发育领先，随着年龄的增长，头增长不多而四肢、躯干增长速度加快。婴儿期头部高度占全身的1/4，成人头高占身高的1/8。常用的小儿生长发育指标有体重、身高、头围、胸围。

1. 体重

体重在出生头3个月增长最快，一般为月增长600～1000克，最好不低于600克。3～6个月次之，一般月增长600～800克。6～12个月平均每个月增长300克。1岁后小儿生长速度明显减慢，1～3岁小儿平均每个月体重增长150克。1岁后小儿的体重可用下列公式计算：体重（千克）=年龄（岁）×2+7（或8）千克。

2. 身高

身高也是小儿生长发育的重要指标，但它反映的是长期营养状况，短期内影响生长发育的因素（营养、疾病等）对身高影响不明显。它主要受遗传、种族和环境的影响较为明显。身高的增加同体重一样，也是在生后第一年增长最快，平均年增长25厘米。第二年平均增长10厘米，第三年平均增长4～7.5厘米。幼儿期孩子的体型由婴儿期的肥墩型向瘦长型转变。这期间躯干稍长些，下肢稍短些。幼儿期后，四肢的增长逐渐快于躯干的增长。一岁以后平均身高的公式：身高（厘米）=年龄（岁）×5+80（厘米）。小儿的身高与体重都可以用国际卫生组织的标准来评价（表1-2）。

3. 头围

头围是反映孩子脑发育的一个重要指标。头围在生后第一年增长最快。出生时头围平均34厘米；1岁时平均46厘米；第二年增加2厘米，第三年增长1～2厘米。3岁时头围平均为48厘米，已与成人相差不很多了。由此可看出，脑发育主要在生后头3年。正常小儿后囟门3个月闭合，前囟门1岁～1岁半闭合。过迟闭合要考虑有无佝偻病的可能。有的孩子出生时囟门就较小，闭合也会早些。这与母亲孕期营养状况较好有关。因此要综合看待这个问题，如果没有超量服用鱼肝油或超量服用及注射维生素D，一般问题不大。需要注意的是，并非象人们所想象的那样：孩子头越大约聪明，聪明与否和头围大小并不成正比。孩子的头围在正常范围内就可以了。头围过大则要考虑有无脑肿瘤、脑积水的可能。

4. 胸围

孩子在出生时，胸围小于头围，随着月龄的增长，胸围逐渐赶上头围。一般在孩子1岁时，胸围与头围相等。但现在由于普遍营养状况较好，不少婴儿在未

表1-2　世界卫生组织儿童体格发育评价标准参考值

| 标准范围 / 年龄 | 体重（KG） | | 身高（CM） | |
|---|---|---|---|---|
| | 男 | 女 | 男 | 女 |
| 初生 | 2.9-3.8 | 2.7-3.6 | 48.2-52.8 | 47.7-52.0 |
| 1月 | 3.6-5.0 | 3.4-4.5 | 52.1-57.0 | 51.2-55.8 |
| 2月 | 4.3-6.0 | 4.0-5.4 | 55.6-60.7 | 54.4-59.2 |
| 3月 | 5.0-6.9 | 4.7-6.2 | 58.5-63.7 | 57.1-59.5 |
| 4月 | 5.7-7.6 | 5.3-6.9 | 61.0-66.4 | 59.4-64.5 |
| 5月 | 6.3-8.2 | 5.8-7.5 | 63.2-68.6 | 61.5-66.7 |
| 6月 | 6.9-8.8 | 6.3-8.1 | 65.1-70.5 | 63.3-68.6 |
| 8月 | 7.8-9.8 | 7.2-9.1 | 68.3-73.6 | 66.4-71.8 |
| 10月 | 8.6-10.6 | 7.9-9.9 | 1.0-76.3 | 69.0-74.5 |
| 12月 | 9.1-11.3 | 8.5-10.6 | 73.4-78.8 | 71.5-77.1 |
| 15月 | 9.8-12.0 | 9.1-11.3 | 76.6-82.3 | 74.8-80.7 |
| 18月 | 10.3-12.7 | 9.7-12.0 | 79.4-85.4 | 77.9-84.0 |
| 21月 | 10.8-13.3 | 10.2-12.6 | 81.9-88.4 | 80.6-87.0 |
| 2岁 | 11.2-14.0 | 10.6-13.2 | 84.3-91.0 | 83.3-89.8 |
| 2.5岁 | 12.1-15.3 | 11.7-14.7 | 88.9-95.8 | 87.9-94.7 |
| 3岁 | 13.0-16.4 | 12.6-16.1 | 91.1-98.7 | 90.2-98.1 |
| 3.5岁 | 13.9-17.6 | 13.5-17.2 | 95.0-103.1 | 94.0-101.8 |
| 4岁 | 14.8-18.7 | 14.3-18.3 | 98.7-107.2 | 97.6-105.7 |
| 4.5岁 | 15.7-19.9 | 15.0-19.4 | 102.1-111.0 | 100.9-109.3 |
| 5岁 | 16.6-21.1 | 15.7-20.4 | 105.3-114.5 | 104.0-112.8 |
| 5.5岁 | 17.4-22.3 | 16.5-21.6 | 108.4-117.8 | 106.9-116.2 |
| 6岁 | 18.4-23.6 | 17.3-22.9 | 111.2-121.0 | 109.7-119.6 |
| 7岁 | 20.2-26.5 | 19.1-26.0 | 116.6-116.8 | 115.1-126.2 |
| 8岁 | 22.2-30.0 | 21.4-30.2 | 121.6-132.3 | 120.4-132.4 |
| 9岁 | 24.3-34.0 | 24.1-35.3 | 126.5-137.8 | 125.7-138.7 |
| 10岁 | 26.8-38.7 | 27.2-40.9 | 131.4-143.6 | 131.5-145.1 |

满1岁时胸围就赶上了头围。影响胸围增长的因素有：营养状况不好，缺乏体育活动及疾病造成胸廓畸形，如鸡胸、漏斗胸等。孩子1岁后，胸围增长明显快于头围，胸围逐渐超过头围。到青春期胸廓发育很快，向成人体型转变。

## 儿童的行为与能力发展过程是怎样的？

儿童有自身的特点，不能被当作一个"小大人"。从婴儿期到青春期有一个生长发育的过程，这一点和成人有显著的不同，而且儿童之间也不同。查体前一定要询问儿童出生及发育的情况，了解儿童的行为与能力的发展过程是否正常（图1-18，表1-3）。

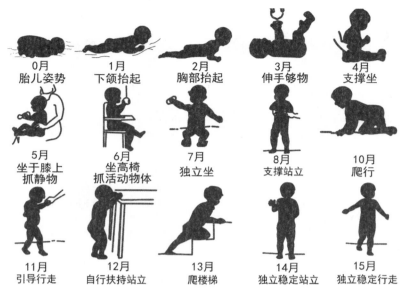

图1-18　儿童行为与能力发展图

表1-3　儿童的行为与能力发展过程

| 年龄 | 动作 | 关键词 | 行为与能力 |
|---|---|---|---|
| 新生儿 | 紧握拳，动作不协调 | 握 | 铃声可减少活动 |
| 2个月 | 俯卧位时能抬头 | 抬 | 能微笑，有面部表情，眼随物体转动 |
| 3个月 | 可侧卧位 | 侧 | 头随物体转动180° |
| 4个月 | 俯卧位时两手支撑起胸部 | 撑 | 抓面前的物体，见食物表示喜悦，较有意识 |
| 5个月 | 扶腋下能站直 | 直 | 哭和笑，自己玩弄手<br>伸手取物，能辨别人的声音 |
| 6个月 | 能独坐一会儿 | 坐 | 能认人，自握足玩 |
| 7个月 | 能翻身，独坐较久 | 翻 | 能听懂自己的名字，自握东西吃 |
| 8个月 | 会爬，会拍手 | 爬 | 观察父母的行动，认识物体，扶床边能站立，两手能传递玩具 |
| 9个月 | 试着站立 | 站 | 看见父母伸手要抱，会从抽屉里取出玩具 |

续上表

| 年龄 | 动作 | 关键词 | 行为与能力 |
|---|---|---|---|
| 10~11个月 | 站立一会儿，扶床边能走几步，摄入东西 | 摄 | 能模仿父母的动作，可招手再见，能抱奶瓶自己喝 |
| 12个月 | 能走，弯腰拾东西 | 走 | 能叫出物品的名字，能指自己的眼、手，对人有喜憎，穿衣能合作，用杯喝水 |
| 15个月 | 走的好，蹲着玩 | 蹲 | 能表示同意或不同意，能说出自己的名字 |
| 18个月 | 能爬台阶 | 爬台 | 有目标扔皮球，能认识并指出身体部位，会表示大小便，懂命令，可自己进食 |
| 2岁 | 双足跳 | 双跳 | 用勺子吃饭，能拾地上的物品，能表示喜、怒、怕、懂等表情 |
| 3岁 | 能跑 | 跑 | 会骑三轮车，会洗手、洗脸，认识画上的物体，认识男、女，表现自尊心、同情心及害羞 |
| 4岁 | 爬梯子，会穿鞋 | 穿鞋 | 初步思考问题，记忆力强，好问为什么 |
| 5岁 | 单足跳，系鞋带 | 单足跳 | 开始识字，能分辨颜色，认识几个数字，知道物品的用途及性能 |
| 6~7岁 | 参加简单劳动 | 劳动 | 能讲故事，开始写字，能数几十个数，可简单加减，喜独立自主 |

## 儿童生长的一般特点是什么？

（1）坐高加下肢长度等于身高。

（2）异常 X 线标志坐高与下肢长度的失衡。

（3）双上肢外展距离与身高相当。

（4）生长速率不恒定，分为两个生长高潮期：一是0～2岁生长速度快，后逐渐减慢，5岁时为出生时的2倍。5～10岁时生长缓慢；二是青春期（女11岁，男13岁）生长速度加快。其特点为①身体上下比例发生改变；②肩宽、骨盆宽与皮下脂肪均发生变化；③出现性征发育；④站立身高每月增长1厘米；⑤女孩乳房发育后2年月经初潮，随后2.5～3年达到最终身高。（图1-19）

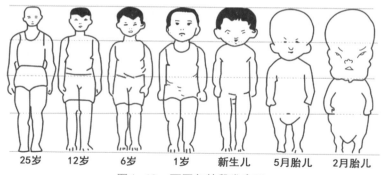

图1-19　不同年龄段发育图

25岁　12岁　6岁　1岁　新生儿　5月胎儿　2月胎儿

## 脊柱生长的特点是什么？

（1）脊柱占坐高的60％，头和骨盆各占20％，从出生到成年增长3倍。

（2）5岁时椎管的容积与成年人相同。

（3）Risser征可作为衡量骨骼成熟的标志，分0～5级（表1-4）。

（4）生长高峰时间与停止时间均有个体差异，2/3女孩于Risser4停止生长；61％男孩Risser5阶段停止生长。

（5）生长高峰后，生长速度每年小于2厘米，将标志生长即将停止。

表1-4　Risser征分级

| 分级 | 时间 |
| --- | --- |
| Risser0 | 初潮前 |
| Risser1 | 初潮后6个月 |
| Risser2 | 初潮后1年 |
| Risser3 | 初潮后1.5年 |
| Risser4 | 初潮后2年 |
| Risser5 | 初潮后3.5年 |

## 髋关节生长的特点是什么？

（1）髋关节生长除受遗传、内分泌、环境等影响外，最重要的是与头臼同心动力学刺激密切有关。

（2）通常股骨头发育快，髋臼发育慢，在8岁以前完成，主要是由3个骨化中心形成的Y形软骨实现的。

（3）初生的股骨近端骨骺完全为软骨，随着发育4～6个月后股骨骨骺骨化，股骨近端骺板呈"L"形，至2岁时形成正常状态，且最初几年近端骺板与大转子骺板相融合。

（4）决定股骨的近端形态为股骨颈干角、前倾角与关节转子间距（ATD 值）（表1-5）。

表1-5 不同年龄的股骨颈干角、前倾角值（度）

|  | 初生 | 3岁 | 9岁 | 15岁 | 成年人 |
|---|---|---|---|---|---|
| 颈干角 | 150 | 146 | 138 | 133 | 126 |
| 前倾角 | 40 | 28 | 23 | 18 | 13 |

## 下肢生长的特点是什么？

（1）下肢纵向生长主要发生在膝关节附近。

（2）从生后至4岁，股骨纵向生长增加1倍。

（3）一般股骨远端每年增长10毫米，胫骨近端每年增长6毫米，男孩长至16岁，女孩长至14岁。（表1-6）

表1-6 下肢骨骼生长速率

|  | 股骨 | | 胫骨 | | 腓骨 | |
|---|---|---|---|---|---|---|
|  | 近端 | 远端 | 近端 | 远端 | 近端 | 远端 |
| 生长速率（%） | 30 | 70 | 60 | 40 | 75 | 25 |

## 上肢生长的特点是什么？

（1）上肢生长主要靠肱骨近端和尺桡骨远端骺板（表1-7），与下肢相反。

（2）生长模式与下肢相同，分为两个生长高潮。5岁前为第1个高潮，青春期为第2个高潮。

表1-7　上肢骨骼生长速率

|  | 肱骨 | | 桡骨 | | 尺骨 | |
|---|---|---|---|---|---|---|
|  | 近端 | 远端 | 近端 | 远端 | 近端 | 远端 |
| 占本骨（%） | 80 | 20 | 25 | 75 | 20 | 80 |
| 占上肢（%） | 40 | 10 | 10 | 40 | 10 | 40 |
| 每年增长长度（cm） | 1.04 | 0.26 | 0.25 | 0.75 | 0.22 | 0.9 |

## 足的生长特点是什么？

（1）初生时足的长度为最终长度的40%。

（2）女孩1岁、男孩1.5岁时可长到成年足长的1/2。

（3）从5岁时足生长速度减慢，女孩到12岁，男孩到14岁时平均生长速度为每年0.9厘米。

（4）10岁时女孩足长为最终长度的90%，男孩为85%。在青春期足部肌肉、骨骼最先出现生长高峰。

（5）足长占身高的10%～15%。

## 什么是Harris定律？

髋臼与股骨头同心（头臼同心），呈现一个正常头臼之间的生物力学刺激，是髋关节发育的基本条件，称为Harris定律。一旦丧失了同心，髋臼与股骨头发育均会受到影响，且随着时间的推移而日益加剧。在髋脱位的治疗中可以观察到，脱位后随年龄增长股骨头及髋臼均不发育，且程度与年龄成正比，年龄越大病理改变越重。随着复位，恢复了头臼同心关系，则头臼呈一致性发育，且随着时间的推移发育程度越来越好。

## 影响骨骼发育的营养素有哪些？

（1）钙：人体98％的钙存在于骨骼、牙齿之中，钙是组成人体骨骼的主要原料。儿童、青少年缺钙会导致佝偻病、鸡胸和X型腿、O型腿，长不高。目前，我国儿童、青少年钙的摄入量不到推荐供给量的一半，严重不足。

（2）维生素D：维生素D促进钙的吸收，单纯补钙而没有维生素D，人体无法吸收钙，每天宜补充5微克维生素D以促进钙的吸收。

（3）维生素A：维生素A能够促进骨骼生长、牙齿坚固。若缺乏，则导致牙齿珐琅质发暗，个子长不高。我国青少年维生素A摄入量仅达供给量的一半，普遍缺乏，影响了视力和骨骼的发育。专家建议每天补充400微克。

（4）锌：身体缺锌后造成体内新陈代谢受阻，细胞分裂停止，生长发育期的青少年如果缺锌会导致发育不良，严重缺乏还会导致侏儒症。专家建议每天补充10毫克。

## 如何发现宝宝缺钙了？

宝宝缺钙时，最先出现的症状是颅骨软、囟门大，压颅骨有触乒乓球的感觉。严重缺钙时，可出现胸骨凸起如鸡胸，下肢因长时间站立造成O型腿或X腿。除骨骼的变化外，还可出现夜里汗多、睡眠不安稳、乳牙萌出延迟、枕部形成枕秃、免疫力差，智力及行为发育滞后、偏食或厌食等表现。

## 宝宝每天需要补充多少钙？

钙对人体的生长发育是非常重要的，因为钙是人体中含量最多的无机元素，正常成人体内含钙总量约1200克，相当于体重的2.0％，其中约99％集中在骨骼和牙齿中。

如果宝宝长期缺乏了钙元素就会导致儿童生长发育缓慢，骨软化、骨骼变形，严重缺乏者可导致佝偻病；钙的缺乏者易患龋齿，影响牙齿质量。

宝宝对钙的需求是随年龄、性别、生理状况的不同而有差异的。根据中国营养学会2016年修订的推荐每日膳食中钙的供给量：

（1）0～6个月：母乳喂养儿300毫克/每日，人工喂养儿400毫克/每日。

（2）6～12个月：400毫克/每日。

（3）1～4岁：600毫克/每日。

（4）4～11个月：800毫克/每日。

（5）11～18个月：1000毫克/每日。

## 哪些因素可以干扰钙的吸收?

（1）脂肪消化不良：脂肪过多，未吸收的脂肪酸与钙形成钙皂，不溶性钙皂由粪便排出，使钙丢失。

（2）胃肠疾病：胃酸分泌少就不能把化合形式的钙变成离子形式的钙，钙就不能充分吸收。

（3）药物：抗酸药、四环素、肝素等药物也可干扰钙的吸收。

（4）年龄因素：一般来说，年龄每增加10岁，钙的吸收减少5%～10%，婴儿可吸收食物中50%以上的钙，儿童为40%，成年人为20%。

（5）钙磷比例不适宜：我国膳食中钙磷比例为1：1.5，长期摄入过多的磷，可影响钙的吸收率。

（6）植物膳食多：植酸和草酸与钙结合成难于吸收的盐类，从而使钙的吸收率降低。

## 为什么婴幼儿要补钙?

（1）新骨的形成和骨的生长需要。

（2）1岁以后的幼儿大部分已经告别母乳，从以乳制品为主，向以谷物等为主食的过渡时期。这一时期的幼儿奶量摄取减少。根据《中国儿童膳食营养健康调查报告》，我国儿童膳食钙仅仅达到需要量的30%～40%。

（3）2岁以内的婴幼儿由于户外活动少、接受日照时间短，体内维生素D的生成受到限制。

（4）人一生的骨钙积累过程是从儿童时期开始的，生命前期为骨骼"储蓄"足够的钙，能帮助机体获得最佳峰骨量，从而减少生命后期发生骨质疏松症的危险。

## 婴儿哪些具体表现提示生长发育迟缓？

婴儿生长发育迟缓的具体表现有16个：

（1）新生儿或3月内婴儿易惊、啼哭不止。

（2）哭声尖锐，或呈尖叫。

（3）哭声无力，无音调变化。

（4）厌乳和睡眠困难。

（5）早期喂养困难，有流涎。

（6）对噪声易惊，拥抱反射增强伴哭闹。

（7）在3个月大时无站立表示或迈步者。

（8）握拳，4个月仍拇指内收，手不张开。

（9）4～5个月挺腰时头仍摇摆不定。

（10）5个月后见物体仍不会伸手去抓。

（11）出生后4～6周仍不会笑，不认人，反应迟钝。

（12）肌肉松软不能翻身，动作徐缓、僵硬。

（13）不喜欢洗澡，好打挺，双侧肢体运动不对称。

（14）过早发育，翻身呈反射性，不是节段性翻身。

（15）爬行意识差，无手支撑爬，无分离动作。

（16）多睡，无目的多动，注意力集中时间短。

## 婴儿发育迟缓的原因是什么？

发育迟缓的原因多种多样，有的系自然过程，有的属遗传因素，有的则属疾病，其中80%～90%的发育迟缓儿童属于正常的生长变异，如家族性矮身材、体质性发育延迟以及低出生体重性矮小，这些与先天遗传因素或宫内的发育不良有关，其生长速度基本正常，也不需要特殊治疗。但对于这样的孩子，家长仍应创造良好的后天外部条件，促进生长潜力最大限度地发挥。另外一些原因则是属于病态的，如染色体异常（唐氏综合征、特纳综合征、代谢性疾病、骨骼疾病（骨软骨发育不全）、慢性疾病、慢性营养不良性疾病、内分泌疾病（如生长激素缺乏症、甲状腺功能低下症）等引起的发育迟缓，对于这一部分因疾病原因引起的身材矮小，应去医院进行检查，找出发育缓慢的病因并进行治疗。

## 儿童生长发育迟缓的治疗原则是什么？

首先通过病史、体格和化验检查，根据详细的资料和化验结果，综合分析，判断引起儿童矮小的原因，最后确定治疗原则。原因不同，处理的方法也不同：

（1）营养不足：应全面均衡饮食，营养结构合理，培养良好的饮食习惯，促进食欲等。

（2）全身疾病引起的矮小：应积极治疗原发疾病。

（3）家族性矮小和体质性生长发育迟缓：通过各种调养，充分发挥生长潜力，可酌情使用生长激素。

（4）精神因素引起：改善生活环境，使儿童得到精神上的安慰和生活上的照顾。

（5）先天性遗传、代谢性疾病：根据情况进行特殊治疗。

（6）甲状腺功能减低、垂体性侏儒、先天性卵巢发育不全、小于胎龄儿、特发性矮小等应对症治疗。

## 手术时全麻会影响孩子大脑发育吗？

全麻，简称全身麻醉（图1-20），是指麻醉药经呼吸道吸入，或经静脉、肌肉注射进入体内，使手术病人痛觉消失、肌肉松驰、反射活动减弱等，这种抑制状态是可以控制的，也是可逆的，在手术过程中，麻醉医生根据病人的情况及对各项生命体征的监测，调整麻醉药的用量，手术结束，麻醉药物会逐渐代谢消失。我国每年有成千上万的儿童因需要手术治疗而接受全麻。有些还经历多次，但并无资料显示全麻对患儿智力会产生不良影响，并且麻醉会减轻手术的伤害。现在的麻醉技术和药物都较为先进和安全，麻醉对脑的抑制作用是暂时并且可控的。当麻醉结束，药物随之代谢完毕，患儿的神经功能即恢复正常，不会对中枢神经系统产生持续影响。一次短时间全麻

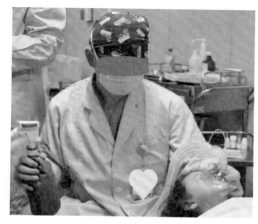

图1-20　全麻时插管示意图

手术一般不会影响智力，导致学习不好及影响儿童智力发育，家长应当对此加以正确认识和理解，配合医生顺利为患儿进行手术治疗。

## X线拍片及CT检查的辐射量对儿童的生长发育有影响吗？

说到辐射，可以说在我们的生活环境中是无处不在的，其中有些是自然形成的，也有些是人为产生的。不单单是医院放射科的这些检查有辐射，日常生活中，我们周围充满着辐射性物质（图1-21），比如阳光、地表辐射、宇宙射线，人造的包含灯光、电视、机场和动车站的安全检查仪、夜光手表、香烟、装修用的大理石，甚至是我们身体本身也含有一定量的辐射性物质。所以，不必要太担心。当然减少接触辐射性物质是应该做的。辐射的大小，用计量单位来衡量（表1-8），国际上一般以西伏（Sv）为单位，《游离辐射防护法》规定，一般人一年有效等效剂量为5mSv，个别器官或组织之年等效剂量限度为50mSv。大多数研究表明，在每年10mSv以内的辐射水平，对身体健康是没有任何影响的。我们国内每个人一年受到生活中各种天然物质的放射量大约3mSv。

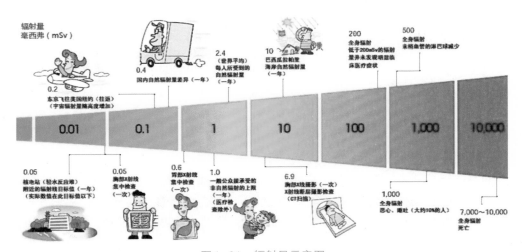

图1-21　辐射量示意图

表1-8　辐射剂量表

| 来源 | 有效当量 | | 备注 |
| --- | --- | --- | --- |
| | 毫雷姆（mrem） | 毫西弗（mSv） | |
| 医学 | | | |
| 胸片胸透 | 8 | 0.08 | 全身/次 |

续上表

| 来源 | 有效当量 | | 备注 |
|---|---|---|---|
| | 毫雷姆（mrem） | 毫西弗（mSv） | |
| **医学** | | | |
| 牙科X线（全景） | 30 | 0.3 | 皮肤/次 |
| 牙科（双侧咬翼景） | 80 | 0.8 | 皮肤/次 |
| 乳房X线 | 138 | 1.38 | 每片 |
| 钡餐X线 | 406 | 4.06 | 骨髓剂量/次 |
| 上消化道 | 244 | 2.44 | 骨髓剂量/次 |
| 铊心扫描 | 500 | 5 | 全身/次 |
| 核医学骨扫描 | 430 | 4.3 | 全身/次 |
| **其他** | | | |
| 5小时飞机 | 2.5 | 0.025 | 1.2万米高空 |
| 抽烟 | 16 000 | 160 | 支气管上皮/年（30支/天） |
| 发光手表 | 3.5 | 0.035 | 皮肤剂量/年 |
| 建筑材料 | 3.5 | 0.035 | 全身剂量/年 |
| 砖墙 | 75 | 0.75 | 全身剂量/年 |
| 生活天然气 | 9 | 0.09 | 全身剂量/年 |
| 看电视 | 30 | 0.3 | 全身剂量/年 |

磁共振、超声（B超）检查是完全没有辐射的，这两项检查不用担心会对孩子的身体造成影响。磁共振是采用磁场多序列采集成像的，扫描的时候没有辐射。但是因为场强较大，往往会有较大的噪声，需要将孩子的耳朵用绵球塞上。磁共振检查时间比较长，需要孩子安静的配合检查，如果孩子好动，检查结果偏差很大。但对患有幽闭恐惧症及体内有铁质金属的孩子是不能进行检查的。超声用的是超声波，利用声波回声成像，同样也是完全没有辐射的，短时间内反复检查对身体也没有伤害。

表1-9　各种检查有无辐射情况

| 科室 | 检查 | 是否有辐射 |
|---|---|---|
| 超声科 | 超声检查 | 无 |

续上表

| 科室 | 检查 | 是否有辐射 |
|---|---|---|
| 放射科 | X线检查 | 有 |
| | CT检查 | 有 |
| | 核磁共振检查（MRI） | 无 |
| 核医学科 | SPECT显像 | 有 |
| | PET-CT | 有 |

　　X线、CT检查（表1-9）是有辐射的，这两种检查使用的射线是一样的，都是X射线（伦琴射线），属于电离辐射。电离辐射的概念是，这种辐射能将正常原子电离成阴阳离子。区别在于X光片只拍一张，而CT是拍很多张，再用电脑处理成立体效果。X线和CT都是利用射线穿透人体后，在成像板或探测器上获取信号而呈现图像的。普通肢体X线片的计量比较小，孩子单部位拍摄正侧位两次计量是很小的，相反，CT放射的计量就比较大了（表1-10）。CT扫描时候需要360度旋转投照+多层面成像，如果是增强CT，辐射剂量会是平扫的三倍，因为需要平扫+动脉期+静脉期成像。所以，为了最大程度减少辐射量，孩子在做X线和CT检查的时候，往往会用铅衣遮挡住敏感部位（性腺），避免射线伤害。在所有放射性检查中，X线检查的辐射量是最小的。而在儿童的影像学检查中，应用最多的就是X线检查，也就是我们常说的X光（比如X光透视、X光拍片），以确认有无骨折、有无脊柱侧弯等。

表1-10　各种检查的辐射量

| 种类 | 有效剂量（毫西伏，mSv） |
|---|---|
| 天然本地辐射（年） | 2～3 |
| 飞行10 000公里 | 0.05 |
| 每天一包烟 | 0.1 |
| 骨密度检查 | 0.001 |
| 牙片检查 | 0.005 |
| 四肢拍片检查 | 0.01 |
| 胸片检查 | 0.1 |
| 腹部平片 | 0.1 |
| 钡剂肠胃摄影 | 7 |
| 头颅CT | 2 |

续上表

| 种类 | 有效剂量（毫西伏，mSv） |
|---|---|
| 肺部CT | 6 |
| 低剂量肺部CT | 2 |
| 腹盆CT平扫 | 7 |

通过上面这张表格可以发现，做一次常规的胸部透视，辐射量是0.1mSv，这个辐射量，远远低于生活中各种物质的天然辐射，对身体健康是没有危害的。即便是一年内因为病情需要做100次的胸透，辐射量达到10mSv，对身体健康的影响也是微乎其微。在日常生活中，家电也有辐射，但随着距离的增加辐射量减少，一般1米之外辐射量很微小（图1-22）。

儿童骨科医生会根据孩子的病情需要，进行必要的检查，医生会选择对孩子危害最小的检查，家长不要因为担心检查有辐射，而拒绝检查，反而耽误病情，造成更严重的后果。在很多儿童专科医院，都对X线及CT检查的技术参数做了优化调整，以能满足疾病诊断为原则，最大限度地降低辐射剂量，更好地保护儿童健康。

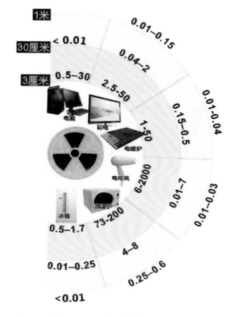

图1-22　家电的辐射量

## 儿童骨科检查中X线、CT及核磁共振有什么区别？哪个检查更好？

X线拍片、CT、MRI（核磁共振）是儿童骨科常用影像检查手段。有其各自的成像原理，也有其各自的临床检查优缺点。

X线检查的原理是，X线会穿过人体，不同部位吸收射线量不同，从而使底片不会曝光或部分曝光，对组织进行显影。X线拍片检查为目前最常用的方法，其优点是费用低廉，投照量小，也是传统的影像学检查手段，是疾病初筛的首选检查方式，适合绝大多数患者常规检查。对有移位骨折、有骨质改变的骨病、关节部位骨性病变、不透光异物存留等疾病有很好的诊断价值。X光检查（图1-23）也有其缺点，由于深浅组织的影像相互重叠和隐藏，有时需要多次、多角度拍X光片才能显示病变。

CT（X线计算机断层成像）的检查原理是X线会断层穿过人体，通过电脑计算后处理为二次成像，具有分辨率高，运动伪影较小的特点。CT检查（图1-24）的优势是可以断层看，经后处理可以显示更多疾病信息。CT适合骨骼疾病检查，MRI适用于软组织疾病检查。CT与普通X射线检查相比，像切西瓜一样将组织一层层切开成像，其横断层面成像可避免结构的重叠，具有很高的密度分辨率，能显示精细结构。CT切面成像和构建三维结构的优势在于可观察骨折移位情况和是否有隐匿的骨折线，以及对碎骨和周边软组织情况可以有良好的显像，尤其是在不拆除病人石膏和改变病人体位的情况下，可显示隐匿性骨折或碎小骨片，同时可判断碎小骨片是位于关节囊内还是囊外，从而指导医生采取何种手术方案，这是X线拍片不能实现的。CT检查的缺点是费用比X光要贵，且CT检查的辐射剂量通常高于单次X光摄影。

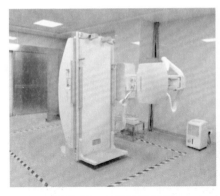 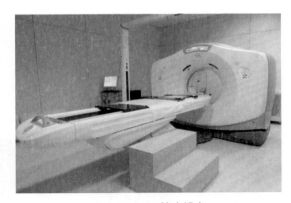

图1-23　X线透视设备　　　　　　　图1-24　CT检查设备

磁共振成像（MRI）原理是把人体放置在一个强大的磁场中，通过射频脉冲激发人体内氢质子，发生核磁共振，收集磁共振现象所产生的信号而进行图像重建。MRI与CT相比，它没有放射辐射，没有骨性伪影，能多方面、多参数成像，有高度的软组织分辨能力。MRI（核磁共振）的优势在于软组织分辨率高于CT，常用于颅脑、脊髓病变、椎间盘病变、半月板病变、炎性病变和出血性病变等疾病诊断。MRI在儿童骨科中常用于外伤后检查软骨、肌肉和韧带有无损伤及断裂，尤其是膝关节的前、后交叉韧带损伤及半月板的损伤，往往依赖于MRI检查（图1-25），能更早期发现骨折如椎体骨折、骨盆骨折，还可以判断骨折是否为新鲜骨折。对儿童骨骼及软组织的肿瘤也需要MRI来判定肿瘤的范围及有无局部转移。其不足是，显示骨骼及成骨情况比CT差。尤其是对于体有内金属植入物，不能进行磁共振检查，而CT可以很好地对骨科植入物进行成像。费用与CT等相对比较昂贵。

所以，这三种临床检查不能说哪个比哪个更好，三种检查都有自己的特点，不能互相替代。应该根据临床病情的需要，选择一种最有利于疾病诊断的检查，对于一些复杂的病情，

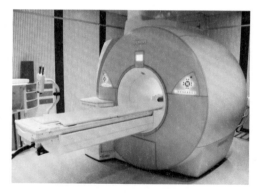

图1-25　磁共振检查设备

有时甚至需要做两种或三种检查，通过对比或相互补充才能得以确诊。

## 什么是骨龄？孩子在多大年龄测骨龄比较合适呢？

骨龄是骨骼年龄的简称，是以儿童骨骼实际发育程度同标准发育程度进行比较，所求得的一个发育年龄。骨龄在很大程度上代表了儿童真正发育水平，因此用骨龄来判定人体成熟度比实际年龄更为确切。一般来说，测骨龄通常通过左手和腕部X线片来确定（图1-26）。临床上采用国际标准，用29块骺软骨中的13块代表骺软骨等级，然后通过计算得出骨龄，是确定骨成熟的指标。

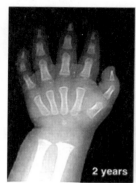
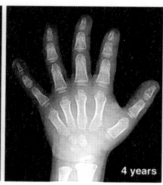
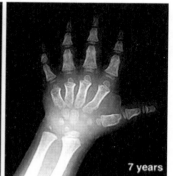

2 years　　4 years　　7 years

图1-26　骨龄检查X线

骨龄是人体骨发育成熟程度的良好指标，因此测量儿童的骨龄具有重要的临床意义。通过骨龄测试，具有以下意义：可以确定儿童的生物学年龄；骨龄和年龄不一样，骨龄可以及早了解儿童的生长发育潜力；了解孩子性成熟的趋势；准

确预测儿童的成年身高、未来的生长曲线；骨龄的测定还对一些儿科内分泌疾病的诊断有很大帮助，同时对于一些身材矮小孩子的治疗也有很大的指导意义；骨龄和实际年龄越相近，生长潜力越大；相反，生长潜力越小。

测骨龄的最佳年龄在3～15岁，不同的年龄测骨龄有不同的意义，建议在4周岁和8周岁时进行两次骨龄检测。3～10岁做骨龄检测，可以根据结果发现生长发育性疾病并进行及时的治疗，同时对身高的预测后可以采用合理的饮食和运动来干预最后的身高。对于女孩，不同年龄阶段的骨龄对应不同的身高发育时期。11～13岁，往往处于身高突增期，骨龄11岁9个月以后来初潮，进入青春期，而在骨龄17.3岁之后，就会停止长高。而对于男孩来说，每个阶段的年龄都会稍微晚于女孩。男孩的身高徒增期在骨龄13～15岁，青春期在骨龄13岁以后，而在骨龄18.4岁后才会停止长高。

## 儿童骨龄的测定有哪些方法？哪种方法最好？

骨龄的检测一般是对儿童的手部及腕部拍摄X光片，然后由医生根据拍摄的X光片对手掌指骨、腕骨及尺桡骨下端的骨化中心（图1-27）进行评估，最后确定骨龄。骨龄的检测一般在正规医院或者专业的骨龄科研机构进行测定。骨龄的测定对应的发育情况一般遵循以下公式：

发育正常：骨龄－生活年龄≈ ±1岁；

发育提前：骨龄－生活年龄＞1岁；

发育落后：生活年龄－骨龄＞1岁。

传统的骨龄评估通常是对被测者的手部和腕部进行X光摄片，然后由医生根据拍得的X光片进行解读。解读的方法有计数法、图谱法、评分法和计算机骨龄评分系统等，最常用的是G-P图谱法和TW3评分法，目前TW2评分法在国际上已经很少有人使用。常用的方法：

（1）骨龄计数法：根据手腕部X线片的骨化中心数来判断骨龄。观察受检儿童的手腕部X线片上显示的骨化中心数来判断骨骼发育的成熟程度。如出现头骨、钩骨时，骨龄相当于6个月；出

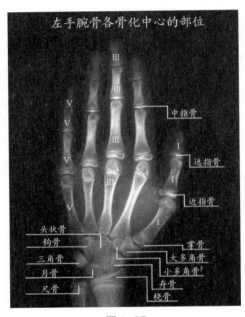

左手腕骨各骨化中心的部位

中指骨
远指骨
近指骨
头状骨
钩骨
三角骨
月骨
尺骨
掌骨
大多角骨
小多角骨
舟骨
桡骨

图1-27

现三角骨时，骨龄相当于3岁。该方法较适合7岁以前的儿童。

（2）骨龄图谱法：根据手腕部X线图谱与标准图谱比较得出骨龄（图1-28）。这种方法通常来说不够精确。将儿童手腕部的X光片与标准图谱作比较，当该儿童手腕部骨化中心的数目、形态及大小与标准图谱中某一年龄所示的骨化中心较为一致时，此图谱上的年龄即为该儿童的骨龄。该图谱男女各有一套，适合0～19岁的婴幼儿、儿童少年。

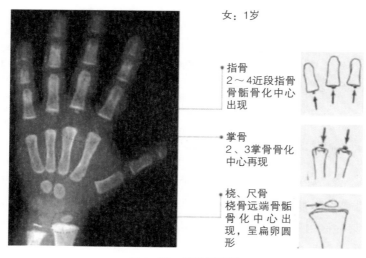

女：1岁

- 指骨
  2～4近段指骨骨骺骨化中心出现

- 掌骨
  2、3掌骨骨化中心再现

- 桡、尺骨
  桡骨远端骨骺骨化中心出现，呈扁卵圆形

图1-28　骨龄图谱法

（3）骨龄评分法：根据儿童腕骨形态、大小等发育变化进行计分判断骨龄，将儿童手腕部各骨化中心的发育情况进行分期评分，累计总分后查出相应的骨龄。此法较前面两种方法更全面客观，也较精确，但因为方法繁琐、复杂，门诊不常用。

## 青少年一般什么时候骨龄闭合？

一般女孩是在17岁，男孩是在18岁闭合，一般来说女孩在青春期10～12岁发育最快，男孩在12～14岁发育最快。一般来说，女孩12岁左右来月经，男孩12岁左右睾丸开始变大，13岁变音，这里都指的是骨龄，而不是年龄，因为每个人生长发育时间都会有不同，一生中青春期长得最快，一年中春天生长得最快。

# 骨龄为什么可以反映儿童身高的潜力呢？

骨龄是由儿童的骨骼钙化程度所决定的。因为骨龄能较精确地反映人从出生到完全成熟的过程中各年龄阶段的发育水平，所以它在各发育年龄中的应用最为广泛。尤其在内分泌疾病、发育障碍、营养障碍、遗传性疾病及代谢性疾病的分析与诊断方面，骨龄更具重要作用。利用骨龄推断的发育情况，从而反映身体生长发育的状态，有助于了解儿童身高发育的潜力。例如，一个男孩年龄10岁但是其骨龄是11岁，这说明该男孩虽然只有10岁（表1-11），但其发育速度较快，其身体的生理发育水平已经达到了11岁男孩的水平。因为中国男子的手腕骨发育成熟年龄是约18.4岁，所以正常情况下该男孩继续生长发育的时间将不会超过7.4年。而若他的骨龄是9岁，则说明他的发育速度较慢，只发育到了正常儿童9岁的水平，因此正常情况下他剩余的发育时间还有9.4年，可以认为这个男孩在身高生长方面有更大的潜力。但是，孩子骨龄比实际年龄大，孩子有早发育、骨骺线提前闭合的风险；孩子骨龄比实际年龄小，孩子存在生长缓慢、滞后发育的风险。所以要综合评估，全面检查儿童的身体健康状况。

根据骨龄预测成年身高，包括B-P法、TW3、中华-05法等，这些身高预测方法都是针对正常儿童的。由于某些疾病儿童的生长发育规律有其特定的规律，因此对于某些疾病儿童应当使用特定的身高预测方法才准确。中华05标准是目前中国最新国家标准，国外标准（GP法TW3法）测算骨龄的数据明显偏大，是由于标准落后导致的，骨龄误差偏大有可能导致不必要的各种检查，建议使用中华05标准评估骨龄与预测未来身高，由于数据改进，有可能部分孩子不需要药物干预。

表1-11　男孩、女孩的发育特征

| 发育特征 | 女孩 | 男孩 |
|---|---|---|
| 身高突增期 | 骨龄11岁~13岁<br>生活年龄9岁~11岁<br>一般乳房发育一年后会出现身高突增 | 骨龄13岁~15岁<br>生活年龄11岁~13岁<br>一般睾丸增大一年后会出现身高突增 |
| 停止长高期 | 骨龄13岁~14岁 | 骨龄16岁左右 |

### 什么是骨龄异常？什么疾病可以影响骨龄的异常？

目前，临床骨龄评估最常用的检测方法是手腕部的X线检查。拍摄X线后，医生会根据受检者指骨、腕骨成熟特征与前面所说的国内标准进行比对，最终确定受检者的骨龄。当所测得骨龄与受检者实际年龄差值在1岁以内时（−1岁＜骨龄−实际年龄＜1岁），可认为受检者骨骼发育正常；当骨龄比实际年龄大1岁以上，可认为骨骼发育提前（或称早熟）；当骨龄小于实际年龄多于1岁，认为骨骼发育落后（或称晚熟）（图1−29）。

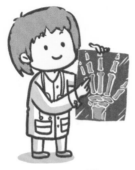

骨龄差在±1岁内 ~ 正常

骨龄＞年龄1岁,不超过2岁 ~ 偏早

骨龄＜年龄1岁,不超过2岁 ~ 偏晚

骨龄＜年龄2岁以上 ~ 异常落后

骨龄＞年龄2岁以上 ~ 异常提前

图1−29　骨龄情况的判断

骨龄的异常，常常是儿科某些内分泌疾病所表现的一个方面。许多疾病将影响骨骼发育，或使其提前或使其落后，如肾上腺皮质增生症或肿瘤、Alreb−ert综合征、性早熟、甲亢、卵巢颗粒细胞瘤等将导致骨龄明显提前；而卵巢发育不全（Turner综合症）、软骨发育不全、甲状腺功能减低等将导致骨龄明显落后。

### 发现骨龄异常后应该帮孩子怎么做？

大多数家长带孩子来医院测骨龄的原因是观察到孩子身高异常，近期生长缓慢。在骨龄检测后如发现骨龄与实际年龄偏差较大，应首先前往儿科、内分泌科进行进一步检查，以明确引起骨龄异常的原发疾病。在确实存在原发疾病的情况下，单纯改变生活习惯对增加身高的帮助是十分有限的，需要积极诊治原发病。很多内分泌疾病、先天性疾病及遗传性疾病对儿童的骨龄都有影响。此外，如果骨龄与实际年龄差值不大，骨骺未完全闭合的儿童，可以用以下方法来帮助孩子：

（1）帮助孩子缓解压力。因为生活中或学习中的不如意，会让孩子产生焦虑和压抑，从而会抑制儿童生长激素的分泌，影响骨骼发育。因此，家长应多关注儿童心理状况，及时消除孩子的困惑。孩子有孩子的世界，家长要想办法融入孩子的世界。做孩子的榜样，也做孩子的朋友。

（2）有针对性地适度提高饮食量。饮食的均衡对儿童骨骼发育至关重要。碳水化合物能为儿童旺盛的新陈代谢提供足够能量，但过多则会引起肥胖，不利于长高；足量的乳制品、鸡蛋和肉类能提供骨骼发育所需的大量钙元素；鱼肉、蘑菇，加上每日充足的日晒时间能为骨发育提供足够的维生素D；缺锌会导致儿童发育迟缓，摄入牡蛎、花生、豌豆、鸡蛋等可使儿童获得足量的锌；作为额外补充的部分，口服烟酸可增加生长激素水平。

（3）帮助孩子纠正姿态。由于孩子学习的时间相对多，坐位的时间也长。有的孩子不太注意坐姿，学习时常趴在桌子上，有时躺着看书。不良的坐姿不仅可以引起儿童脊柱的侧弯，还会影响骨骼的发育。

（4）保证休息时间（表1-12）。很多研究表明，成长中的儿童和青少年每晚需要8.5至11小时的睡眠时间。儿童大部分的成长和发育都是在睡觉时发生的。因此，保证孩子睡眠时间尤其重要，经常熬夜的孩子不仅生长发育会受影响，性格也会有改变。

表1-12　人的不同年龄段需要的睡眠时间

| 年龄阶段 | 所需睡眠时间（小时） |
| --- | --- |
| 新生儿 | 14~20 |
| 2~3月龄 | 14~18 |
| 5~9月龄 | 13~16 |
| 1~3岁 | 12~14 |
| 4~6岁 | 11~12 |
| 7~10岁 | 10 |
| 10~14岁 | 9 |
| 青春发育期 | 9~10 |
| 成年人 | 7~8 |

（5）适量参加运动。在儿童骨骺未闭合时，游泳、球类运动、骑自行车、跑步或爬山等运动都能刺激骺软骨成骨分化，促进钙盐沉积，有助于骨的生长发育。除上述运动外，有学者认为拉伸运动，如坐位体前屈、弓步拉伸等，对儿童身体的长高非常有效，即使在生长停止后不久，继续进行拉伸运动也可帮助增加身高。事实上，游泳就是一种全身性的动态拉伸运动，理论上对长高帮助较大。运动不仅可以促进骨骼的发育，对身体其他器官也有益处。

## 孩子进行手术前后，家长需要注意什么？

手术前给患儿洗澡，去除患儿身上的饰物，为患儿固定或拔除活动的牙齿，注意保暖，避免上呼吸道感染。给予清淡饮食，手术当天0点开始监督患儿禁饮食。

手术后去枕平卧禁食6小时，之后开始垫枕头，在确保安全的前提下根据患儿情况和舒适度适当摇高床头或翻身。将患肢垫高，高于心脏水平，促进肢体末端血液回流，可以适当轻轻按摩、抚触外露患肢皮肤，减轻肿胀，避免压疮。将患儿输液一侧肢体放在被子以外以便观察，如患儿躁动，需要协助固定患儿输液的肢体。在禁食期间如患儿嘴唇干燥，可用勺子蘸少许温水轻轻为患儿湿润嘴唇，6小时后，可喝少量温水，如无不适，循序渐进进食。不要用衣服、被子等物品覆盖石膏，以免影响其速干定型。

监督和鼓励患儿进行功能锻炼，遵循由轻到重、由少到多、循序渐进的原则，避免运动量过大造成其他不适。适度功能练习预防并发症，促进功能康复。出院后保持石膏清洁干燥不变形，遵医嘱按时回医院复查。

## 儿童缺乏微量元素的原因是什么？对人体有什么影响？

凡占人体总重量万分之一以下者称之为微量元素（表1-13），如铁、锌、铜、锰、钴、氟、钼等。这些元素在参与人体的各种生理活动和代谢过程中都是必不可少的。其中，铁是人体中的运输工具。它是红细胞中血红蛋白的重要成分，血红蛋白是运输和交换氧气的必需工具。人体缺铁就会引起贫血，血液输送氧气的能力就会丧失。含铁较多的食物有动物的肝、肠、肾和心脏，果蔬中的桃、枣、葡萄、菠萝、橘子、桂圆、菠菜、芹菜、蕃茄、蘑菇等。锌是人体内酶的重要组成部分，直接影响到核酸及蛋白质的合成，对儿童的生长发育起着关键作用。缺锌会导致生长矮小、生殖器发育不良、智力发育差等。牛羊肉、瘦肉、蛋黄中的含锌量较高（表1-14）。

表1-13　各种微量元素的参考区间

| | 单位 | 参考区间 | 检测方法 |
|---|---|---|---|
| 铁元素 | mg/L | 430.00～780.00 | ICP-MS |
| 锰元素 | μg/L | 3.50～17.50 | ICP-MS |
| 钙元素 | mg/L | 62.00～112.00 | ICP-MS |

续上表

| | 单位 | 参考区间 | 检测方法 |
|---|---|---|---|
| 铜元素 | mg/L | 0.60～2.40 | ICP-MS |
| 锌元素 | mg/L | 3.70～8.00 | ICP-MS |
| 铅元素 | μg/L | 0～16岁　0～100<br>16岁以上 0～249<br>职业病患者 0～449 | ICP-MS |
| 镁元素 | mg/L | 28.00～68.00 | ICP-MS |

**表1-14　各种微量元素缺乏症状及如何饮食补充**

| 元素 | 微量元素缺乏引起的临床症状 | 微量元素缺乏饮食补充 |
|---|---|---|
| 铜 | 小细胞低色素贫血、卷发、毛发枯黄、毛发褪色、小儿发育不良，脑组织萎缩等。 | 核桃，芝麻，菜花，土豆，蘑菇，香蕉，葡萄，番茄，生蚝，牡蛎，肝，肾等。 |
| 锌 | 生长发育缓慢，智力发育不良，免疫力下降，食欲减退，视力障碍，男性不育，伤口延迟愈合，皮肤病，脱发等。 | 动物内脏，动物瘦肉，蛋类，鱼，蟹，牡蛎，花生，杏仁，土豆等。 |
| 钙 | 高血压，甲状旁腺功能减退，佝偻病，骨质疏松，肌肉痉挛等。 | 奶和奶制品，小虾皮，鱼，海带，芝麻酱，甘蓝菜，花椰菜，黄豆，骨粉，蛋壳粉，豆类等。 |
| 镁 | 心率失常，高血压，偏头痛，手足抽搐，骨质疏松，糖尿病等。 | 核桃仁，桂圆，花生，黑芝麻，小米，荞麦，燕麦，玉米，黄豆，豇豆，苋菜，香蕉，虾米，虾皮，肉，蛋，鱼，动物内脏等。 |
| 铁 | 缺铁性贫血，免疫力低下，头晕，心悸，气短，怕冷，异食癖，注意力和记忆力下降。 | 动物内脏，肾脏，血，牡蛎，瘦肉，蛋黄，家禽，鱼类，豆类，海带，紫菜，芝麻酱，黑木耳，香菇，红枣，杂粮，菠菜，芹菜等。 |
| 锰 | 生长发育缓慢，骨骼发育异常，贫血，支气管哮喘，男性不育，帕金森病，中枢神经系统异常等。 | 茶叶，小麦，咖啡，黄豆，蔬菜，水果，坚果，动物肝脏等。 |
| 铅 | 儿童体格发育迟缓，学习能力下降，注意力涣散，厌食，头痛，胃肠功能紊乱，腹绞痛，高血压，贫血，性格改变，易冲动，多动，痴呆，智力低下和行为异常。 | 脱离铅污染源，勤洗手，补充蛋白质、维生素和微量元素，多食牛奶，芝麻酱，海带，紫菜，酸奶，水果，青菜等富含钙、锌的食品以及坚果类食品。 |

儿童缺乏微量元素的常见原因：

1.饮食搭配不当，摄入量不足

如果长期缺乏动物性食物，或长期食用加工不当的食品，都会引起微量元素不平衡。食品加工精制过程中可使微量元素大减，如食糖（片糖、黄糖）含锌量高，加工后丧失锌达98％，小麦、精大米、粗面粉加工后含锌减少。幼儿喂养不当，形成不良饮食习惯，从小挑食、厌食等也容易缺乏微量元素，特别是容易缺锌，缺锌可反过来影响食欲，导致微量元素和其他营养素摄入不足。以大米为主食，大米是磷高钙低的食物，常造成钙磷比例失调，以此为主食的人群更易缺钙。

2.需要量增加

人从母体到出生后，整个生长过程都离不开微量元素。随着人体的生长发育，需要量不断增加，骨骼、牙齿的迅速发育也需要大量钙、磷等矿物质作为骨骼矿化的材料。

3.吸收障碍

植物性食物含有植物酸盐，可与锌结合成难溶的复合物而影响锌的吸收。不良饮食习惯可造成消化道疲软，降低对锌的吸收作用。

4.丢失过多

慢性长期腹泻、反复失血、溶血、尿排泄增多等，都会造成微量元素丢失过多。

## 什么是原始反射？新生儿和婴儿阶段有哪些原始反射？

原始反射就是指宝宝一出生就有的能力，当外物刺激时会不自觉地做出反应。这与后天形成的条件反射刚好相反，原始反射没有通过任何训练，与生俱来。正常的新生儿一出世就有一些先天的反射。新生儿时期躯体不能自由移动，只表现出手足的不自主的乱动，主要以一些先天性反射活动来适应周围环境，这些先天反射是早期婴儿特有的。它可以反映婴儿机体是否健全，神经系统是否正常。随着婴儿年龄的增长，神经系统的逐步发育，这些先天的神经反射会在一定的时间内逐渐消失，被更成熟的神经活动来代替。这些先天反射的存在与消失，不仅能反映出神经系统是否正常，还与今后的运动发育有着密切的关系。对新生儿和婴儿阶段的原始性反射，应进行常规检查。中枢神经系统控制神经肌肉功能有两个部分，即大脑皮质和皮质下神经核。皮质下神经核较之大脑皮质更为原始。皮质下神经核的成熟和对肌肉功能的控制均较大脑皮质为早。新生儿娩出后，大脑皮质尚不起作用。因此，新生儿的动作主要为皮质下神经核所支配。有些功能终身以皮质下神经核支配为主。大脑皮质发育以后，可控制神经肌肉功能，同时对皮质下神经核起抑制作用。

常见的主要反射和反应：

1. 握持反射或称抓握反射（图1-30）

（1）检查方法：检查者将手指或铅笔、木棍、体温计筒从婴儿手掌的尺侧送入，婴儿屈指肌群的张力随之增加。当即屈指握拳，但拇指不对掌，如试验前拇指伸直，试验时屈曲。若将婴儿握住的物品试行拉出时，上肢屈肌张力增加，甚至可借此拉起婴儿的躯干。作此检查时，婴儿应平卧，将头放正。否则，靠近枕侧的手握持反射加强。此外，触动婴儿手背，手指随之而张开，乃相反的一种反射。

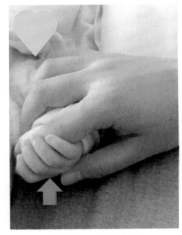

图1-30　握持反射

（2）临床意义：新生儿时期已出现手握持反射，出生后2～4个月消失。

（3）注意事项：检查此反射时应注意其强度、两侧是否对称和到时是否消失。较大儿童的握持反射被锥体束和皮质运动区的功能控制，只有在发生大脑皮质功能障碍，有功能损害时才出现。出生后4个月的婴儿仍保留此反射，则可能为痉挛性脑性瘫痪。痉挛性脑性瘫痪可出现不对称的手握持反射。如出生后手握持反射很强，以后一侧消失表明有弛缓性麻痹，如产伤性臂丛麻痹。

2. 屈趾反射

（1）检查方法：足部也有类似握持反射的屈趾反射。刺激跖底，特别是在足趾基底处加压，可出现足趾内收和屈曲。

（2）临床意义：新生儿时出现，1岁时消失。但在产伤和脑发育不全时可持续存在。

3. Moro反射（拥抱反射）（图1-31）

（1）检查方法：取平卧位，使其四肢完全伸展，任何刺激均可引出此反射。常用的刺激是突然后伸颈部，方法是将患儿头托在手上，稍抬起，突然使之跌落，或轻握起患儿双手向上，然后松开，颈椎骤然屈曲，或猛敲检查台或轻敲其腹部均可。反射的表现包括四肢外展和伸直、脊柱伸直。同时除拇指和手指末节外，其他手指均伸直并展开。紧接着上述的动作，有肢体内收和屈曲，故又称拥抱反射。反射出现的同时，患儿可有啼哭。

（2）临床意义：Moro反射于出生后出现，4～6个月时由于髓鞘发育而逐渐消失。以下情况可出现Moro反射异常，如外围神经损伤、产伤麻痹、锁骨骨折、肱骨骨折和痉挛性瘫痪时，两侧反射不对称。若出生后6个月仍有此反射，说明中枢神经系统成熟迟缓，如脑性瘫痪。严重的肌张力增强反而会使反射减弱，系肌张力过强妨碍了肢体活动。反射高潮时，手不能张开或由于肢体强力屈曲而不能引出反射。

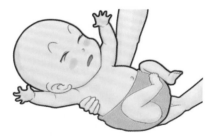

图1-31　拥抱反射

（3）注意事项：Moro于1918年描写了这个重要反射。全身性肌肉力弱或肌肉张力增高，如先天性肌弛缓症等，Moro反射只部分引出甚至消失。早产儿由于肌肉力弱不能抗地心引力，在反射的内收阶段，肢体呈现下垂姿势。

4．惊跳反射（图1-32）

（1）检查方法：当新生儿受到突然的刺激，如突然出现较响的声音、强光或者突然触摸新生儿、突然移开他头下面枕着的物体，都会引起惊跳反射。出现惊跳反射时，新生儿的双臂伸直、手指张开、双腿挺直、双眼圆睁。这是对危险的一种自然反射。

（2）临床意义：出生3个月后会逐渐减弱，8个月后完全消失。此种反射多见于男婴。

5．踏步反射（行走反射）（图1-33）

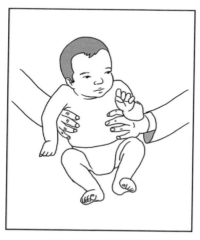

图1-32　惊跳反射

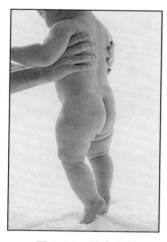

图1-33　踏步反射

为测定踏步反射或行走反射，扶婴儿直立，使其足落于台面或地面上。这个体位会引出双下肢交替的伸屈动作，类似走路。行走反射与成熟地独立走路动作的不同点是，行走反射既没有平衡动作也没有上肢的联合运动。行走反射只是在向前方推进时才能引出，向后倒退时则不存在。正常情况下这种反射于出生后1~2个月即消失。正常情况下，足月新生儿均有踏步反射；如不存在则说明有脑损伤。

6. 交叉伸直反射

（1）检查方法：将一侧下肢膝关节伸直，在足底加压或搔抓，对侧未被固定的下肢则屈曲、内收，然后伸直，并有足趾分开。交叉伸直反射似乎表示婴儿欲排除外界刺激。刺激足底部使同侧下肢屈曲，远离刺激。对侧下肢伸直，趋向刺激物。刺激新生儿腹股沟也可引出交叉伸直反射，即同侧下肢屈曲，对侧髋关节、膝关节伸直。

（2）临床意义：正常情况下，出生1个月后则不能引出。若持续存在，则多为脊髓病变。

7. 不对称性颈张力反射（强直性颈部反射）（图1-34）

（1）检查方法：颈张力反射有对称和不对称两种。检查不对称的颈张力反射时，让婴儿平卧，将头转向一侧而不要向侧方倾斜。旋转5~10秒再转向对侧。阳性反应是下颌指向的一侧上肢变僵、伸直，同侧的下肢也伸直。相反，婴儿枕侧指向的上下肢屈曲，在屈曲一侧的上肢极易引出握持反射。

（2）临床意义：这种反射，在出生后的数周内，能阻止新生儿由仰卧滚向俯卧或由俯卧滚向仰卧。正常情况下，并不能每一次均能引发这种反射。若每次操作均能引发反射，不论婴儿多大都应考虑为异常反应。若出生3个月后继续存在，则为脑性病变。

8. 对称性颈张力反射

（1）检查方法：对称性颈张力反射，即头颈伸展时，上肢伸直，下肢屈曲。相反，颈部屈曲（图1-35）时，上肢屈曲而下肢伸展。检查对称性颈张力反射时，患儿俯卧于检查者的膝部。在屈曲患儿头颈时，上肢屈曲或屈肌群张力增高。相反，患儿的下肢伸直，伸肌群张力增高。伸直头颈（图1-36）时，上肢伸直或伸肌张力增加，下肢屈曲或屈肌张力增强。

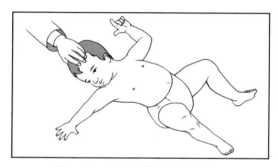

图1-34 不对称性颈张力反射

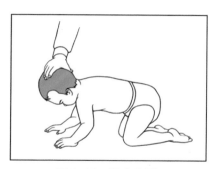

图1-35 屈直头颈

（2）临床意义：对称性颈张力反射于出生后6个月时出现，消失的时间不定。一般到婴儿练习爬行时，此反射即消失。若继续存在，则为脑性疾患，婴儿不能爬行。

9."敞篷轿车"反射

（1）检查方法：婴儿俯卧，检查者用手托起胸腹部，使婴儿身体悬空并与地面平行。检查时注意婴儿颈、脊柱和髋关节，是在过伸还是软弱无力。"敞篷轿车"反射阳性时，身体伸直时被动屈曲头部，躯干、上下肢均屈曲。当伸直头部时，四肢和躯干均呈伸直。

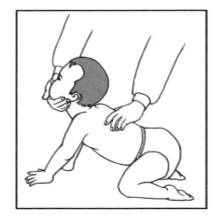

图1-36　伸直头颈

（2）临床意义：正常情况下，此反射从出生后6个月到2岁半均可引出。2岁半以后如仍存在，表示反射成熟延缓。

10.伸肌推进反应

（1）检查方法：下肢屈曲时，在足底部加压刺激，婴儿会突然伸直下肢。伸直后有时伴有屈曲动作。伸肌推进反应在出生后2个月以内可见。

（2）临床意义：持续存在表明有脑损伤和中枢神经系统成熟迟缓。

11.口腔反射

口腔反射包括以下两种反射，均在足月产新生儿出现。若不出现，则说明有严重的脑发育不全或早产。

（1）吸吮反射：可用奶头和手指放入口腔引出。

（2）搜寻或寻找反射（图1-37）：婴儿面颊一旦贴紧乳房，自己就可找到乳头。用手指轻触其口角时，其下唇则向刺激方向寻找，舌也向该侧转动。刺激的手指改变方向，婴儿头部也随之而转动。如轻微触动上唇中部，唇也向上动，舌也随之而向上，用手指沿鼻唇沟轻轻向上滑动，头也向后伸。若在下唇中部给予轻刺激，则唇随之而向下，舌也朝此方向动。手指滑向面颊，下颌后退，颈也屈曲。搜寻反射在喂奶前，婴儿饥饿时最易引出。

12.降落伞反应（保护性上肢伸展反射）（图1-38）

（1）检查方法：检测方式有数种，其中一种为抱着婴儿，让婴儿感觉到突然往下坠的感觉，婴儿的双手便会对称地突然张开。或是让婴儿坐在床上，轻轻侧推一下，婴儿会因为身体往旁边倾斜而伸手扶着床。

（2）临床意义：为一种保护性反射。测试婴儿神经中枢与外围，以及婴儿的自我保护机制是否正常运行。降落伞反应于出生后6个月时出现，且终身存在。

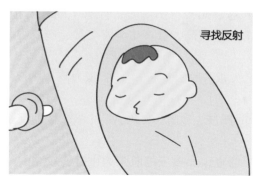
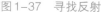
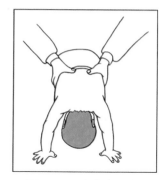

图1-37　寻找反射　　　　　　　　　　图1-38　降落伞反应

13. 游泳反射

浸入水中的婴儿四肢会主动划动，下意识地屏住呼吸（因此给身体一定浮力）。游泳反射将使婴儿在水面漂浮一段时间，从而有利于开展抢救。游泳反射在4～6个月时消失。在出生时存在，后来消失，是神经系统正常发育的指标。

14. Barbinski（巴宾斯基）反射

（1）检查方法：当用火柴棍或大头针等物的钝端，由足跟向前轻划新生儿足底外侧缘时，他的趾会缓缓地上跷，其余各趾呈扇形张开，然后再蜷曲起来。

（2）临床意义：此反射是因中枢神经通路（锥体束及大脑皮质）还不成熟而引起的。幼儿2岁后出现与成年人相同的足部反射。若再出现此反射，一般是锥体束受损害的表现。若无反射，则可能为神经病变。该反射在6～18个月逐渐消失，但在睡眠或昏迷中仍可出现。

## 什么是肌张力？如何判断肌张力偏高？

肌张力是指肌肉静止松弛状态下的肌肉紧张程度。肌张力是维持身体各种姿势以及正常运动的基础，它其实是一种反射现象，即牵张反射。肌张力的作用很多。其一就是维持肌容积，即肌肉的大小，协调肌肉的软硬度。肌张力很低时，患儿的肌肉会很松软，长期下去肌肉会萎缩，明显变细变小。脊髓损伤截瘫的患儿，肌张力很高，肌肉很硬，肌肉萎缩却不明显。其二是运动时控制关节的伸展度，肌张力低下的患儿，关节的伸展度过大，关节韧带不稳定，经常见到足外翻和膝反张等异常姿势。而肌张力过高的患儿，由于关节的伸展度和摆动度过小，可以见到尖足、交叉步、足内翻等异常姿势。可以根据以下几点来判断孩子肌张力偏高的情况：

（1）观察仰卧姿势，3个月以上的婴儿会自然躺着，伴有不断地抗拒重力，但可保持一定的体位和姿势。肌张力如果过高，会产生异常姿势，越高异常姿势越严重。

（2）触按上下体肌肉（比如肱二头肌、股四头肌），若肌张力高，则按肌肉组织的时候反抗感大。

（3）被动屈伸观察，屈伸孩子的四肢，如果肌张力高，那么他的反抗力比较强。

（4）抱孩子时，孩子的手臂如果僵直，那孩子的肌张力也是比较高的。

（5）新生儿可以通过围巾征判断。大人用手拉住新生儿的一只小手然后向对侧轻拉，肌张力正常的新生儿肘部是不会过中线的，肌张力减低的新生儿肘部可能会超过中线位置。

## 肌力的分类有哪些？如何分级？

肌力是指肌肉主动运动的力量、幅度和速度。通过测定肌力，可以检查肌肉发育情况和进行神经损伤的定位。对神经、肌肉疾病的治疗和预后也有一定的价值。

1. 肌力的分类

（1）静止性肌张力：是指在静止状态时身体各部分肌肉所具有的张力。

（2）姿势性肌张力：躯体站立时，虽然不见肌肉的显著收缩，但躯体的肌肉均保持一定的张力，以维持站立时的姿势和身体的稳定，这叫姿势性肌张力。如果身体的重心发生了变化，姿势性肌张力也会反射性的调整，以保证姿势的稳定和平衡。

（3）运动性肌张力：是指肌肉在运动中的张力。它是保证肢体运动的连续性和平衡性（无颤抖、抽搐、痉挛）的重要因素。

肌力弱不仅表现在运动肌力和静止肌力两方面，而且还包括容易疲乏、运动速度慢、不规则、笨拙、颤抖、不协调和不能完成精细的动作等。

对肌力弱还应进一步明确属于广泛的力弱，还是局限性的力弱。广泛性（或全身性）的肌肉力弱多见于肌肉病变，如肌营养不良、电解质紊乱、中毒、营养不良以及各种类型的肌炎和重症肌无力等。局限性肌力弱要进一步检查是哪块肌肉，是否为同一神经支配的肌肉，系脊髓神经某一节段所支配的肌肉或某一种动作的肌群力弱。严重者甚至发生某一个肢体无力，即丧失运动功能。某一肢体无力称为单肢麻痹，一侧肢体无力称偏瘫，双下肢无力称截瘫。此外，还有四麻痹。

肌力弱还应测定其程度、特点和原因。具体地讲，要测定肌无力是属于弛缓性还是痉挛性，是否合并知觉改变、反射有无改变、肌肉萎缩的程度、有无假性肌肥大、有无肌肉震颤、肌收缩一段时间是否产生静止性挛缩。由于对抗组肌肉麻痹，肌肉静止性挛缩，即长期处于收缩状态，则不能恢复原有的长度。如脊髓灰质炎后遗肌肉挛缩可造成骨和关节的畸形。值得注意的是，这种畸形是否会进一步产生其他肌肉无力。另外，检查时注意被动或自动运动时是否引起疼痛。还应仔细检查运动受限或不能运动是否为麻痹的结果，有无自主或不自主的肌肉痉挛、关节肿胀及纤维性或骨性关节强直。最后，应酌定肌肉无力是可逆性的还是已经完全麻痹。同时，应该考虑肌腱转移手术能否改善其功能。

2. 肌力的分级

肌力弱的程度应客观地评定级别并加以记录，供日后进行比较。肌力可根据其能否运动关节、肢体以及对抗阻力和地心引力而定为如下六级：

0级：肌力完全消失，无收缩，肌电图检查无电位变化。

1级：肌肉收缩力微弱，仅有抖动，关节不能活动。

2级：肌肉可以活动关节，但不能对抗地心引力。

3级：肌肉收缩可以对抗地心引力，但不能对抗阻力。

4级：肌肉收缩可对抗一些阻力，比对侧差。

5级：肌肉可对抗阻力，与对侧相同。

检查婴幼儿的肌力比较困难。明显的肌无力，可在其自主活动时和游戏时从旁观察。3～6个月的婴儿还可给予诱发Moro反射来检查肌力。

# 第 二 章

# 肩与脊柱

## 什么是"歪脖子"? 孩子"歪脖子"是什么原因?

先天性肌斜颈 (图 2-1), 俗称"歪脖子", 系指出生后即发现颈部向一侧倾斜的畸形, 其中因肌肉病变所致者, 称之为先天性肌性斜颈; 因骨骼发育畸形所致者, 称之为先天性骨性斜颈。后者十分罕见。先天性肌性斜颈的病因不甚明了, 但引起这种病变几乎可以肯定与宫内环境有关, 常发生于高龄初产妇和臀位, 通常是认为颈部在宫内扭转, 又因宫内体位限制直到分娩, 导致肌肉的缺血、水肿以致纤维化, 致使起于乳突止于胸骨和锁骨的胸锁乳突肌挛缩。75% 的肌性斜颈为右侧, 每 5 个肌性斜颈患儿中可见 1 例髋关节发育不良, 这说明先天性因素也起作用。

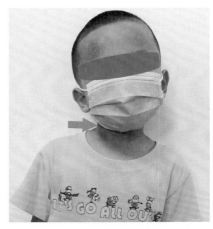

图 2-1　右侧肌斜颈

注: 红箭头为挛缩的胸锁乳突肌

本病诊断比较容易, 孩子出生后数日至满月后在颈部可见到, 也能触摸到, 在胸锁乳突肌上部、中部或下部肌性肿块, 伴头颈倾斜畸形, 即可确诊。

## 宝宝头总是偏向一侧是什么原因?

如果宝宝头总是向一侧偏, 家长要注意了。如果不及时纠正, 严重的话连脸都是偏的。一般有以下几种原因:

(1) 生理性斜颈: 宝宝出生后 3 个月, 出现斜颈, 往往都是生理性斜颈, 是因为宝宝颈部力量不够, 头部相对较重所致, 不用治疗, 到 1 岁左右自然好转。

（2）**先天性肌性斜颈**（图2-2）：孩子的头偏着，但导致原因却是脖子上的胸锁乳突肌异常。在胎儿期由于某种体位可能会引起这块肌肉血液供应不好，也可能分娩时胎儿的这块肌肉由于牵拉过度而发生血肿，最后纤维化而导致肌肉异常挛缩。当孩子仰卧时，颈部摸到硬结，诊断非常容易。

（3）**先天性骨性斜颈**：是颈椎发育畸形，这种情况比较少见，但由于颈椎椎体结构异常，很容易造成移位而发生危险。因此，需要十分小心。

（4）**眼源性斜颈**：这种情况一般宝宝看东西时才出现，需要配合眼科检查。

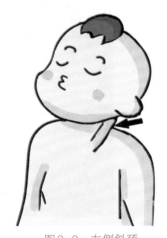

图2-2　左侧斜颈

注：黑箭头为挛缩的胸锁乳突肌

## 家长如何及时发现孩子是否患先天性斜颈？

1. 颈部肿块

孩子在出生数日，可摸到孩子的一侧胸锁乳突肌的中下段有肿块，肿块表现为硬结，摸起来像一条紧绷的绳索，可随肌肉移动，两侧对比，患侧（即发生病变的一侧）胸锁乳突肌挛缩变短。这是母亲或助产士最早发现的症状，一般于出生后即可触及位于胸锁乳突肌内呈梭形长2～4厘米、宽1～2厘米质地较硬无压痛的包块，出生后第3周时最为明显，3个月后即逐渐消失，一般不超过半年。

2. 头偏向一侧

细心的母亲会发现孩子的头斜向肿块侧（患侧）。半个月后更为明显，并随着孩子的发育斜颈畸形日益加重。有的孩子开始时症状不明显，不易发现。因此，新生儿的家长应在孩子出生数日后仔细检查孩子的颈部是否有肿块，另外，如果发现孩子的头部总喜欢偏向一侧，如勉强转动拨正，会引起孩子哭闹，并很快转回原位，也应该引起警惕。超声检查也会发现胸锁乳突肌有无肿块（图2-3，图2-4）。

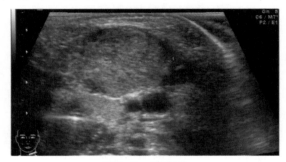

图2-3　肿块型

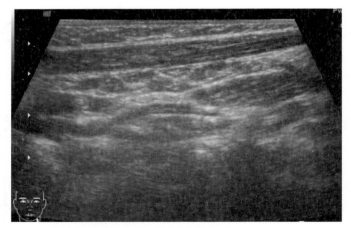

图2-4　萎缩型

## 面部不对称最早可在几岁出现？

先天性斜颈由于一侧胸锁乳突肌紧张，患有肌性斜颈的孩子头部会倾向患侧，而脸面则会转向健侧（即没有发生病变的一侧）。如果不及时就诊，孩子半岁到一岁时，会造成眼睛斜视，患侧脸面、眼睛变小，面部不对称，严重的还可能产生继发性的胸椎侧凸畸形。

## 先天性斜颈有哪些严重的并发症？

先天性斜颈如果不及时治疗，会有以下严重的并发症或畸形：

（1）两侧眼睛不一样高：胸锁乳突肌挛缩，致使患者眼睛的位置由原来的水平状向下方移位，而健侧眼睛则上升，患侧眼睛下降。

（2）下颌转向健侧：因胸锁乳突肌收缩之故致使患侧乳突前移而出现整个下颌（颏部）向对侧旋转变位。

（3）双侧面部不一样大：由于头部旋转，双侧面孔大小不一，健侧丰满呈圆形，患侧则狭而平。

（4）眼外角线至口角线距离不一样：测量双眼外角至同侧口角线的距离显示患侧变短，且随年龄增加而日益明显。

（5）鼻子、耳朵等均逐渐呈现不对称性改变，于成年时基本定型，此时如行手术矫正，颌面部外形更为难看。因此，对其治疗力争在学龄前进行，不宜迟于

12岁，否则可伴有终生残疾。

（6）先天性斜颈可伴有其他畸形

①可伴有髋关节脱位。

②视力障碍：因斜颈引起双眼不在同一水平位上，易产生视力疲劳而影响视力。

③颈椎侧凸：主要是由于头颈旋向健侧，因而引起向健侧的代偿性侧凸。

## 家长如何早期发现宝宝是否有斜颈？

斜颈的诊断并不困难，关键是应争取及早发现，以获得早期治疗而提高疗效及降低手术比例。因此，家长需要注意以下几点：

（1）宝宝双侧颈部是否对称。

（2）宝宝双侧胸锁乳突肌内有无肿块。

（3）宝宝头颈是否经常向同一方向倾斜。

以上三点均为斜颈的早期发现体征，发现愈早，治疗效果愈好。

斜颈的治疗应根据病程的长短和年龄大小而定，对1～3个月的婴幼儿，由于发现早、病程短，患侧的胸锁乳突肌尚未发生纤维性变，可用理疗、热敷、按摩等办法促使胸锁乳突肌的肿块吸收、消散。

1. 非手术疗法适用于1岁以内的婴儿

包括局部热敷、按摩、手法扳正和固定头部。其目的在于使肿块及早消散，防止肌肉纤维发生挛缩。患儿睡眠时取仰卧位，下颏向患侧，枕部向健侧，并用棉垫和洁净的小砂袋固定头部于上述位置。出生两周之后，即可进行。手法扳正于出生后两周才开始，且须缓慢用轻柔的力量进行。手法扳正时，须将下颏转向患侧，并逐渐把它抬高，同时把头偏向健侧。每日3～4次，每次手法前后，应按摩患侧胸锁乳突肌，或用热敷。上述非手术疗法要坚持3～6个月，才可能将斜颈矫正。此外，还可配合体位训练，即当患儿卧床时，用多种方法逗引，使他发生兴趣，将头颅尽量偏向健侧，颈部转向患侧，以促使患侧的胸锁乳突肌被牵拉伸长。上述几种方法交替使用效果较好，大多数患儿可被治愈。斜颈时间较长，患侧胸锁乳突肌挛缩、变短、变硬时，若不及时治疗，会造成宝宝长大后难以弥补的问题。所以，如果发现宝宝的头总是歪向一侧，要到康复科或请儿科医师做进一步评估，必要时需接受手术治疗。

2. 手术疗法适用于1岁以上的患儿

12岁以上者虽然脸部和颈部畸形难于矫正，但手术治疗仍可使畸形有所改善。

（1）普通手术治疗：手术方法多用胸锁乳突肌切断术，切断胸锁乳突肌的锁骨头和胸骨头或切断乳突头，术后会留下蜈蚣样瘢痕。

（2）微创整形治疗：这是一种创伤小、不留瘢痕且达到"三美（局部美、体形美、身姿美）一体"的先天性肌斜颈治疗方法，效果优于其他手术治疗结果。

（3）术后处理：将头固定于偏向健侧，下颌转向患侧的位置至少3周。年龄较大的患儿，应固定约4～6周。固定解除后，必须每日作上述手法扳正和向过度矫正方向做自主活动。

如果年幼时不及时纠正斜颈，患儿日后会出现面部及头部继发性畸形（图2-5）。患儿会出现大、小眼，大、小脸，即患侧眼裂比健侧眼裂小，患侧面颊要比健侧面颊小，健侧面部明显肥大。两眼、两耳不在同一平面。这些缺陷在头倾斜时感觉不太明显，而当头和颈摆正时畸形反而更加明显。

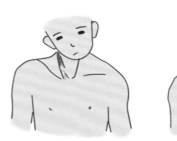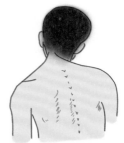

图2-5　先天性斜颈外观示意图

两眼不平可引起视觉疲劳。颈椎下段和胸椎上段可发生侧弯畸形。所以，先天性斜颈一旦确诊应及早治疗。最初可采取手法被动牵拉。新生儿和婴儿肌性斜颈手法治疗可使90%的病例恢复。保守治疗无效或患儿就诊已晚的需要手术治疗。超过3～4岁的患儿，其纤维化的胸锁乳突肌为纤维条索替代。颈部向患侧旋转平均受限30°和面部发育不对称的均为手术的适应证。术后患儿一旦局部疼痛消失，则应尽快开始牵拉训练，经验证明轻柔牵拉训练可替代术后石膏制动和各种支具的应用。

## 儿童先天性肌性斜颈如何进行手法治疗？需要注意什么事项？

1. 手法按摩

（1）患儿仰卧或坐位，医师用拇指或其余四指指腹在肿块及周围反复推揉，以拇指为主，时间为3分钟左右。

（2）医师用右手示指、中指、无名指三指并拢捻揉胸锁乳突肌数次3～5分钟。

（3）医师用拇指在胸锁乳突肌挛缩部位做前后方向的横向拨筋法3～5分钟，

由浅入深，力度适中。

（4）医师以拇指、示指拿住硬块，作两侧上下来回捻揉，并提起数次。

（5）一手扶住患儿肩部，另一手扶住患儿头顶患侧（避开囟门），使患儿头颈向健侧牵拉，以拉长患侧胸锁乳突肌3～5次。

（6）一手扶住患儿下颌部，另一手扶住后头部左右旋转，幅度不要超过90°。每次扳3～5遍，其作用是牵拉患侧胸锁乳突肌，使其得到充分伸展。

2.手法牵拉（图2-6）

医师一手固定患侧肩部，一手将患儿的头在颈椎保持没有旋转的前提下，适度推向健侧，使颈部在向健侧屈曲位维持数秒，反复10～30次，1～2次/日。

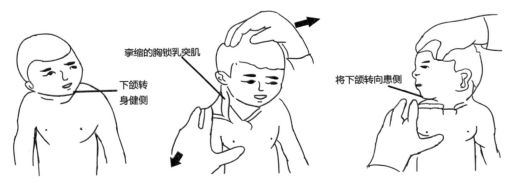

图2-6　先天性肌性斜颈手法治疗示意图

3.姿势矫正

（1）抱姿矫正

靠墙屈曲坐着，使患儿平卧膝上（也可放在床上），用一手拇指轻轻按摩患部数秒后再一手扶患肩，另一手牵拉患儿头部，达到牵引挛缩胸锁乳突肌的目的（图2-7）。每次牵拉持续1分钟左右，反复数遍，每天5次左右。

（2）侧卧抱姿（左侧斜颈）

患儿背靠着医师，患侧向下，左耳靠向医师的左前臂；右手放在患儿两腿之间，抱着孩子，轻柔地用医师的左前臂将孩子的头部向上抬，起到轻柔牵引挛缩的胸锁乳突肌作用（图2-8）。

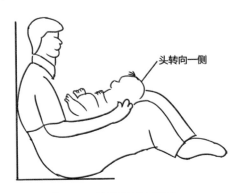

图2-7　抱姿矫正示意图

（3）患儿俯卧位活动

可诱导孩子把头转向较少活动一侧（如左侧斜颈，头转向左侧）（图2-9）。

如左侧斜颈患儿，可把色彩鲜艳或会发声的玩具放在他的左侧上方，诱导他将头部转向左方；或多在孩子的患侧跟孩子说话或唱歌，逗引孩子主动向患侧转动头部。

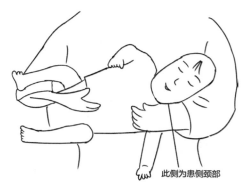

此侧为患侧颈部

图2-8　侧卧抱姿（左侧斜颈）示意图　　　　图2-9　俯卧位活动示意图

4.手法治疗的注意事项

（1）手法治疗每次不超过15分钟。

（2）手法治疗时尽可能用手指，手法不宜过重，以患儿耐受为度，避免过度牵拉。

（3）嘱患儿家长注意控制患儿头部经常保持面向患侧，歪向健侧体位。

（4）矫正要适度，避免孩子哭闹，否则牵拉和伸展练习将会受影响。

（5）牵拉训练应当循序渐进，不能盲目求成。

（6）教会家长牵拉及按摩要领，配合手法治疗效果更好。

## 儿童先天性肌性斜颈治疗，家长应注意什么？

先天性肌性斜颈是由于一侧胸锁乳突肌挛缩牵拉导致的颈部偏斜，头偏向患侧，下颌转向健侧所形成的一种特殊姿势的畸形。该病越早治疗，效果越好，治疗方法分为保守治疗和手术治疗。

保守治疗：1岁以内婴幼儿白天可行胸锁乳突肌按摩，手法矫正，矫形帽外固定，晚上患儿睡觉后用沙袋保持头部于矫正位。家长需要坚持每日做胸锁乳突肌的手法牵拉治疗，方法是患儿平卧，肩、胸部要固定，头部向对侧侧屈，使健侧耳垂接近肩部。缓缓转动使下颌接近患侧肩部。手法应轻柔，切忌暴力，牵拉动作要持续稳定。每次牵动15～20次，每日4～6次。

手术治疗：适用于颈部向患侧旋转平均受限30°，面部发育不对称的患儿。术后需要注意，头颈胸石膏边缘与骨隆突部位皮肤有无破损。患儿下床时应有专人保护，防止因头晕导致坠床或摔倒。拆除石膏后，协助患儿对镜做主动矫正，然后用矫形支具固定（图2-10）。

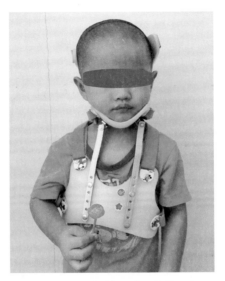

图2-10 右侧斜颈矫形支具固定

## 什么是脊柱侧弯？有哪些分类？

脊柱侧弯俗称脊柱侧凸，是一种脊柱的三维畸形，包括冠状位、矢状位和轴位上的序列异常。正常人的脊柱从后面看应该是一条直线，并且躯干两侧对称。如果从正面看有双肩不等高或后面看到有后背左右不平，就应怀疑"脊柱侧弯"。这个时候应拍摄站立位的全脊柱X线片，如果正位X线片显示脊柱有大于10°的侧方弯曲，即可诊断为脊柱侧弯。轻度的脊柱侧弯通常没有明显的不适，外观上也看不到明显的躯体畸形。较重的脊柱侧弯则会影响婴幼儿及青少年的生长发育，使身体变形，严重者可以影响心肺功能，甚至累及脊髓，造成瘫痪。轻度的脊柱侧弯可以观察，严重者需要手术治疗。关键是要早发现、早诊断和早治疗。

脊柱侧弯（图2-11）是危害青少年和儿童的常见疾病，中国的脊柱侧弯发病率1.04%～1.2%，美国普查该病的发病率1.1%。女性多于男性。特发性脊柱侧弯是所有脊柱侧弯中最多见的，原因不明。80%为结构性侧弯。脊柱侧弯按照病因可以分为功能性或器质性两种，或称非结构性和结构性。

1.非结构性脊柱侧弯

（1）姿势性侧弯。

（2）肌痉挛性侧弯：一侧神经根受刺激或椎旁肌痉挛引起脊柱倒向一边，如椎间盘突出症、肿瘤。

（3）双下肢不等长代偿性侧弯。如小儿麻痹后遗症，儿童肢体骺发育不全引起双下肢不等长，为维持肢体平衡发生腰椎侧弯（图2-12）。

（4）骨盆倾斜导致代偿侧弯：髋关节肌肉挛缩或髋关节发育不良引起骨盆倾斜而导致代偿侧弯。

（5）炎症刺激（如阑尾炎）：可引起椎旁肌肉痉挛导致代偿性侧弯。

（6）癔症性侧弯：侧弯为一症状，癔症治愈，侧弯消失。

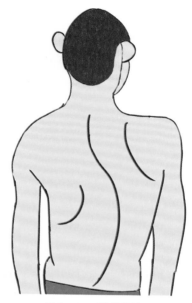

图2-11 脊柱侧弯

非结构性脊柱侧弯是指某些原因引起的暂时性侧弯，一旦原因去除，即可恢复正常，但长期存在者，也可发展成结构性侧弯。一般这种患者在平卧时侧弯常可自行消失，拍摄X线片，脊柱骨均为正常。

2.结构性脊柱侧弯

（1）特发性（图2-13）

最常见，占总数的75%～85%，发病原因不清楚，所以称之为特发性脊柱侧弯。根据发病年龄不同，可分成三类，分别为婴儿型（0～3岁），包括自然治愈型、进行型；少年型（4～10岁）；青少年型（大于10岁，直至骨骼发育成熟）。上述三型中又以青少年型最为常见。

（2）先天性

先天性脊柱侧弯可分为形成不良型（包括先天性半椎体、先天性楔形椎）、分节不良型和混合型（即同时合并上述两种类型）。

先天性脊柱侧弯是由于脊柱在胚胎时期出现脊椎的分节不完全、一侧有骨桥或者一侧椎体发育不完全或者混合有上述两种因素，造成脊柱两侧生长不对称，从而引起脊柱侧弯。往往同时合并其他畸形，包括脊髓畸形、先天性心脏病、先天性泌尿系畸形等，一般在X线片上即可发现脊椎发育畸形。

（3）神经肌肉性

可分为神经源性和肌源性，是由于神经或肌肉方面的疾病导致肌力不平衡，

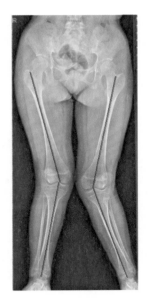
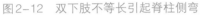
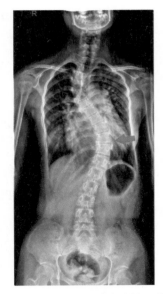

图2-12　双下肢不等长引起脊柱侧弯　　图2-13　特发性脊柱侧弯X线

特别是脊柱旁肌左右不对称所造成的侧弯。常见的原因有小儿麻痹后遗症、脑瘫、脊髓空洞症、进行性肌萎缩症等。

（4）神经纤维瘤病合并脊柱侧弯

（5）间质病变所致脊柱侧弯

如马方综合征、先天性多关节挛缩症等。

（6）后天获得性脊柱侧弯

如强直性脊柱炎、脊柱骨折、脊柱结核、脓胸及胸廓成形术等胸部手术引起的脊柱侧弯。

（7）其他原因

如代谢性、营养性或内分泌原因引起的脊柱侧弯。

## 家长应如何早发现孩子患有脊柱侧弯？

（1）孩子出生后，留意孩子身上有无棕色的斑，医学上称为咖啡斑。若有，则到医院检查是否是神经纤维瘤病，早发现、早诊治。

（2）注意孩子腰骶部是否有毛发及色素沉着，有无包块。若有，则到医院儿童骨科进一步检查，除外脑脊膜膨出和脊柱裂（图2-14）。

（3）孩子站立行走后，家长可留心孩子的脊柱是否直。具体方法：用手指轻柔沿颈后部脊柱正中突起的骨（棘突），向下触及整个脊柱，直至腰椎，看是否偏离中线。婴幼儿出现的脊柱侧弯，多是先天性脊柱侧弯（图2-15），存在脊柱发育畸形，如半椎体，需早诊治。

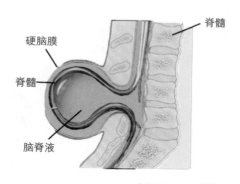

脊髓

硬脑膜

脊髓

脑脊液

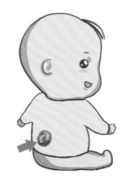

图2-14　脊柱裂

（4）孩子站立时，从前面观察双侧上肢与躯干的距离是否相同，双肩是否等高、对称，双侧乳房是否对称，从后面观察双侧肩胛骨是否一样高，双侧髂嵴是否一样高度，观察腰部褶皱皮纹是否对称，双下肢是否有不等长。如有上述情况，需要进一步检查。

（5）Adams前弯试验：让孩子向前弯腰直至后背与地面平行，从后方观察有无一侧后背较高。典型的脊柱侧弯会出现剃刀背，一侧高，一侧低。有这种情况可明确存在脊柱侧弯。

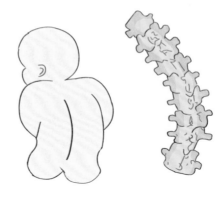

图2-15　脊柱侧弯

（6）观察孩子胸廓（前及后）发育是否对称。胸椎的脊柱侧弯常常伴有肋骨的异常。

（7）脊柱侧弯女孩多见，最常见的是胸椎的右侧弯（图2-16，图2-17）。乳房也可因胸廓变形而有轻度不对称，这种不对称有时会让患儿特别显眼，但需要家长知道的是，脊柱畸形矫正后乳房不对称畸形不会完全消失。

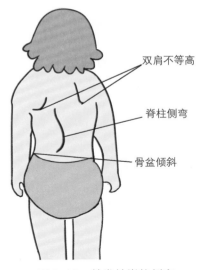

双肩不等高

脊柱侧弯

骨盆倾斜

图2-16　特发性脊柱侧弯

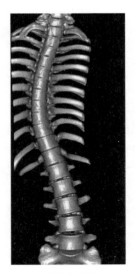

图2-17　特发性脊柱侧弯CT三维重建

## 什么是先天性脊柱侧弯？与特发性脊柱侧弯有什么不同？

先天性脊柱侧弯一般是指由于脊柱的先天发育异常导致的侧弯畸形。一般，这种侧弯畸形发病年龄早，在婴幼儿期影像学检查会出现半椎体以及椎体不良、结构缺失等畸形。先天性脊柱侧弯的病因仍不清楚。由于这种畸形进展较快，进展角度比较大，畸形的僵硬程度比较严重，在临床中应该早发现、早诊断、早治疗。由于形成的弯曲易于进展，并且患儿仍有较长的生长期，所以容易产生较严重的畸形。先天性脊柱侧弯通常较僵硬，难以矫正。

简单地说，先天性脊柱侧弯往往是伴有椎体畸形的脊柱侧弯；而特发性脊柱侧弯往往是不伴有椎体畸形的脊柱侧弯。

## 先天性脊柱侧弯的病因是什么？如何分型？

目前尚无法得知先天性脊柱侧弯的真正发病原因，大多数学者认为环境、遗传、维生素缺乏、化学物质、有毒物质等诸多因素中的一种或几种均在脊柱生长发育不同阶段参与及影响脊柱侧弯的形成。

根据畸形的类型对脊柱侧弯进行分型，主要分为形成不良、分节不良和混合畸形。形成不良最典型的例子即半椎体；典型的分节不良为骨桥，即两个或多个椎体一侧或双侧的骨性连接；混合型即同一患者同时具有以上两种畸形。（图

2-18）。

椎体形成不良。包括楔形椎体和半椎体。楔形椎体的椎体高度不对称，一侧的椎体高度发育不全，但是有两个形成完好的椎弓根。半椎体缺少一侧椎弓根和一侧椎体。半椎体可以根据其与上、下方椎体的融合情况进一步分类，未分节及部分分节的半椎体是与其上或下方的椎体融合的；完全分节的半椎体与上、下方椎体则是通过完整的椎间盘分开的。半椎体畸形可以发生在脊柱同侧邻近的区域，引起脊柱明显的不对称生长，或者被对侧相同区域的半椎体补偿而出现脊柱平衡。这种补偿的半椎体可以被一个或几个健康椎体分开。

椎体分节不良。分节障碍表现为两个椎体间被异常的骨性结构所连接，这些骨性连接称为骨桥，若是单侧的骨桥连接，则可导致连接对侧椎体的单侧生长。

混合畸形。即同时存在形成不良和分节不良。个别情况下分节障碍可以跨越同侧的形成障碍，导致单侧骨桥形成和对侧的半椎体。混合畸形导致解剖异常并引起严重畸形，多椎体异常可能和肋骨畸形同时存在而导致脊柱侧弯，出现严重的胸廓发育障碍，甚至限制肺功能。

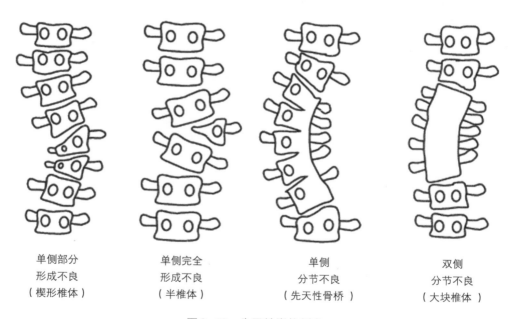

| 单侧部分<br>形成不良<br>（楔形椎体） | 单侧完全<br>形成不良<br>（半椎体） | 单侧<br>分节不良<br>（先天性骨桥） | 双侧<br>分节不良<br>（大块椎体） |

图2-18　先天性脊柱侧弯

先天性脊柱侧弯不但有侧弯存在，而且还可以同时存在前凸、后凸和旋转等畸形。所以，先天性侧弯的畸形涉及了脊柱的冠状面、矢状面和水平面。

## 先天性脊柱侧弯的预后和自然转归是怎样的？

先天性脊柱侧弯弧度加重和最终的严重程度与两个因素有关：椎体畸形的类型和诊断时患儿的生长潜力。先天性脊柱侧弯有两个阶段加重最快：2岁和青少年生长高峰。

先天性脊柱侧弯中一侧分节不良的骨桥对侧并发半椎体（1个或数个）将日渐加重。该型的胸腰段弧度预后最差。10岁以前每年可增加7°，到青少年生长高峰每年增加14°。因此，应及早手术治疗。严重性居第二位的畸形为孤立的单一骨桥和多发完全分节的半椎体，而单一分节的半椎体及大块椎体依次减轻。有学者报道未经治疗的先天性脊柱侧弯随访到10岁以后，发现弧度无进展的只占11％，而75％的患儿加重显著。随访中观察弧度介于40°～60°的占36％，弧度超过61°的占28％。

先天性脊柱侧弯因不同的类型联合出现，使预后难以预测。

## 先天性脊柱侧弯有哪些临床表现？

先天性脊柱侧弯是由椎体畸形引起的，不同的病变时期有不同的临床表现。

1. 病变早期，患儿无明显不适，也无外观上的异常

2. 当患儿学会走路后，症状随运动量的增加而逐渐明显

（1）外观上的异常症状：因脊柱生理结构出现弯曲，患儿身体会出现不同程度畸形。

早期轻型脊柱侧弯的临床表现：①两肩不等高；②肩胛一高一低；③一侧腰部皱褶皮纹；④腰前屈时两侧背部不对称，即"剃刀背"；⑤脊柱偏离中线。

较严重时的临床表现：①双下肢不等长；②骨盆倾斜；③双侧胸廓发育不对称；④背部弯曲或单侧背部隆起；⑤严重时可伴有头部倾斜。

以上畸形的出现，会导致患儿走路时出现不对称姿势，即身体向凸侧偏斜。

（2）内脏功能障碍症状：脊柱侧弯患者常出现继发性胸廓畸形，当畸形严重时，便会使胸腔和腹腔的容积减小而出现一系列内脏功能障碍症状。心脏受压，会使心脏出现移位并伴有大血管的扭曲，使心输出量减少，而不能满足患儿正常需求。患儿易感觉劳累，活动后可出现心悸、心跳加快、心前区疼痛等心肌缺氧表现；肺脏受压会使肺活量减低，患儿易出现上呼吸道感染，且活动后会出现大口呼吸、喘气、胸疼等症状；消化系统受压，患儿可出现食欲减退、腹胀、恶心等症状。以上因素，会导致患儿发育不良、身材矮小。

（3）神经根受压时，会导致胸部和腹部出现放射性疼痛。

### 先天性脊柱侧弯如何治疗？

**1. 非手术治疗**

观察治疗：先天性脊柱侧弯最常用的非手术治疗是观察，仅适用于自然史不清楚的病例，在半椎体或混合畸形中观察可起到一定作用，而对于一侧骨桥形成的患者则不适宜观察。观察方法：每4～6个月随诊一次，常规行站立位脊柱全长正侧位X线检查，对于不能站立的婴幼儿可行卧位X线检查。

支具治疗（图2-19，图2-20）：支具治疗先天性脊柱侧弯不如特发性脊柱侧弯有效。对半椎体和分节不良的骨桥不能用支具控制其发展。但对尚未发育成熟、畸形逐渐加重，侧弯节段长且柔软的患者适应于支具治疗。对无进展的病例不需要应用支具，更不适用于畸形已有自动改善的病例。而对节段短且僵硬的病例，支具治疗几乎无效。一般来说，支具对先天性脊柱侧弯作用不大。

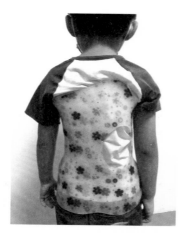 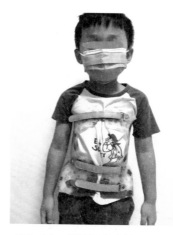

图2-19　矫形支具（后面观）　　　　图2-20　矫形支具（前面观）

头环牵引：对严重畸形的可以借助头环牵引逐渐矫正严重畸形6～12周。这种方法在患儿睡眠、走路或坐轮椅时均可进行。矫正到一定程度，可用器材或融合术稳定脊柱。

**2. 手术治疗**

手术治疗的目的是防止弧度加重。手术要在弧度未加重前进行。即使是弧度在40°以内，一旦有加重也应需要手术治疗。对年龄小的患儿行脊柱融合术后应跟踪到骨骼成熟，理由是在融合畸形以上或以下的椎体会产生进行性变形。任何矫正手术前需要核磁共振检查以排除椎管内有无并发畸形，如脊髓纵裂、瘘管、肿瘤等疾病，如确诊有此类疾病需要先行神经外科治疗。采用器材矫正时，一定要行脊髓监测和唤醒试验。主要的手术方式：

（1）后路原位融合术是指不应用器械矫形的后路、脊柱融合，适用于孤立或短节段的单侧骨桥或半椎板典型畸形出现之前，年龄小于5岁的幼儿。

（2）后路器械矫形融合术常用于年龄较大或畸形严重的脊柱侧弯（图2-21，图2-22）。

（3）前、后路凸侧半骺阻滞术对小弧度并加重的脊柱侧弯患儿是理想的治疗方法。适用于5岁以下，弧度在40°以内的分节完整的半椎体畸形，通过对凸侧骨髓及生长终板的抑制，保留凹侧的生长潜能。

（4）半椎体切除术可以直接去除致畸因素，可以分为前后路联合一期或二期半椎体切除术和后路半椎体切除术两种。本手术适用于弧度已有固定性失衡而其他治疗无效的患儿。半椎体继发性脊柱侧弯需要行半椎体切除的患儿并不多。半椎体切除可发生临时或永久性的并发症及神经根的损伤。

（5）脊柱截骨术适用于弧度僵硬、严重成角畸形、骨盆倾斜、躯干失代偿、进展性畸形及脊髓神经异常的患者，联合半椎体切除及器械矫形融合可对严重的畸形加以矫正。

（6）生长棒技术是针对早发进展性脊柱侧弯，分为单棒技术和双棒技术。

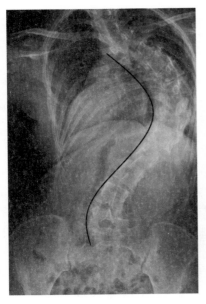

图2-21　脊柱侧弯

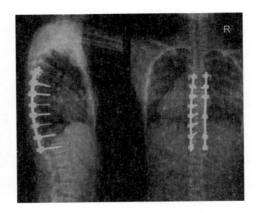

图2-22　手术矫正后X线片

## 什么是婴儿型特发性脊柱侧弯？如何治疗？

婴儿型特发性脊柱侧弯是在3岁内发现的一种结构性脊柱畸形。在欧洲，此型相对常见，而在美国，此型在特发性脊柱侧弯患者中不到1％。1973年婴儿型特发性脊柱侧弯在英国约占特发性脊柱侧弯的41％，而近年报告下降到4％，究其原因可能与婴儿的睡眠姿势由平卧位改为俯卧位有关。婴儿型特发性脊柱侧弯的早期诊断十分重要，家长应严密观察。因为早期的治疗会影响预后，应尽早治疗。1954年，James首先将婴儿型脊柱侧弯作为一个独特的整体来认识，发现其自然病程存在两种情况，并据此分为两型：自限型和进展型。大量研究证实，婴儿型特发性脊柱侧弯的特点如下：

（1）一般男婴多见，通常侧弯凸向左侧。

（2）侧弯一般位于胸段和胸腰段。

（3）多数侧弯在出生后6个月内发生。1岁内出现的弧度常能自然消失，而在1岁后发现的弧度则预后不佳。大的弧度容易加重，但即使弧度小于20°也应密切观察。

（4）自限性婴儿型特发性脊柱侧弯占所有婴儿型特发性脊柱侧弯的85％。

（5）双胸弯易进展并发展为严重畸形，右侧胸弯的女性患者通常也预后不良，并且常常并发其他发育性问题，如扁头畸形、蝙蝠耳畸形、先天性斜颈、进行性髋关节发育不良、先天性心脏病、先天性腹壁疝及早产等。

婴儿特发性脊柱侧弯治疗原则包括：

（1）侧弯弧度小于25°，肋椎角差（RVAD）小于20°，不需要特殊治疗。每4～6个月应拍X线复查。俯卧位睡眠有益于纠正侧弯。侧弯常在1～2岁内弧度消失。但仍有少数弧度在数年后方能消失。弧度消失的到青少年时仍会有复发，因此应继续随访。

（2）进行性加重的婴儿治疗不能拖延，否则到10岁时弧度可达70°以上，到青少年生长高峰期弧度会更加严重。对弧度柔韧的婴儿，要24小时使用Boston支具。治疗是否成功，需要家长的大力配合及专家对支具的经常调整。支具治疗的目的是控制弧度进一步加重，直到患儿骨龄成熟接受手术为止。婴儿型特发性脊柱侧弯未及时就医，造成弧度加重而僵硬的，在用支具前应先用矫形石膏。需要全身麻醉，纵向牵引后在弧度顶部侧方加压下打石膏背心。2～4周更换，需要2～3次方能得到矫正，然后改用支具矫正。更换支具的间隔时间根据孩子的生长速度决定，通常需要2～3个月更换一次。佩带支具要持续全时间佩戴，直到侧弯不再发展，保持稳定至少两年。此后，每天佩戴支具的时间可以逐渐缩短。

McMaster报道22例幼儿特发性脊柱侧弯平均佩戴支具时间超过6年。

（3）如果侧弯很严重，对连续性石膏和支具治疗不能奏效的患儿有手术指征。多数患儿经过积极治疗可将手术年龄推迟到7～8岁，届时肯定需要手术矫正。术前牵引矫正侧弯，然后进行脊柱融合。从理论上来讲，手术不仅能够阻止侧弯进展，而且允许胸椎和气管树发育。当必须进行脊柱融合时，就应该考虑进行仅包括结构性或原发侧弯的小范围前后路融合。前后路联合融合可以预防"曲轴现象"的发生。生长棒技术对患儿既可控制弧度的发展，又能延缓脊柱融合的时间，但也有自然融合的风险。

## 什么是少儿型特发性脊柱侧弯？如何治疗？

少儿型特发性脊柱侧弯是3～10岁发现的脊柱侧弯畸形，临床发现脊柱变形的时间平均在6～7岁。占特发性脊柱侧弯的12%～21%，病因不明。相对于婴儿型和青少年型特发性脊柱侧弯而言，少儿型特发性脊柱侧弯的特点是在脊柱生长相对静止期进展。学者们对它的侧弯类型及自然史所知甚少，仅仅通过发现畸形的年龄而不是通过症状、体征等来诊断，因而如何诊断少儿型特发性脊柱侧弯已成为讨论焦点。被诊断为少儿型的患者很可能是晚期发病的婴儿型特发性脊柱侧弯或早期发病的青少年型特发性脊柱侧弯被人为地以年龄诊断为少儿型。

少儿型多见于女孩，女与男比例为2～4：1。3～6岁儿童中，女与男比例大约为1：1；而在6～10岁年龄段中，女与男大约为8：1，这一数值与青少年型特发性脊柱侧弯基本相同。少儿型脊柱侧弯的类型多为右侧胸弯和双主弯。右侧胸弯占少儿型的2/3，双主弯约占20%，胸腰段侧弯占15%。左胸弯在少儿型中不常见，如出现这一种侧弯，常提示存在椎管内病变，应对其进行全面的神经系统检查。

青少年型的自然史相对较佳，但少儿型则更具侵害性，它可以进展为严重畸形，损害肺功能。大约70%的少儿型特发性脊柱侧弯的弯曲进行性加重，需要给予一定形式的治疗。由于少儿期的脊柱仍存在生长潜能，因此在理论上侧弯必然进展，然而Mannherz等的研究则发现左胸弯或左腰弯最有可能自行消退。这也说明，某些少儿型脊柱侧弯也可以自行消退或进展缓慢，但是相对于婴儿型而言，其自行消退的比率不高。少儿型特发性侧弯可用核磁共振做深入了解。少儿型并发神经轴畸形的高达18～26%，患儿多无症状，除脊柱侧弯外，无其他症状。

非手术治疗的指征与婴儿型一致，多数患儿需要支具治疗。有些柔韧性差的，开始时需要石膏矫正。对小于25°的弧度应密切观察，每4～6个月复查一次。若初诊时在20°以内，而后弧度加重10°以上，或初诊时介于20°～25°，后弧度加重5°，也应给予积极的治疗。严重弧度应当立即手术为好。

## 什么是青少年型特发性脊柱侧弯？有哪些病因？

青少年型特发性脊柱侧弯是指10岁以上儿童至发育成熟前的一种脊柱侧弯畸形，是青少年骨骼肌肉系统中最常见的畸形之一，占青少年人口的2%～3%，占整个脊柱侧弯发病率的80%，严重危害着青少年的健康。如能了解其病因，则对防治有重要的意义。因此，多年来，人们一直致力于特发性脊柱侧弯病因的探索，但至今仍未查到其确切的原因。特发性脊柱侧弯发病机理不明，研究发现，其可能与以下因素相关：

（1）遗传因素：特发性脊柱侧弯的流行病研究表明，其发生存在着明显遗传因素的影响，其具体遗传模式尚不明了，多数学者认为与常染色体主导和不完全性连锁以及多样性表达等有关。这似乎可以解释疾病分布的性别特征，在20°左右的脊柱侧弯患者中，男女比例基本相当；然而，大于20°的脊柱侧弯人群中，女：男超过5：1，需要治疗的严重弯曲的患者多为女孩。据统计，父母双亲均有侧弯的，子女患病可能性是正常人的50倍。

（2）激素因素：特发性脊柱侧弯女孩的身高常比同龄正常女孩高，这一现象提示脊柱侧弯可能与生长激素有关，但大量的研究认为，生长激素并不是脊柱畸形的真正病因。由于生长需要包括生长因素在内的多种因素相互作用，因而生长的控制非常复杂。

（3）结缔组织发育异常：特发性脊柱侧弯的患者可以发现结缔组织中有胶原蛋白多糖的质与量的异常。这究竟是侧弯的原发因素还是继发因素，尚未有定论。

（4）神经—平衡系统功能障碍：人体平衡系统的功能是控制作用于人体上的各种重力和维持在各种不同状态下的平衡，在这个平衡系统反射弧中的某个反射环节上出现功能障碍，脊柱就有可能发生侧弯来调整或建立新的平衡。

（5）神经内分泌系统异常：许多学者研究表明，褪黑素及5－羟色胺在脊柱侧弯形成过程中起重要作用。鸡摘除松果体后出现的脊柱侧弯模型是研究脊柱侧弯的经典动物模型之一，松果体的主要作用是分泌褪黑素，因而有学者推测血清褪黑素的降低可能是发生脊柱侧弯的重要始动因素，并与脊柱侧弯的进展相关。

（6）其他：一些临床观察发现，高龄母亲的后代易患特发性脊柱侧弯，且进展较快。另外铜代谢异常在特发性脊柱侧弯的发生中也可能起着某种作用。

脊柱侧弯病因不同，病理变化相似，根据病理变化特点分为可逆性与不可逆性。可逆性一般发生于功能性（代偿性）即姿势性脊柱侧弯，常见于胸段或胸腰段，多数凸向右侧，凸向左侧者较少，以单侧凸为主，站立或行走明显，平卧或悬吊时消失，X线检查显示一个侧凸弧，骨质结构无改变。不可逆性侧弯，一般指结构性脊柱侧弯。可逆性脊柱侧弯如延误治疗，长期脊柱一侧软组织挛缩，亦可导致脊柱结构性改变（如椎体楔形变，胸廓畸形等）。结构性脊柱侧弯畸形较固定，不为体位改变而消失或增加，常合并胸廓畸形，脊柱侧弯胸前壁凹陷，后壁隆起；凹侧胸前壁凸起，后壁下陷，肺功能异常。X线正位片显示三个侧凸，亦称S状畸形，中间侧凸为原发，上、下侧凸为代偿。脊柱侧弯同时合并脊柱旋转畸形（图2-23），脊柱侧弯合并肋骨向后凸出形成边嵴，称剃刀背畸形（图2-24）。

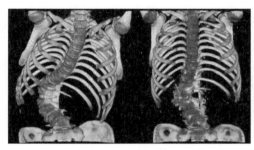

图2-23　脊柱侧弯CT三维重建显示骨骼改变

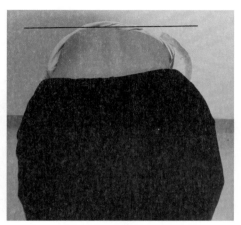

图2-24　剃刀背畸形

## 预测青少年型特发性脊柱侧弯弧度是否加重，应考虑哪些因素？

了解疾病的自然发展情况对选定治疗的时间至关重要。多数轻度青年型脊柱侧弯在20°以内的弧度及至骨骼成熟多无明显进展，但有的患儿随年龄增长而影响健康。因此，预测弧度是否加重可以采取适当的干预措施。骨成熟前，有些因素对预测弧度是否变化是没有帮助的，如有无脊柱侧弯的家庭病史、患儿的体高与体重之比、腰骶移行部异常、胸椎后凸、腰椎前凸和脊柱是否平衡等。预测弧度是否加重的因素：患儿的性别、生长潜力、女孩的月经状况、弧度的大小及弧度的类型。

（1）性别：特发性脊柱侧弯与性别有明显关系，特别是与弧度进展有关，女性居患儿中的大多数，其弧度会加重，最终需要治疗。弧度在6°～10°时，女与男之比1：1；弧度11°～20°时，为1.4：1；弧度超过21°尚不需要特殊治疗的侧弯，女与男之比5.4：1；需要手术矫形的弧度，女与男之比为7.2：1。女孩的脊柱侧弯容易发展。

（2）生长潜力：有生长潜力的患儿容易加重，对生长潜力预测有两个方法，一是Risser征，患儿处于Risser征0级、1级或2级说明脊柱的生长潜力大，脊柱侧弯的弧度加重的机会也很大；二是对女孩，其月经状况为生理特征。

（3）生长速度高峰：用此可以测定骨骼的生长潜力。连续测量患儿的身高，每6个月测量一次，可及早发现其生长情况。正常情况女孩每年增长约8厘米，男孩每年增长9.5厘米。

（4）月经状况：月经状况对女性患儿是一项临床衡定的方法，初潮的女孩处于生长活跃阶段，初潮后的患儿进入减速阶段，说明其侧弯弧度的进展渐慢。

（5）弧度的大小：弧度的大小可以协助预测其是否恶化。可以将以上因素联合应用。未成熟的女孩（初潮前，Risser 0级）弧度超过20°，其脊柱畸形发展的危险性很大。若弧度超过20°～30°，加重的机会更高。首诊就需要佩戴支具治疗。

（6）弧度类型：双弧和胸椎侧弯最容易加重。而胸腰段的弧度和腰椎侧弯很少加重。

## 特发性脊柱侧弯骨成熟后自然转归是怎样的？

特发性脊柱侧弯的病因尚不清楚，以病因防治尚不现实。而了解其自然转归及诸因素对自然转归的影响，并找出影响的主要因素，对预防轻、中型脊柱侧弯加重，及早治疗有现实意义。特发性脊柱侧弯自然转归依赖以下几个因素：骨龄、侧弯程度、肋骨隆起情况及胸前凸大小、侧弯类型及累及节段的数量、脊椎旋转度、患儿的精神及社会因素。其中骨龄、侧弯类型及脊椎旋转度为主要影响因素。有学者认为，侧弯的进展与脊椎旋转度关系最密切。旋转度越大，则最终脊柱侧弯畸形越大。

通常，成人的脊柱侧弯较青少年的恶化慢。在很大程度上取决于弧度的大小。不论弧度类型，弧度小于30°，对骨已成熟的患者则不再加重。相反，弧度超过50°的胸椎侧弯，每年会增加1°。腰椎侧弯即使弧度小于50°，与下一椎体有移行变化的成年后也有加重倾向。超过50°～60°的胸椎侧弯弧度会有进行性加重，并可能降低患者的肺功能。腰椎弧度，特别是大于50°的，成年后弧度还会加重，并可导致骨性关节炎。需要手术治疗。

# 特发性脊柱侧弯青少年型如何治疗？

青少年型特发性脊柱侧弯多数患儿因其弧度加重的可能性小而不需要特殊治疗，对弧度有加重危险的或弧度已经很重的患儿才需要手术治疗。如何选择治疗方法，应视生长发育潜能、当时的弧度大小、弧度的类型和部位、外观情况及社会因素等而定。治疗方案包括非手术治疗和手术治疗。

表2-1　特发性脊柱侧弯的治疗原则

| 弧度大小 | Risser征0级/初潮前 | Risser征1~2级 | Risser征3、4、5级 |
| --- | --- | --- | --- |
| <25° | 观察 | 观察 | 观察 |
| 30~45° | 支具治疗（从超过25°开始） | 支具 | 观察 |
| >45° | 手术 | 手术 | 手术（弧度超过50°） |

1.非手术治疗

（1）轻度：对25°以下发育成熟的患者，可不予以治疗。若对未成熟患者，可行体疗，每半年拍片随诊观察直至发育成熟。主要是体操、游泳等锻炼，并端正姿势，加强凸侧背肌的力量。

（2）侧弯超过25°，生长发育尚未成熟，除进行体操锻炼外，需要使用支具来矫正和维持，如应尽早给予Milwaukee支具或色努支具治疗（图2-25，图2-26，图2-27），并配合以体疗或电刺激治疗，直到整个脊柱生长停止和Risser征Ⅳ度以上，才可取下支具。

2.手术治疗

对仍有生长发育的青年型侧弯Cobb角在40°以上者，或合并疼痛及神经症状的应考虑手术治疗，不应再保守治疗，如直接行脊柱矫形固定融合术，一般以Harrington器械为最常用。对骨骼发育成熟前发病，于成年后就诊的成年患者，有的学者指出其胸弯角度在50°~80°者，仍有进展的可能，而侧弯小于50°或大于80°则较少进展，主张对骨骼成熟后的进展性胸椎侧弯，如角度达50°，应行手术融合。如胸腰段侧弯角度超过50°时，为防止引起腰疼也可考虑手术治疗。特发性脊柱侧弯的治疗，应根据患者不同年龄，侧弯类型等选择适当的治疗方法。

手术治疗的目的是通过融合脊柱以阻止畸形的进一步发展，从而使畸形对身体的影响降低到最小。在此基础上，利用器械做一定程度的矫形并促进骨融合的发生，矫形并非主要目的。手术治疗的适应证：

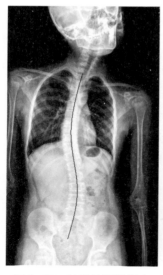
图2-25　特发性脊柱侧弯

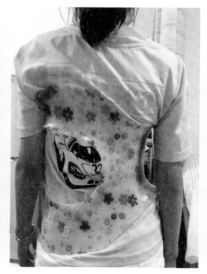
图2-26　色努支具矫正

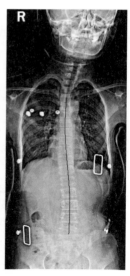
图2-27　侧弯改善

（1）支具治疗不能控制畸形发展，脊柱侧弯的度数继续增加。

（2）肺功能障碍以及青少年型脊柱侧弯中的躯干不对称，畸形严重需整形者。

（3）保守治疗不能控制的较年长患者的疼痛或伴有神经症状者。

（4）45°以上的青少年型脊柱侧弯。

（5）Cobb氏角40°，但伴有严重胸前弯、明显肋骨隆起者。

（6）骨骼已成熟，弧度大于50°～55°的仍有加重的危险，需要手术。

外科手术治疗对脊椎结构异常（如先天性半椎体、脊髓纵裂，颈肋，并肋）、脊椎结构病理改变（如结核、肿瘤等）及脊柱外各种组织畸形，如胸廓成形及烧伤遗留瘢痕等，均应积极采取措施，充分治疗，消除这些病理变化及脊柱外结构畸形，为矫治脊柱侧弯畸形打好基础。

## 什么是Cobb角？如何测量？

脊柱侧弯严重程度的参考标准之一，是侧弯角度的大小，一般称为Cobb角（图2-28），它是根据美国整形外科医生John Robert Cobb的名字命名的。脊柱侧弯角度测量最常采用的就是这种测量方法。在拍摄X光片后，脊柱外科医生或矫形师会把角度测量告诉患者，同时根据角度的大小和其他因素给出不同的矫正干预方案，让脊柱侧弯治疗更及时、科学、规范、有效。很多家长带孩子拍完X光片，并不知道如何测量Cobb角度数，影响病情判断，各位家长可以通过以下步骤自己测量一下。

（1）首先根据X光片确定侧弯范围，找到此弯的上、下端椎。上下端椎是指侧弯中，向脊柱侧弯凹侧倾斜度最大的椎体。脊柱侧弯凸侧的椎间隙较宽，而在凹侧椎间隙开始变宽的第一个椎体，被认为不属于该弯曲的一部分，因此其相邻的第一个椎体被认为是该弯曲的端椎。

（2）在上端椎的椎体上缘划一横线，同样在下端椎椎体的下缘划一横线。对此两横线各做一垂直线。

（3）两条垂直线的交角就是Cobb角，侧弯的角度由此而测得。对于较大的侧弯，上述两横线的直接交角亦等同于Cobb角。

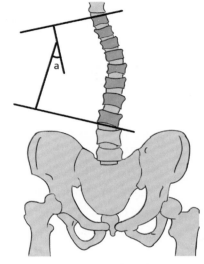

图2-28　Cobb角示意图

家长应注意的问题：

（1）Cobb角度的大小是反映侧弯严重程度的一个标准，但并不是唯一标准，它只是从三个维度中的一个维度反映问题，无法确定椎体的旋转度数、前后凸角度和患者椎体的灵活性和稳定性问题。

（2）Cobb角度的大小与拍摄体位、拍摄时间有一定的关系，与不同人员的拍摄方式和测量标准也有一定关系。所以，测量结果可能存在一定误差。

（3）在拍摄时尽量采取站立位，脊柱负重的情况下，更能准确地反映椎体的各种情况，同时尽可能要求全脊柱X光片，包括从颈椎到骨盆的全部骨骼，尽量不使用拼接的片子以减小误差。

（4）发现孩子患有脊柱侧弯请及时就医，避免侧弯加重。


## 支具治疗特发性脊柱侧弯的适应证是什么？

特发性脊柱侧弯的非手术治疗包括理疗、体疗、表面电刺激、石膏及支具。但最主要和最可靠的方法是支具治疗。支具治疗的适应证：

（1）支具治疗仅用于未成熟儿童在生长期间预防弧度加重。

（2）20°～40°的轻度脊柱侧弯，侧弯超过40°不宜支具治疗。

（3）节段长的弯曲，支具治疗效果佳，40°以下弹性较好的腰段或胸腰段侧弯。

（4）青少年型患者，Risser征0级、1级或2级，初诊时弧度在30°～45°，或过去的弧度介于20°～30°，又加重5°以上的。

（5）患儿对侧弯的外观可以接受，并同意戴支具数年。

（6）胸腰骶椎支具（TLSO）是最常用的支具，但限于弧度的顶椎在胸7以下的患儿。幸好多数青少年型特发性脊柱侧弯符合。

## 矫正特发性脊柱侧弯常用的支具有哪些类型？如何佩戴？

支具根据不同的分类标准有四种类型，主要针对青少年特发性脊柱侧弯。

1. 根据侧弯位置的高低，可分为颈胸腰骶脊柱矫形器（CTLSO）和胸腰骶脊柱矫形器（TLSO）

CTLSO带有颈托或上部金属结构，而TLSO则没有该结构，且高度只达到腋下。因此也称为腋下型支具。CTLSO适用于顶椎（度数最大的脊柱弯曲中的顶点椎体）在第7胸椎及以上的侧弯，矫正脊柱侧弯范围可至颈椎，就是说对上胸椎及颈椎的侧弯有作用，其代表支具为Milwaukee（密尔沃基）支具。TLSO支具则适用于顶椎在胸7以下的侧弯，分为高轮廓和低轮廓两种。常见类型有Boston支具、Wilmington支具、Charleston支具、Chêneau支具等。

2. 根据工作原理可分为主动型支具及被动型支具

主动型支具以Boston支具和Milwaukee支具为代表，该类型支具在设计时将患者的肌肉主动活动考虑在内，支具内留有空间，允许脊柱移动。被动型支具属于全接触式支具矫形器，以Wilmington支具为代表性，在支具内没有为主动的脊柱矫正留有空间，脊柱被推向矫形的位置，然后紧紧地固定，不需要肌肉主动活动的参与。

3. 根据支具佩戴时间的不同可分为全日型支具和夜用型支具

前者代表有Boston支具、Chêneau支具，后者代表有Charleston、Providence支具。全日型支具需佩戴22～23小时，留给患者洗澡和功能锻炼的时间较短，且容易出现并发症；夜用型支具只需夜间睡觉时穿戴8小时左右，患者有充足的时间进行功能锻炼、理疗等辅助治疗，有助于提高疗效，同时可降低出现并发症的可能性，但是夜用型支具有严格的适应证。

4. 根据支具的硬度分为硬体支具和软体支具

硬体支具比如色努支具、Boston支具、Chêneau支具等，软体支具比如SpineCor支具、TriaC式矫形器等。

开始佩戴时，每天需23小时，1小时用于体疗、呼吸练习等。如果患儿感到不舒服，每天也应佩戴至少16小时，若戴支具后Cobb角能减少50%，则可望获得较好的治疗效果。治疗一年后，如侧弯能减少50％，可开始逐渐减少佩戴时间，并随着Risser征的增加，可仅在夜间佩戴。如侧弯又开始增加5°以上，又需增加佩戴时间。家长或孩子不要随意摘下支具，如果佩戴时间不足，就起不到矫正侧弯脊柱的效果。基于部分佩戴时间也有效的理念，发展了Charleston支具（图2-29），该支具保持患者最大的侧方矫正，只在夜间穿戴8小时。支具的侧方矫正无法在直立下使用，只能在患者平卧时穿用。Boston支具可获得40％～50％的矫正效果。Charleston支具对柔韧弧度可矫正90％，对僵硬弧度可矫正70％。不论哪一种支具，其戴支具的矫正度都存在不足。凡支具治疗效果不好的，宜停止支具治疗。

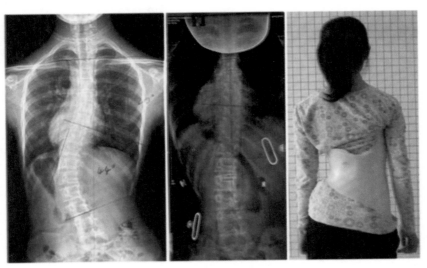

图2-29　Charleston支具矫正及其效果

## 什么时候可以停止佩戴胸腰骶支具？ 支具有什么副作用？

　　支具对控制弧度有效的女性患儿，在月经初潮后18～24个月，Risser征4级，体高不再增加时停用支具。男性患儿有Risser征4级的成熟，但弧度超过25°，并仍有加重的趋势，此时男性患儿需要戴到Risse征5级。

　　脊柱侧弯支具矫正的原理是，通过支具挤压皮肤，将压力传到皮下组织，然后再作用到脊柱或肋骨等骨性结构。由于佩戴支具或多或少会对胸廓产生挤压，为了减少支具对胸廓（心肺功能）的影响，一定要让孩子加强体育锻炼，例如游泳等，支具才能发挥更好的效果。随着畸形与矫治的进展，脊柱侧弯度数、曲线不断变化，而青少年生长发育快，身高、体重变化大，需要定期复查，及时调整、更换支具，否则影响矫治效果。多数家长给孩子佩戴支具时都想尽快挤压到位，这是不对的。因为支具作用于脊柱侧弯凸侧肌肉是持续加压的过程，加上支具和皮肤之间的摩擦，会造成皮肤破损。长期佩戴的副作用包括局部肌肉磨损，血流不足；导致皮肤破损，甚至感染。所以需要循序渐进。

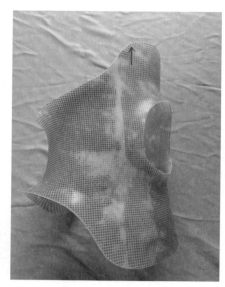

图2-30　矫形支具

（1）初次佩戴支具，5～10分钟后取下来，看看皮肤有红肿，若皮肤不能承受，则需要要减少支具压迫的力度。

（2）矫形支具（图2-30）开始挤压力度应该较轻，之后慢慢加大，最终达到一个最佳的治疗力度。

（3）佩戴支具时做好皮肤护理，选择油性较高的护肤品，在孩子戴支具前、后涂抹，每日三次，减少皮肤摩擦。

## 支具治疗的禁忌证是什么？

（1）两个结构性弯曲到50°或单个弯曲超过45°时，不宜支具治疗，支具不能控制其发展。

（2）严重的胸椎前凸患儿支具内所用的正常衬垫会加重肋骨变形；用于20°或小于20°弧度的3、脊柱前凸的支具，矫正垫尽量放在侧方，避免向前的推力。

（3）患儿不能耐受支具治疗，不愿意配合。

（4）支具对骨骼已成熟的青少年患者（Risser征4级或5级，女孩月经初潮已过）无效。

（5）支具对高位胸椎段或颈椎段弧度治疗通常效果不大。

## 什么是Risser征？有什么临床意义？

Risser征（图2-31）是指骨骼特征，是根据X线片上对髂骨骨凸骨化表现的观察。在正位X片上，骨化起自髂骨嵴的前方向后方进展。将髂骨骨凸的骨骺分为四段，从0（尚未骨化）到4（全部骨凸均已出现骨化），从前向后测量。

0级：未出现髂骨骨骺；

1级：前1/4出现骨骺；

2级：前2/4出现骨骺；

3级：前3/4出现骨骺；

4级：前4/4出现骨骺，出现全部骨骺，未与髂骨融合；

5级：骨化的骨骺与髂骨翼全部融合，代表患儿骨骼已成熟。

Risser征0级、1级或2级说明脊柱的生长潜力大，脊柱侧弯的弧度加重的机会也很大。

**Signe de Risser selon la SRS**

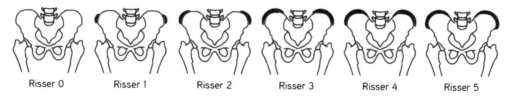

Risser 0　　Risser 1　　Risser 2　　Risser 3　　Risser 4　　Risser 5

图2-31　Risser征

## 什么是脊髓纵裂？发病机制是什么？

脊髓纵裂是脊髓的先天性发育异常的一种，主要由于各种原因脊柱椎管中出现异常的骨性或纤维性间隔，导致脊髓在矢状面被间隔节段性分开。被分开的每半条脊髓都具有中央管、前角和后角等部分，并且每个部分都存在相应的功能。脊髓纵裂的损害主要是脊髓因骨性或纤维性间隔被分隔、牵拉，产生脊髓栓系，随着病程发展，神经损害症状愈来愈重。表现为下肢感觉、运动障碍及疼痛，严重者出现下肢瘫痪和大小便功能障碍。脊髓纵裂多见于婴幼儿和少年，偶见于成年人，发病率很低。可伴有椎体畸形、脊柱侧弯等畸形。

脊髓纵裂的发病机制至今尚未明确。胚胎学上的假说：异常神经管、双脊髓、异常神经原肠管等。比较公认的是1992年Pang提出的"统一论"：所有脊髓纵裂畸形都起源于胚胎期的一个基本的异常，即在妊娠的第3～4周，内外胚层发生粘连，导致了脊索的开裂，开裂的脊索诱导上方的神经板裂开。同时，周围的间充质在它的周围浓集，形成了位于分裂的脊索和神经板之间内间充质道。由于多能的间充质能分化成纤维、软骨、骨组织和血管、脂肪、成肌细胞，这些组织在中线上将脊髓矢状分隔开，形成了脊髓纵裂畸形，同时由于这个胚胎学基础的存在，导致脊柱和皮肤的畸形。神经管畸形的发病是环境因素和遗传相互作用的结果。研究发现：叶酸还原酶基因多态性和叶酸代谢的异常都是神经管畸形的诱因。在神经管畸形易感人群中，若妇女缺乏叶酸，则可大大增加胎儿神经管畸形的发病风险。目前，还没有发现基因直接作用导致神经管畸形的通路。但是有大量证据表明，多种不同基因的错误表达，导致神经管畸形。例如紊乱基因，刺猬蛋白信号通路，非经典Wnt信号传导途径等。其中刺猬蛋白信号通路与成骨关系密切。

## 脊柱纵裂的临床表现是什么？如何治疗脊柱纵裂？

脊髓纵裂畸形的发生率约占先天性脊柱畸形的4％～9％。多发现于儿童期，约80％在5岁以前出现临床症状、体征，且女性多于男性，约为3.5∶1。脊髓纵裂畸形的病变部位多发于下胸段和腰段。多数病例至少合并一个引起脊髓栓系的相关疾患（如终丝增粗、脊髓或脊膜膨出、脊髓低位、皮毛窦、硬膜下蛛网膜囊肿、终丝脂肪瘤）。脊髓纵裂在儿童和成年患者中的神经损伤表现不同，儿童多为行走不稳、摇摆和双下肢无力以及脊柱侧弯、腰背部有皮肤特征性的改变；而成人则表现为疼痛、患肢长期无力等。儿童患者症状多较重，早期发现、早期手术能有效防止进一步的神经损害。

手术治疗是当前唯一有效的方法。但是手术不能使已发生的神经功能损伤改善，仅能阻止原来的神经功能缺失加重。I型脊髓纵裂因其骨性间隔卡压脊髓，易致脊髓损伤，因此都主张早期手术。Ⅱ型脊髓纵裂因症状轻微，故多主张保守治疗，但若合并有脊髓拴系症状，则应积极手术探查，切除纵隔，松解拴系。有学者认为，临床症状出现越早越重，疗效越差，临床症状出现越晚越轻，疗效越好。疼痛为主要表现者恢复较好，排尿障碍为主要表现者恢复较差。以肌力差为主要表现者介于两者之间，术后有一定程度的恢复。随着显微外科的发展，手术治疗疗效不断提高，有报道其手术治疗总有效率在95％以上。

## 什么是脊髓栓系？病因是什么？

脊髓拴系（tethered cord syndrome，TCS）又称脊髓拴系综合征，是脊柱裂患者在胚胎期同时出现脊髓发育异常、局部瘢痕粘连、终丝缩短，造成脊髓固定于病变部位、不能适应脊柱的增长而上升，使脊髓、马尾神经和终丝受到牵拉，造成腰背部疼痛、双下肢和二便功能障碍。

患者发病风险主要与患者年龄、性别和全身情况有关，男性与女性的比例为2：1；凡有排尿、排便障碍，下肢感觉、运动障碍，足畸形等症状，体检发现隐性脊柱裂、显性脊柱裂或曾有脊膜膨出手术者，均需疑为本病。发病原因有先天性因素和获得性因素：

1.先天性因素

胚胎期脊柱裂合并脊髓发育畸形（如脊膜膨出、脊髓脊膜膨出、脊柱裂、局部瘢痕粘连、终丝增粗、蛛网膜囊肿）或同时合并脂肪瘤、皮样囊肿或表皮样囊肿，均可造成脊髓固定于病变部位，不能适应脊柱伸长而上升。

2.获得性因素

脊柱手术后纤维粘连也可引起脊髓栓系。

## 脊髓栓系的临床表现有什么？如何治疗脊髓栓系？

1.轻度临床表现

有下肢力弱、轻度肌萎缩、麻木、遗尿等，可有腰痛和单侧或双侧下肢肌无力，查体见肌张力低、弛缓性肌力减低、下肢及会阴部深浅感觉减退。

2.中度临床表现

除上述异常外，可合并脊柱侧弯、习惯性髋关节脱位、高足弓，足内、外翻畸形，尿失禁。

3.重度临床表现

下肢肌力明显减退甚至瘫痪，感觉明显减退或消失，常并发神经营养性改变，下肢远端发凉、麻木，下肢及骶尾部出现营养性溃疡，甚至完全性截瘫和大小便失禁等。

手术治疗为主要治疗方式，强调一经确诊尽早手术治疗。治疗的目的是切除异常病灶，解除脊髓、马尾神经和压迫，松解脊髓马尾，使脊髓上升。目前，多主张尽早手术治疗，扩大椎板减压，切除对硬脊膜囊、脊髓和马尾神经形成的压迫、牵拉的病变和（或）组织（包括异常或变形的骨质、软骨、增厚的黄韧带、终丝），切除瘢痕粘连、脂肪瘤和囊肿，一般无需植骨和椎板固定术，术后可辅以应用神经营养药物和血管扩张剂。目前，多主张即使已有二便失禁、下肢瘫痪也应积极创造条件进行手术治疗。

## 什么是神经纤维瘤病？有什么临床表现？

神经纤维瘤病是常染色体显性遗传病，是常见的神经皮肤综合征之一。肿瘤细胞在组织学上起源于周围神经鞘神经内膜的结缔组织，累积起源于外胚层的器官，如神经系统、眼、皮肤等。神经纤维瘤病是一种少见的遗传性疾病，其特征是皮肤色素沉着斑和多发性神经纤维瘤。25%～50%的患者有阳性家族史。患者可在生后不久皮肤即出现色素沉着斑，呈牛奶咖啡色，逐渐增多或扩大。有时皮损出现较迟，在发育期才开始发病，生理变化如发育、妊娠、经绝期、传染病、精神刺激等均可使病情加重。病程缓慢，但到20～50岁时可发生恶变。

根据神经纤维瘤病的临床表现和基因突变位点不同，神经纤维瘤病可以分为神经纤维瘤病Ⅰ型和Ⅱ型。神经纤维瘤病Ⅰ型又称为神经纤维瘤病周围型，突出表现为多发的咖啡牛奶斑和多发的神经纤维瘤。神经纤维瘤病Ⅱ型也叫做神经纤维瘤病的中枢型，以听力下降，耳聋为主要表现。

1. 神经纤维瘤病Ⅰ型的临床表现

（1）牛奶咖啡斑：几乎所有的患者都有皮肤色素斑，呈淡棕色、暗褐色或咖啡色。腋窝部出现雀斑样色素沉着，生理变化如发育、妊娠、绝经、精神刺激均可使之加重，有时皮疹出现较迟，在发育期才开始发病，缓慢发展。

（2）多发性神经纤维瘤：患者常诉全身出现无痛性皮下肿物，并逐渐增加和扩大。青春期和妊娠期进展明显，多无临床症状。少数表现为放射性或灼烧样疼痛，肿瘤压迫视神经引起视力下降等。

（3）神经症状：多数患者无不适主诉，仅少数患者出现智力下降、记忆力障碍、癫痫发作、肢体无力、麻木等。

（4）骨骼损害：少数患者出生时即出现骨骼发育异常，或肿瘤生长过程中压迫骨骼引起异常，有的患儿会有脊柱侧弯。

（5）内脏损害：生长于胸腔、纵隔、腹腔或盆腔的神经纤维瘤可引起内脏症状，其中消化道受累可引起胃肠出血或梗阻，还可引起内分泌异常。

2. 神经纤维瘤病Ⅱ型的临床表现

首发症状以双侧进行性听力下降最为常见，亦有部分患者表现为单侧严重的听力障碍或波动性听力丧失或突发性听力丧失。最常见的临床表现为耳鸣、听力下降、头晕，眩晕少见，其次为手颤、走路摇摆、语调异常等共济失调表现，口角歪斜，面部麻木感等，这些症状多为单侧。少数患者诉持续性头痛，伴恶心、呕吐和视物不清等颅内压增高表现。

## 神经纤维瘤病的病因是什么？发病机制如何？

1. 病因

神经纤维瘤病是常染色体显性遗传病。NF1的致病基因位于常染色体17q11.2。在发病者，此染色体位点缺失，致使患病者不能产生相应的蛋白－神经纤维瘤蛋白。神经纤维瘤蛋白是一种肿瘤抑制因子，通过加快降低原癌基因p21-ras（在细胞内有丝分裂信号转导系统中起主要作用）的活性从而减缓细胞增殖。NF2的致病基因位于常染色体22q11.2。患病者的此基因位点缺失，致使患者体内不能产生雪旺氏细胞瘤蛋白。该蛋白是否是抑癌基因及其作用机制目前尚不清楚。但它可能在细胞周期的运行、细胞内及细胞外信号转到系统中起作用。

2. 发病机制

神经纤维瘤由雪旺氏细胞和成纤维细胞组成。其细胞外机制嵌入神经束膜细胞、轴突和肥大细胞。丛状神经纤维瘤病与皮肤神经纤维瘤病的细胞组成相同。但是丛状神经纤维瘤病有更为广泛的细胞外基质，而且往往含有丰富的血管网。神经纤维瘤病和累计多个神经或神经束，向周围结构延伸从而导致相应的功能障碍以及软组织和骨结构的增生。丛状神经纤维瘤病偶尔会恶变成纺锤细胞瘤（周围神经鞘恶性肿瘤）。神经纤维瘤病主要的致病机制为肿瘤生长对周围组织破坏产生症状，如消化道出血等；肿瘤增长本身对相应的周围神经产生压迫出现相应的神经功能障碍如麻木、肌无力等；肿瘤生长于颅内，产生占位效应导致颅内压增高产生头痛、呕吐等症状；或肿瘤刺激脑组织产生异常放电形成癫痫等。

## 神经纤维瘤病如何治疗？预后怎样？

1. 神经纤维瘤病Ⅰ型的治疗措施

（1）多数情况不需要治疗。

（2）对症治疗：如患者出现放射性或灼烧样疼痛难以忍受时，可复用阵痛药物；继发症状性癫痫的可给予药物抗癫痫治疗。药物首选卡马西平，起始剂量0.2克，一日两次，根据药物浓度和治疗效果逐渐调整药物剂量，用药期间注意监测患者血象和血生化指标。

（3）手术治疗：

①小儿局限的神经纤维瘤可一次切除。

②巨大的肿瘤可全部或部分切除。

③丛状神经纤维瘤病变部位多有丰富的血管网，术中应该注意在病变周围正常组织处切口，彻底切除肿瘤及其周围组织，术后可用激光照射，防治复发。

④单侧眶板阙如可修补。

2. 神经纤维瘤病Ⅱ型的治疗

手术治疗是目前有效的、首选的治疗方法。手术多采用枕下乙状窦后入路，在电生理检测下仔细辨别面听神经的位置，尽可能解剖和功能保留上述神经。术中往往需要磨除部分内听道的后壁以期达到肿瘤全切除。

预后：目前尚无有效的措施能阻止或逆转神经纤维瘤病Ⅰ型的病程。疾病本身不影响正常寿命，除非良性肿瘤影响了重要脏器的功能。神经纤维瘤病Ⅱ型的预后较差，双侧手术切除后往往导致双耳全聋，而次全切除术后复发率高。转归主要有死亡、听力丧失及面瘫。但是在现代显微神经外科的理念以及术中电生理监测的帮助下，术中解剖或功能保留面听神经、全切肿瘤的机会也越来越大。

## 神经纤维瘤病导致的脊柱侧弯有哪两型？

神经纤维瘤病发生在骨骼的异常中脊柱侧弯（图2-32）最为多见。典型病理是在胸椎短段的急性成角，通常涉及4～6个椎体。发病率介于10%～40%。

神经纤维瘤病所致的脊柱侧弯可分为营养不良型和非营养不良型，取决于伴随的特异性改变。两种分型的预后和治疗不同。营养不良型脊柱侧弯更为多见，弧度加重快。也可表现为严重的脊柱后凸和侧凸，有发生神经症状的危险。非营养不良型类似特发性脊柱侧弯的弧度和病程。年龄小的非营养型侧弯，数年后可转变为营养不良型。

（1）营养不良型侧弯：脊柱侧弯的特点为短段，弧度重，出现早，常在3岁以内发生皮肤咖啡色素斑。X线照片有助于与非营养不良型区分。具体表现包括海扇贝状椎体、梭形横突、顶椎呈明显楔形变并

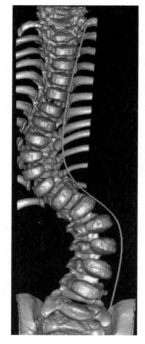

图2-32 脊柱CT三维重建

有旋转、神经孔扩大、椎弓根缺损、肋骨呈铅笔样变（近端细）、椎旁软组织病变以及偶尔有椎体间的半脱位。

（2）非营养不良型侧弯：其临床表现X线照片所见和病程均与特发性脊柱侧弯相仿。但是弧度较特发性脊柱侧弯加重得早些。治疗也与特发性侧弯一致。小于25°的只需密切观察。支具治疗对骨龄尚未成熟的25°～40°的弧度有效。但非营养不良型弧度一旦超过40°，宜行器械矫正和脊柱融合。术后仍需密切观察，其一是因为发生假关节的几率高；其二是因为随着时间的推移，有的非营养不良型可转变为营养不良型。

多数营养不良型的弧度并不伴有明显地脊柱后凸。侧弯伴后凸的则易并发神经功能障碍。脊柱后凸有两种形式，早期可能为明显成角后凸，另外的一型为脊柱侧弯加重和旋转而逐渐出现的侧弯后凸。识别这两者都很重要，因二者均需尽快施行前、后路脊柱融合。

## 神经纤维瘤病导致的脊柱侧弯如何治疗？

保守治疗对营养不良型脊柱侧弯效果不佳。这一型的弧度需尽早积极手术治疗。即使对年龄小的儿童也应如此。延缓手术只会使弧度加重，侧弯每年要加重8°，后凸每年会加重11°。多数患儿10岁以前弧度明显恶化。

脊柱后方融合和器械矫正：可用于营养不良型弧度，如侧弯弧度在20°～25°，后凸小于50°无急性成角的。对营养不良型的患儿多数需在后方植骨的同时增加前方融合。前后联合植骨融合多能成功。融合范围要较通常大些，对年龄小的患儿也应如此。但有些患儿在坚强融合后，弧度仍会加重。严重的后凸侧弯需要前、后方联合植骨融合。经前路切除椎间盘，植骨、用肋骨或胫骨条植入。有些重症后凸，其顶椎旋转明显，椎体朝向后外。对此，经前方植入肋骨条困难。前方入路有时须从弧度凹侧进入。

营养不良病变波及后方附件的，限制了后方坚强融合。需稳定脊柱，可改善预后。术后需要用石膏或支具制动。椎体软弱，后凸的部位及其严重程度均不能耐受器材固定钩的张力。骨的质量难于稳定器械。必要时需要前、后方融合，但有假关节形成的可能。

神经纤维瘤和脊柱畸形所致的后凸是并发神经功能障碍的最常见的原因。一旦发生，需行部分椎体切除以减压脊髓。要避免行椎板切除减压，术后使脊柱进一步不稳，加重脊柱后凸，增加日后融合所需的植骨量。

## 什么是先天性脊柱后凸？如何分类？

先天性脊柱后凸是由一个或数个椎体局部先天性畸形所致的脊柱向后成角。本病比先天性脊柱侧弯发病低，但并发截瘫较多。

先天性脊柱后凸的分类（图2-33）：

（1）I型（椎体形成不良）：椎体的一部分或全部缺失。邻近椎体的畸形明显。通常该椎体的后方附件，如棘突、椎弓根、横突存在。脊柱后方生长不受影响，但前方的生长落后，导致畸形不断加重。I型发生截瘫的危险较椎体分节不良高很多。任何年龄都可发生截瘫，最常发生在青少年生长高峰期。

（2）II型（椎体分节不良）：椎体分节不良造成的脊柱后凸有两节或数个椎体前方融合。这种畸形加重缓慢，畸形轻，发生截瘫的危险小。发生部位多在下胸椎或胸腰段。椎体分节不良导致的脊柱后凸（II型）进展慢，畸形轻，并发截瘫的也少见。

（3）III型（混合型）：为I型、II型混合出现。无论是椎体形成不良或混合型引发的先天性脊柱后凸均有加重趋势。两个邻近I型的椎体畸形加重最快并较类似的单纯椎体异常畸形更重。

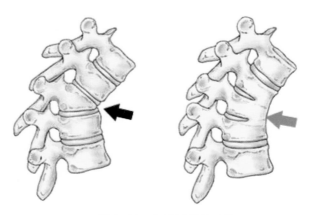

图2-33　先天性脊柱后凸

注：黑箭头椎体形成不良；红箭头椎体分节不良

# 先天性脊柱后凸的临床表现有哪些？如何治疗？

先天性脊柱后凸临床表现在新生儿或婴儿阶段已比较明显。常在与本病无关的胸部X线照片中偶然发现。病儿开始站立行走时，脊柱后凸容易被看到或触及。病儿多无自觉症状，局部也无压痛。青少年病人因继发腰椎前突加重而诉下腰痛。后凸有时伴轻侧弯。先天性脊柱后凸可因脊髓受压而发生神经功能障碍或截瘫。轻微外伤而突然发生截瘫的常为Ⅰ型脊柱后凸。先天性脊柱后凸确诊为椎体形成不良的，宜仔细检查神经功能，以明确有无并发隐匿性畸形。

支具治疗对先天性脊柱后凸效果不大。确诊为Ⅰ型或Ⅱ型先天性脊柱后凸，应计划手术。

（1）Ⅰ型（椎体形成不良）较Ⅱ型（椎体分节不良）多见，畸形易加重，并发截瘫的潜在危险也大。小婴儿也有手术指征。手术的主要目的是预防截瘫。其次是改善脊柱的力线和外观。已有脊髓功能障碍的先天性脊柱后凸，应立即手术。对刚刚出现轻瘫的患儿，应对后凸顶椎的柔韧性进行测定，拍摄脊柱X线照片。若证明顶椎柔韧度好，可借助头环背心、石膏，偶用头环轻牵引，让刚受损的脊髓得到休息，轻瘫可以恢复。值得注意的是，顶椎僵硬没有柔韧度，神经功能障碍有加重危险的病例绝对不能采用头环牵引而需密切观察。

（2）Ⅱ型（椎体分节不良）宜在畸形未加重以前尽早治疗。患儿只需行脊柱后方融合和术后石膏制动。融合范围仅包括分节不良以上和以下各一椎板。对后凸不必矫正。大儿童或青少年患者，后方加压器械术后可能无须外部制动。脊柱后凸严重的大儿童，对椎体前方分节不良部位行截骨术，从而得到一些矫正。若与后方加压器械矫正联合应用，其效果会更好。

（3）Ⅲ型（混合型）最为少见，多表现为脊柱侧弯后凸。由于有分节不良，多只需后方融合。

# 第 三 章

# 上肢与手畸形

## 儿童手部畸形发病率高吗?

手部先天性畸形是指在出生时或出生前存在的手部发育异常,可为一种畸形单独出现,也可与多种上肢畸形同时存在(图3-1),还可能是多种综合征的表现之一。1%~2%的新生儿会出现先天畸形,其中大约10%的儿童为上肢畸形。手部先天畸形占新生儿先天畸形的第二位,仅次于心脏畸形。大多数畸形来自自然发生或者遗传,少数畸形是致畸剂所致。

手部先天性畸形比较常见,但其发病率尚缺乏准确的统计,而且各地报告差异很大,随着二胎开放政策及大龄产妇增加,畸形发病率似有增多的趋势。Lamb等对7个国际医院的调查显示,上肢先天性畸形的发生率为18/10 000。1974年,新生儿缺陷检测系统国际情报所开始进行预防新生儿缺陷的工作,目前有23个国家的27个中心参加,其发生率为2.3/10 000~9.5/10 000。王炜(1985年)曾对上海市35万名新生儿的出生记录进行调查,发现上肢先天性畸形的发生率为8.5/10 000。Giele(2001)则报道手部先天性畸形的发生率为1/506,其中46%伴有其他畸形,51%是双手畸形,17%是多发性手畸形。按IFSSH分类法分类显示,多指畸形和并指畸形最为常见。手和上肢先天性畸形患者常伴有其他器官和系统的畸形,如心血管畸形、消化道畸形、泌尿生殖系统畸形和颜面畸形等。此外,人体的许多综合征常伴有多指、并指畸形等。

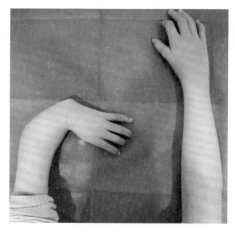

图3-1　左拇指畸形合并上肢畸形

## 手部畸形如何诊断？

手部先天性畸形的诊断并不困难，但由于其所涉及的组织结构多，形态复杂且变化多端，可以说每个病例就是一种特殊的形态，而且同一种畸形难以用一种完全相同的方法治疗，所以成为医疗领域的一大难题，即使是一些常见的畸形，如多指、并指畸形（图3-2，图3-3），虽已有较为公认的治疗方法，但由于畸形复杂多变，也常出现一些效果不佳的结果，如果初次治疗不满意，甚至给进一步治疗带来困难。手部先天性畸形不仅对患儿的成长、心理和生活带来极大的影响，而且畸形返修给其家长也带来了巨大的精神压力和经济负担，因此，加强对手部先天性畸形诊治的科普十分重要，让家长要及时了解孩子手部先天性畸形的诊治过程及预期疗效，有助于缓解家长心理压力，提高孩子手部畸形诊治的疗效。

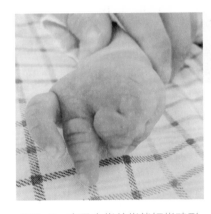 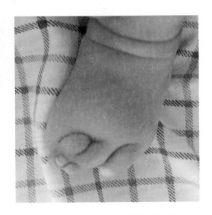

图3-2　右示中指并指伴短指畸形　　图3-3　右足少趾畸形伴并趾

## 胎儿的上肢是怎样形成的？

肢体的发育在胚胎形成时就已经开始了，发育期间会出现影响其位置、数量和方向的事件。大约在受精后的第26天，当胚胎约4毫米长（头–臀长）或米粒大小时即可见肢芽（图3-4）。怀孕52～53天，胚胎长22～24毫米时，手指就完全分开。受精后八周，胚胎形成已经完成，所有肢体已出现。这时，软骨胶原浓缩于未来的骨骼之间，形成致密板层发育出关节。关节成腔进一步形成关节面，当然关节发育需要适当地活动来完成关节面的塑形。上肢主要的先天畸形发生在4～8周，这一阶段是肢体发育迅速而脆弱的阶段。怀孕八周后，胚胎开始分化、成熟和生长。

肢芽是一个中胚层进入外胚层的过程。两种细胞从原来的地方移动到肢芽。中胚层外侧板的细胞形成骨、软骨和肌腱，而体壁中胚层的细胞形成肌肉、神经和血管。

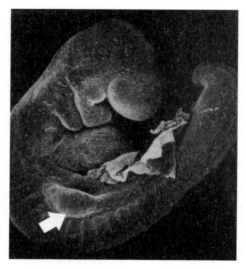

图3-4　胚胎26天，出现肢芽

## 胎儿肢体发育是由哪些因素决定？

肢体的发育主要由三条轴线控制：近端-远端、前方-后方和背侧-腹侧。控制肢体在各不同方向发育的信号中心分别是外胚层顶顶嵴（AER）、极化活性区（ZPA）和Wnt信号中心（表3-1）。AER、ZPA和Wnt通路之间的协调是肢体正常形成和轴向发育所必需的。三个信号中心相互依赖，其中任何一个的缺失将影响整个系统的运作。肢芽形成过程中，基因控制的细胞凋亡是必需的过程。例如，手指间细胞的凋亡对于手指分隔成形来说是必需的，否则将形成并指畸形。

表3-1　胚胎形成过程中的信号通路

| 信号中心 | 作用物质 | 行为 | 畸形 |
| --- | --- | --- | --- |
| 外胚层顶顶嵴（AER） | 成纤维细胞生长因子 | 近端向远端肢体发育，指间坏死 | 横向缺失 |
| 极化活性区（ZPA） | 音猬因子蛋白 | 桡尺方向肢体形成 | 镜影手 |
| Wnt通路 | 转录因子，Lmx-1 | 腹侧-背侧肢体轴 | 甲-髌骨综合征 |

近端-远端肢体发育：肢体发育以近端向远端的方向进行，肩的形成早于肘，肘形成早于腕。这一过程由AER控制，移除AER后会造成肢体截断，而异位植入AER会产生附肢。AER中产生这种效果的分泌性蛋白是成纤维细胞生长因子。实际上，移除AER后，通过提供成纤维细胞生长因子可以代偿AER的功能。而缺乏各种成纤维细胞生长因子的老鼠会出现完全性的横向肢体阙如。有证据表明，AER的内出血和缺血会导致AER不能正常工作。横断阙如通常散发而没有明确病因（图3-5）。如多肢体受累时应考虑是否曾暴露于致畸剂中，因为多肢体缺失提示所有发育中的肢芽受到广泛损伤。横断阙如非遗传性疾病，再次生育的孩子不太可能受到影响。

前方-后方肢体发育：肢体同样在前后方向进行发育（也称作桡尺或轴前-轴后）。ZPA位于肢芽的后缘，是肢体前后方向发育的信号中心。该信号通路使肢体发生桡尺侧两级分化。该通路的信号分子是音猬因子（Shn）复合物。ZPA或是音猬因子蛋白的迁移使尺侧肢体发生镜像重复（图3-6），如镜影手、镜影足等。

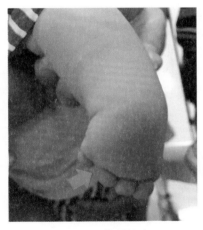

图3-5　横断缺失

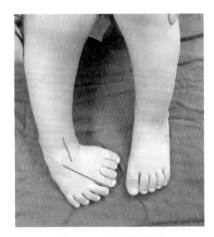

图3-6　右足镜影足

背侧-腹侧肢体发育（图3-7）：腹背侧肢体发育，或手指背侧指甲与掌侧指腹之间的分化过程，目前的了解还不充分。Wnt信号通路存在于外胚层背侧并控制这一方向的肢体发育。通路产生转录因子Lmx-1，诱导中胚层出现背侧的特征。在外胚层腹侧，Wnt通路被Engrailed-1（En-1）基因的产物所阻断。缺少Wnt通路的老鼠出现背侧腹化，相反，缺乏En-1的老鼠，出现腹侧背化。如甲-髌骨综合征。

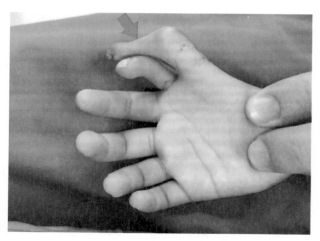

图3-7　多余指远端的背腹畸形

　　肢体发育的立体轴只是肢体形成的一方面。编码信号蛋白、受体分子和转录因子突变都可以改变肢体发育而导致畸形。可以说得到确认的先天性畸形的种类在逐年增加，但能定义在分子水平的畸形非常稀少。从遗传角度上说这些变异和各种遗传模式有联系。父母需要咨询某一特殊突变不同的表达和表型。孩子只有轻微表型时，父母通常的误解是畸形不严重，和正常孩子一样，无需理会，基于这种误解，父母会继续妊娠而结果是变异的表达和难以预料的表型。因此，在怀孕前做必要的遗传学咨询，了解相关遗传学知识是非常有必要的。如HOX基因突变被认为是导致多种人类变异的原因，如并指（图3-8），T-Box基因的异常表达会影响肢体的前方-后方（桡尺）方向的发育（尺骨-乳房综合征、Holt-Oram综合征等）。

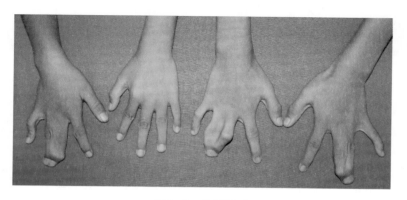

图3-8　并指畸形

## 上肢发育畸形的孩子还可能存在哪些方面的问题？

在胚胎形成期间，各器官系统在同一时期发育成熟的形成，某些上肢畸形会伴随系统性疾病（例如，桡侧阙如）。另一些肢体畸形可单独出现或伴发其他肌肉骨骼疾患（例如，尺侧阙如），头颅畸形（图3-9），中央阙如，可以伴随系统性疾病（EEC综合征：先天性缺指，外胚层发育不良，面裂三联征）或其他肌肉骨骼畸形：如下肢的半肢畸形。单纯性畸形和伴发系统性疾病的畸形是截然不同的。许多系统性疾病比肢体畸形更重要，需要准确评估以避免危及生命。信号中心、基因、分子间复杂的相互作用使畸形和特殊的肢体变异之间的直接联系变得更为复杂。

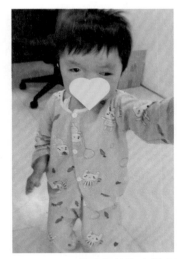

图3-9　Apert综合征伴有头颅畸形

分子和基因受损的程度不同导致难以计数的不同表型，这一基本知识可以解释临床表现的复杂性。因此，严重畸形的孩子，手术前需要通过超声排除心脏、肝胆胰脾肾，以及头颅畸形等问题。

## 影响手功能发育的因素有哪些？

手对人类来说非常重要，它不仅具有运动功能，能准确而有力地完成各种精细复杂的动作，而且能发挥感觉器官的作用，其触觉和本体感觉能鉴别物体的大小、形状、质地、温度和重量；手掌和指尖敏感的皮肤感觉及其感知运动变化的特点提供了触觉、运动觉的立体信息，这对手的灵活运动非常重要。手在人类的生活中还具有极其重要的交际功能，不同年龄和不同文化的人可通过不同类别、不同风格的手势来进行交流。手也是人的第二张脸，随着社会发展，手整形、指甲外科等专业发展迅速。Maria Montessori 将手称为"智慧的工具"，手发育包括运动的、社会的、语言的、认知的等各个方面。

1.神经系统

人类大脑的进化使手具有很高的灵活性和技巧性。单个手指的运动不仅依赖于原始的运动皮质和椎体束，而且还依赖于到达原始感觉皮质的感觉反馈。例如，触觉可调节握持的力量，并通过持续的监测得以维持，这在转运物体的过程中尤为重要。在复杂动作（如系鞋带）的感觉信息（如视觉和触觉）的整合中，后顶部皮质起着重要作用。触觉对人的运动有重要的影响，它能提供环境的各种信息并影响运动。当人用手拿物体时，手指通过对物体的感觉特征进行运动并优化调整。在生命的最初几个月里，视觉（感觉）和触觉（运动）的功能是分开的；在随后的几个月内，眼手协调发育，婴儿就可用双手摆弄视觉范围外的物体。

2．物理学上的运动性和稳定性

上肢和手的上半部运动需要稳定的运动支点，支撑体系通过对抗重力维持姿势，提供了近端的稳定性，运动时姿势稳定性的整合使身体的各个部分协调一致。Paiollard认为，姿势的稳定性对完整的抓握行为至关重要，这种运动可分为三个同等重要的阶段：①眼—头的定位，决定正确的手和臂的位置；②躯干的稳定性，确保有效的上肢移动；③控制手和臂的各个关节的运动和稳定，从而完成精确的手指抓握。这个顺序和正常发育的顺序一致。

3．解剖结构

27个手骨的排列为手功能的适应性提供了解剖结构基础，骨和支持组织如韧带、肌腱、肌肉的整合使手的所有关节在各种活动中具有稳定性和运动性。在整个儿童期，手的功能发育与其体积发育一样持续地发生成比例变化。6～11岁的儿童，手的大小、手指的长度和手的力量的变化有显著的相关性，这种相关性使外科医师可以预测发育中手的手术效果，这种预测立足于儿童的身高、年龄、性别及是否为优势手。

4．手的抓握功能依赖于从腕骨到指骨的动态骨关节链，主动肌和拮抗肌的平衡是力量和精确运动所必需的

手的尺侧更多涉及抓握的力量，而桡侧则更多涉及抓握的细致性和动作的精确性，如单手取下钢笔的笔帽时，用尺侧的肌肉握笔，桡侧的手指取下笔帽。在正常发育中，先尺侧后桡侧的进化顺序也遵循"先力量后精确"的原则。

5．环境因素

功能运动也要求外在环境的稳定，如书写时，要求桌椅的稳定；外科医师手术时，要求手术台的稳定。上肢的终末发育中自然的重力非常重要，它可以提供骨生长及建立关节周围软组织的完整腕关节的稳定性，这是在承受重力的姿势下发育的，而腕关节的稳定是维持手掌弓和手内在肌支配的五指性所需的知觉刺激。对肩、肘及腕关节的有效控制，使手能精确地调整运动的方向和力量。

## 手的发育过程是怎样的？

手的发育是遵守从反射性的姿势到有意识的姿势和运动模式的发育过程。最初，新生儿的运动多为反射性的，主要通过脑干介导，但也有一定程度少见的随意运动；逐步发育达到独立自主的随意运动。运动的成熟也遵循从头到尾、从近到远的原则。

手握圆柱形物体可以观察到，手功能发育由尺侧到桡侧、近侧到远侧，腕部由屈曲到背伸的发育过程。随着生长发育的进展，一般在1岁半时就能完成完整的抓握动作，2岁半左右完成精细动作的发育。两侧优势手（一侧优势手又变为另一侧优势手）在3岁儿童很常见，直到8～9岁时才能很好地确立优势手。

## 手部先天性畸形的病因有哪些？

大多数手部先天性畸形的病因目前并不清楚，但可能与两个主要因素有关：遗传因素和环境因素。Wiodemanm（1962年）认为，约20％的畸形是由遗传所致，还有20％是由外部环境影响所致，剩余部分可能是遗传因素和环境因素相互作用的结果。遗传因素包括染色体异常和基因突变，10％～15％的手部先天性畸形由基因突变引起。手部先天性畸形（图3-10）多为单基因遗传，遗传方式有常染色体显性或隐性遗传和伴性遗传。通过细胞染色体的遗传基因，将畸形遗传给下一代，是手部先天性畸形发生的主要原因，常见于常染色体显性遗传。

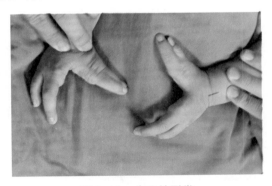

图3-10　先天性裂掌

环境因素主要影响胚胎早期，从胚胎第3周开始至第8周。目前已知的致畸因子主要有以下几种：

（1）母体营养缺乏，母体缺乏铜、碘及维生素A、维生素$B_2$、维生素D等营养元素，可致胎儿畸形。

（2）化学物质，许多药物都有致畸作用，如抗生素、避孕药、抗癌药、镇静剂（特别是沙利度胺）等。

（3）放射性物质，如X射线、核辐射等。

（4）内分泌失调，如糖尿病孕妇胎儿畸形发生率比正常孕妇高5～7倍。

（5）生物病毒，如母体感染病毒后可对胎儿发育产生影响。

（6）创伤应激，母体受到严重创伤后，生理应激反应可导致胎儿贫血等。

## 手和上肢先天畸形有哪些？怎么治疗？

手和上肢先天畸形种类繁多，目前多沿用国际手外科学会联合会分类法（IFSSH分类法），该分类将手和上肢畸形分为七大类。

1. 肢体形成障碍

（1）横向肢体缺损

横向形成障碍常被不准确的命名为"先天性断肢"，指上肢某一平面以下缺失，包括手指缺失、腕关节以远缺失、肘关节以远缺失、肩关节以远缺失、无肢症。随着孩子年龄发育可佩戴不同的假肢，通过训练可获得惊人的潜能，通常没有手术指征。

（2）纵向肢体缺损

①桡侧纵裂缺失

桡侧纵裂发育不良根据Bayne分型，分为五个类型。常合并其他器官畸形（心脏、肾脏、手等畸形），注意筛查。治疗目标：矫正腕关节桡偏畸形，行腕关节置中术（图3-11至图3-14）；平衡腕关节肌力；保持腕关节和指关节的活动度；促进前臂继续生长；重建发育不良拇指；改善肢体功能。婴儿期开始对腕关节按摩训练，辅助佩戴支具，一岁后视情况行腕关节中央化、肌腱平衡手术，二期行拇指重建（图3-15至图3-18）或示指拇化术（图3-19至图3-21）。

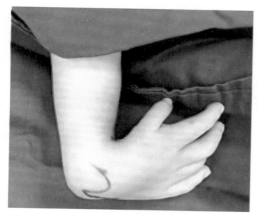

图3-11　右腕桡偏畸形

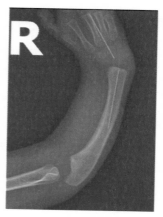

图3-12　术前X线片

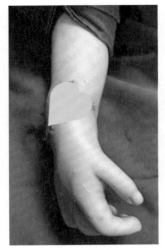

图3-13 术后外观照

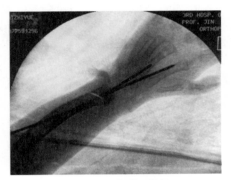

图3-14 术后X线片

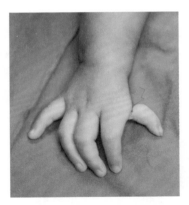

图3-15 漂浮拇指畸形（背侧观）

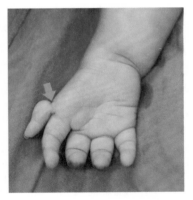

图3-16 漂浮拇指畸形（掌侧观）

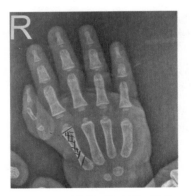

图3-17 漂浮拇指畸形X线片

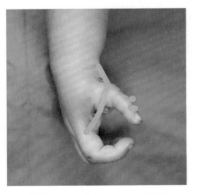

图3-18 右拇指重建术后

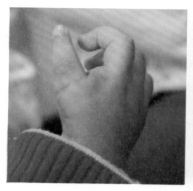
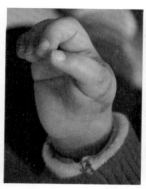
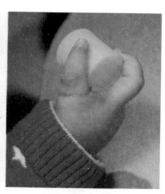

图3-19　右示指拇化后外展
功能

图3-20　右示指拇化后
对掌功能

图3-21　右侧漂浮拇指行示
指拇化术后1年，
拇指屈伸功能正常

　　大多数分类系统都基于肘关节和前臂的异常情况进行划分。对于尺侧纵裂发育不良合并的很多手部畸形（图3-22，图3-23），手术指征都比较明确，改善手的功能包括并指分离、拇指和虎口重建。上肢严重内旋时可通过旋转截骨改善功能。对于腕关节出现进行性尺偏者，可考虑手术松解尺骨远端残基。对于前臂畸形，单骨化手术虽然能稳定前臂，纠正畸形，但丢失前臂旋转功能，并不能被大多数家属接受，在允许的情况下可考虑桡骨截骨矫正畸形，尺骨延长或者腕关节尺侧支撑稳定术。

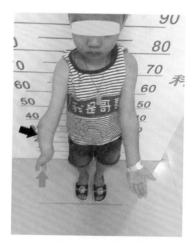
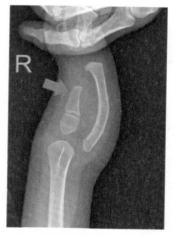

图3-22　尺侧纵裂发育不良外观照

图3-23　尺侧纵列发育不良并手指缺失

③中央列缺失（分裂手）

中央列发育不良的临床表现包括从较轻的中央部软组织缺损到所有手指完全

缺损的一系列疾患，典型表现为手中央部"V"形分裂，不典型表现为手中央部"U"形裂口，中央并指短指畸形。分裂手对功能影响不大，但对孩子心理发育的影响大。现有分类中，以虎口形态为主要依据的Manske和Halikis分型最为实用。手术适应证：畸形进行性发展（由导致畸形加重的并指或横行骨引起）；虎口发育不足；分裂口畸形；拇指缺失；足缺失。手术主要包括并指分离、横行骨切除、虎口重建、手裂的闭合等（图3-24，图3-25）。

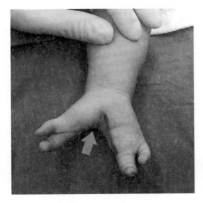

图3-24　术前外观照

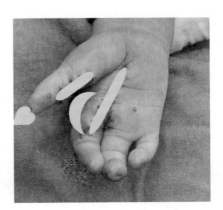

图3-25　术后外观照

（3）纵向节间型

纵向节间型指上肢某一截段缺失，如海豹手（手–前臂–躯干，手–上臂–躯干，手–躯干），通常没有手术指征。

2.肢体分化障碍

肢体分化障碍包括两类型：

（1）累及软组织

关节挛缩症、扣拇畸形、高肩胛症、并指（图3-26至29）、屈指症、吹风手、扳机指等。

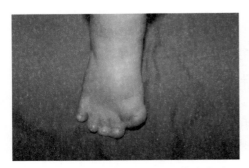

图3-26　Apert综合征：双足并趾畸形

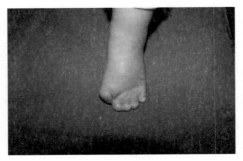

图3-27　Apert综合征：双足并趾畸形

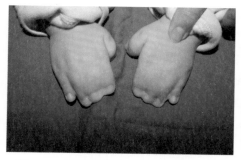

图3-28　Apert综合征：双手并指畸形

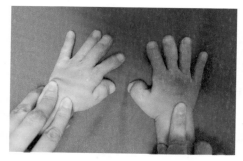

图3-29　Apert综合征：双足并指畸形

### 2. 累及骨骼

先天性肱骨内翻、肘关节融合（肱骨-桡骨、肱骨-尺骨、肱骨-桡骨-尺骨）（图3-30）、上尺桡骨融合、腕骨融合、掌骨融合（图3-31）、指骨融合、斜指畸形（图3-32）、三节拇畸形等。

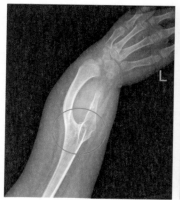

图3-30　肘关节融合（肱骨-桡骨-尺骨融合），尺侧纵裂发育不良

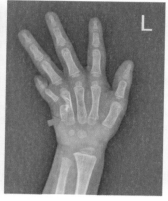

图3-31　掌骨融合并掌骨短缩

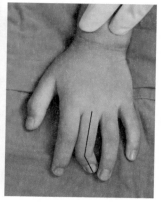

图3-32　小指斜指畸形外观照

### （3）先天性肿瘤致畸

先天性肿瘤致畸包括血管瘤和血管畸形、神经源性肿瘤、结缔组织肿瘤、骨肿瘤（骨软骨瘤病、内生软骨瘤病、骨纤维异常增殖症、骨骺异常）等。

### 3. 重复畸形

整个肢体重复；肱骨重复；桡骨重复；尺骨重复；多指畸形（图3-33至35），包括镜影手（图3-36，图3-37）、镜影足（图3-38）。

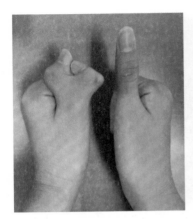
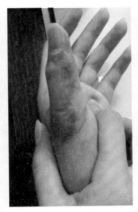
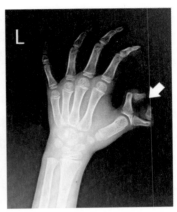

图3-33  左手蟹状指　　　　图3-34  左手蟹状指术后　　　图3-35  左手蟹状指X线片

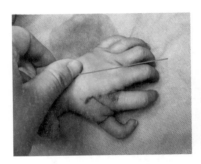
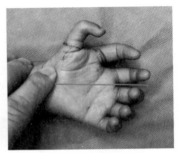

图3-36  左侧镜影手（背侧）　　　　图3-37  左侧镜影手（掌侧）

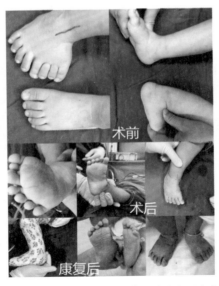

图3-38  右侧镜影足，右侧先天性马蹄内翻足（术前、术后）

93

4.过度生长

（1）肢体肥大：①单侧肢体肥大；②伴有血管改变的KT综合症。

（2）巨指畸形

巨指分静止型和进展型（图3-39），静止型常为畸形手指与正常手指等比例生长，可选择保留指列的软组织缩容、骨骺阻滞、截骨矫形等术式；进展型为患指加速生长，一般采用指列切除，如果家属不能接受，常采用软组织缩容、骨骺阻滞、骨骺切除、指骨截骨短缩矫形等手术方式对患指整形，但常常出现多次整形后仍继续增生肥大、关节功能障碍，最后选择截指。

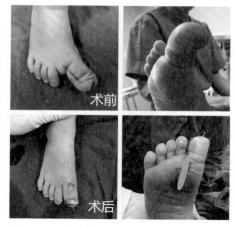

图3-39 右踇趾巨趾畸形术前术后外观照

5.生长迟缓

（1）整个上肢生长迟缓。

（2）部分上肢生长迟缓：掌骨生长迟缓；指骨生长迟缓（图3-40）。

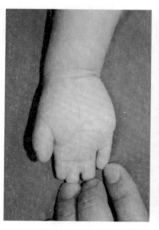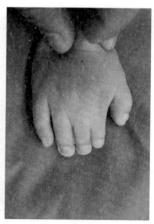

图3-40 Poland综合征，也称短指并指畸形

6.先天性环状束带综合征

先天性环状束带综合征（图3-41，图3-42），病因不明，有研究表明羊水过少可以导致。如束带影响肢体血运，应尽早手术，若束带对肢体影响不小，可学龄前手术。

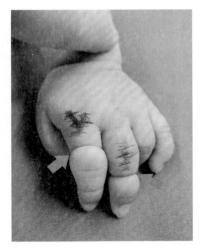

图3-41　左手示指、中指束带综合征

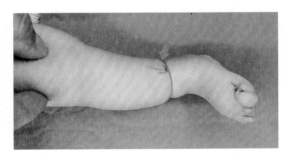

图3-42　右小腿远端环状束带

## 手部先天畸形治疗的原则是什么？

手部先天畸形的治疗包括非手术治疗和手术治疗。非手术治疗包括按摩、支具固定、功能训练、心理治疗和假肢佩戴。在手术治疗早期为改善功能或减小手术并发症，常进行手法按摩或支具佩戴，如桡侧纵裂发育不良（桡拐手）等；对于无手术指征的疾病，通过佩戴假肢改善功能，如横断缺失畸形。另外，对于多数畸形手术矫形后，需要长期的功能训练、手法按摩及支具佩戴来改善手部功能。

对于需要手术的孩子，一定要明确手术能改善的功能和外观；把握好手术时期；医生与家属充分沟通手术利弊；随着孩子生长发育，畸形手术后可能存在变化，保持长期随访。

## 孩子手部先天畸形治疗的最佳时机是什么？

许多家属因为孩子生下来后存在畸形，心理内疚，周围人群的议论，希望越早手术越好。也有家属由于风俗习惯原因，认为畸形是与生俱来的，上帝的礼物，不需要特殊处理，如多"指"多福的观念等。实际上手术时机需要经验丰富的儿童手畸形矫形医生根据孩子具体情况综合判断。手术时机需要考虑以下因素：

（1）孩子手部解剖结构发育的完整性，如比较复杂的多指，需要进行肌腱重建，孩子太小，无法清晰辨认肌腱。

（2）孩子太小，尤其小于一岁的孩子，各器官发育不全，麻醉风险偏高。

（3）尽量早期手术，可避免畸形进展，促进手部发育，改善功能。如：边缘型并指需要在六个月手术，严重影响肢体血运的束带生后病情稳定便可手术，多指一般在1～2岁间手术促进术后手部精细功能的发育。

（4）稍晚手术，方便术后康复训练的跟进，如支具佩戴、康复训练的配合等。

# 第 四 章

# 髋　部

## 什么是发育性髋关节脱位？宝宝得了这个病，后果严重吗？

发育性髋关节脱位又称髋关节发育不良（DDH），是儿童骨科常见的髋关节疾病之一，是指孩子的股骨头或髋臼在大小、形状、方向及组织学上的异常，或两者皆有。在出生前后不能够正常的发育。髋臼发育不良是以髋臼发育不成熟、变浅为特征，它可以导致股骨头半脱位或完全脱位。髋关节半脱位是股骨头从正常位置移出但仍然有一部分被髋臼覆盖。髋关节完全脱位则是股骨头从髋臼内完全脱出。其中髋臼发育不良只是髋臼发育不成熟，并没有脱位。表现出关节的活动障碍，患肢短缩畸形等。本病既往一直被称为先天性髋关节脱位（CDH），Klisic于1989年建议使用发育性髋关节脱位这一名称，因为该病呈现一种动态的发育异常，可能会随着婴儿的生长发育而好转或加重，因此脱位并不真正是先天性的。1992年北美小儿矫形外科学会将先天性髋关节发育不良改名为发育性髋关节发育不良。DDH包括髋关节脱位、半脱位和髋臼发育不良（图4-1），较以往"先天性髋关节脱位"的名称更能够代表该病的全部畸形。如果宝宝得了这个病，家长不用担心，及早到专业的儿童骨科就诊，就可以得到完美的治疗，而且趁早效果越好。如果没有及时治疗就会影响孩子以后的生活，可能会给孩子造成终生的残疾。

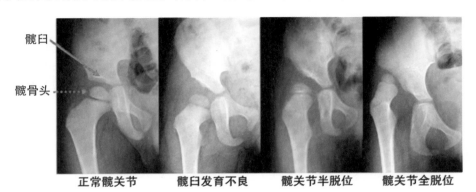

| 髋臼 | | | |
| 髋骨头 | | | |

正常髋关节　　髋臼发育不良　　髋关节半脱位　　髋关节全脱位

图4-1　先天性髋关节脱位

### 家长如何早发现宝宝髋部有问题？

**1. 自行筛查**

家长检查先天性髋关节脱位时易掌握的方法是"蛙式试验"，即将新生儿平放在床上，观察双腿是否等长（图4-2），再将宝宝屈膝屈髋，并向外展开髋关节，正常宝宝的膝盖外侧可以触及床面（图4-3），如果不能，就需要到医院骨科做进一步检查；在给宝宝把尿时，看看宝宝的髋关节处有没有弹响或异常活动。

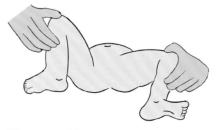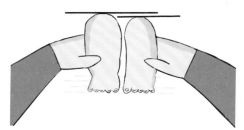

图4-2　双侧髋部外展，右侧不能触及　　　　图4-3　双小腿高度不一致，提示有双下
　　　　床面，提示右髋关节有脱位　　　　　　　　　　肢不等长

**2. 重视宝宝的生长发育**

普通宝宝在一周岁左右时会独立行走，如发现有些宝宝到一岁半还不会走路，或者勉强行走，步态不稳或姿势异常（图4-4），像只小鸭子，容易摔跤。以上情况需提防DDH可能。

**3. 观察臀纹及下肢力量**

臀部、大腿内侧、腘窝皮肤褶皱增多（图4-5）、加深或不对称；会阴部加宽；髋关节活动受限，蹬踩力量较弱，可能是发育性髋关节脱位，应该立即到医院行B超、X线或MRI等检查，以明确诊断，早期进行治疗。

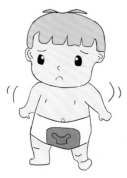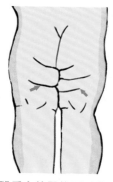

图4-4　仔细观察孩子的走路步态　　　　　图4-5　大腿后方的臀纹不对称，提示需要检查

# 孩子为什么会患髋脱位？这个病有什么特点？

发育性髋关节脱位有一定的发病率，所以儿保工作做的越好，越能及早发现此病，但从病因上不可能让此病消失。发育性髋关节发育不良的确切病因不明，但发病有其内在因素和外在因素（表4-1）。

表4-1 发生DDH的危险因素

| 姓名 | 出生日期 | 性别 |
|---|---|---|
| 危险因素 | | |
| □臀位产　　10倍发生率<br>□女孩　　4倍发生率<br>□羊水过少　　4倍发生率<br>□阳性家族史 | | □新生儿体重过大>4kg　　2倍发生率<br>□过期产儿>42周　　1.5倍发生率<br>□第一胎　　2倍发生率<br>□合并斜颈、足部畸形 |
| 转诊医院 | | |
| 临床体格检查：左 | | 右 |
| □正常的（稳定的）髋关节<br>□不稳定的（可脱位）髋关节<br>□脱位的髋关节<br>□外展受限<br>□双下肢不等长<br>□臀纹不对称 | | □正常的（稳定的）髋关节<br>□不稳定的（可脱位）髋关节<br>□脱位的髋关节<br>□外展受限<br>□双下肢不等长<br>□臀纹不对称 |

内在因素：关节韧带松弛是发病的重要原因。

外在因素：臀位产、第一胎、羊水过少等。

另外，新生儿及婴幼儿还应避免绑腿或强迫伸髋并腿的襁褓方式。国内本病的发病率在1.1‰～3.8‰，女孩的发病率是男孩的5～9倍，左侧约为右侧的2倍，双侧约占35%。家族中上代有髋脱位者，其下代的发生率高达36%，孪生姐妹无发病的占5～6%。目前认为DDH的病因有几个方面：

1.遗传因素

发育性髋关节脱位的主要遗传机制之一是遗传性韧带松弛。20%～30%的人有家族史，80%为第一胎。分娩前母亲分泌的大量雌激素导致韧带松弛使骨盆扩张有利于分娩，这种激素会进入婴儿的体内使女婴的髋韧带处于极度松弛状态，而对男婴的作用较小。一旦受到外力，如髋关节分娩，髋关节脱位可能发生。

2.胎位

据统计，臀部分娩的发生率高达16%～30%。脱位的形成主要与髋臼发育不良、浅部及股骨头变形有关。脱位可单侧或双侧发生，大部分位于左侧。

3. 环境因素

已发现将婴儿双髋固定于伸直位包裹的习俗是导致发育性髋脱位高发的直接因素，在新生儿期给患儿捋腿和捆腿的"蜡烛包"襁褓方式（图4-6，图4-7）是错误的，可以使DDH发病率增加10多倍。据此给婴儿常规穿带外展裤和宽尿布巾后，发现发病率明显下降。

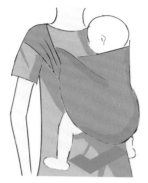

图4-6 对的抱姿是让双腿分开

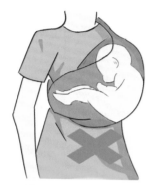

图4-7 错误的抱姿会让发病率高10倍

## 孩子发育性髋关节脱位有哪些临床表现？

因患儿年龄、脱位程度、单侧或双侧发病等不同，临床表现可有不同，主要表现如下：

（1）单侧脱位患儿早期可以有臀纹、大腿纹不对称（图4-8），但特异性不强，只有20%左右臀纹不对称的孩子可能有髋关节发育不良。一侧髋关节内收，外展受限，大腿不能贴到床面（图4-9）。双侧脱位患儿会阴部变宽。有Ortolani（脱位）征和Barlow（复位）征阳性。

（2）单侧脱位患儿有下肢不等长，跛行，家长比较容易看出问题，但也有的家长认为孩子没有问题，走走就好了，这种想法千万要不得，会耽误孩子的治疗。需要注意检查双下肢是否不等长，可用Allis征（图4-10）。

（3）双侧髋关节发育不良诊断比较困难，一般出现髋关节外展受限（小于45°～50°）要

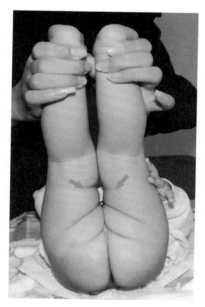

图4-8 双侧大腿纹不对称

考虑此病变。6个月内婴儿主要依靠髋部超声检查确诊。行走期双侧髋关节脱位的患儿有跛行步态，鸭步，需要X线拍片才能确认。

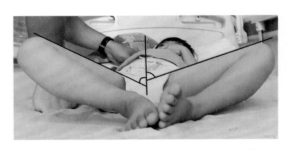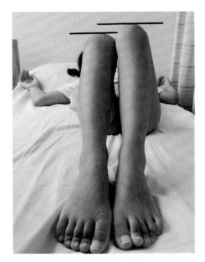

图4-9 左侧外展试验阳性，角度不一样　　　图4-10 Allis征阳性（双膝不在同一高度）

### 孩子患了发育性髋关节脱位可做哪些检查？各有什么优缺点？

#### 1.体格检查

体格检查即髋关节筛查，是诊断新生儿DDH的标准方法，也是早期检测DDH的较好方法。其中一种检查手段为观察患儿臀纹是否对称（图4-11），有学者认为，仅以臀纹是否对称而进行DDH的诊断并不可靠，查体中更应注意患儿是否存在其他临床症状，以决定是否需要进行后续相关检查。对新生儿髋部进行体格检查时，通过检查患儿髋关节是否存在"咔哒声"或"咕噜声"，从而初步判断DDH的可能。体格检查方法的选择取决于患儿的年龄，Ortolani征是将髋关节外展、大粗隆上抬，股骨头复位回髋臼过程中产生弹响和复位感。Barlow征是一种刺激性检查，

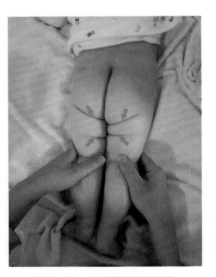

图4-11 双侧臀纹不对称

即在髋关节屈曲和内收位触摸着股骨头向外通过髋臼的嵴、部分或完全脱出髋臼的过程。Ortolani征阳性可以确诊髋关节脱位，而Barlow征阳性只是提示髋关节不稳定。晚期有髋关节外展受限，肢体不等长。

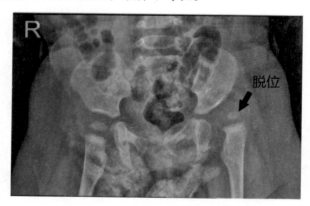

图4-12　左髋脱位(黑箭头为股骨头)

Ortolani试验和Barlow试验常用于小于3月龄婴儿的体格检查。Ortolani试验阳性时可触及已脱位的股骨头在髋外展时重新返回髋臼而产生的撞击感，而Barlow试验则与之相反，可促使髋关节脱位（图4-12）。两种试验都应由临床实践经验丰富的医师进行，若无法明确试验结果，则可在患儿麻醉的条件下重复进行试验。应该注意的是，进行Barlow试验或Ortolani试验时，在髋外展的最后阶段，有时可闻及高调的"咯喳"声响，该弹响通常源于圆韧带、脂肪垫或髂腰肌腱，出现这类情况并不能说明髋关节有异常，不能以此作为DDH的判定标准。当患儿大于3月龄时，由于肌肉张力增加，难以进行Barlow试验和Ortolani试验。而晚期DDH的临床表现往往只是有限的髋关节外展和腿长的差异，由于患儿关节囊肌张力和松弛度下降，查体无法判定髋关节属完全脱位还是半脱位。而有学者研究发现，大于8周龄患儿的单侧髋外展受限对于DDH的诊断有一定临床价值，而双侧的髋外展受限对于DDH的诊断并无实际意义，仍需借助超声或影像学手段来判断。

2．超声检查

因为股骨头的骨化核最早出现于4月龄的婴儿，因此在婴儿出生后的前4个月，超声检查是评估婴儿DDH的首选成像方式。近来对北美小儿骨科学会和欧洲小儿骨科学会成员的一项调查研究显示，89％的北美小儿骨科学会成员和93％的欧洲小儿骨科学会成员更倾向于对小于6月龄的患儿行超声检查。早期髋超声筛查可以有效降低患儿DDH的手术发生率，但是准确且有效的超声筛查对超声医师要求较高。超声检查有多种方法，应用最广泛的是Graf方法。Graf方法是通过测量α角和β角，它们分别代表骨性髋臼的角度和软骨部分的角度。根据不同的指标，髋关节被分成四型和数个亚型。超声检查主要用于6个月以内婴儿。

（1）优点：①特异性和敏感性高，均大于90%，假阴性少；②对脱位、半脱位和髋臼发育不良都可以诊断；③可对DDH的治疗进行动态观察；④没有放射损害。

（2）缺点：结果差异大，对检查者要求高。

对于体格检查疑似DDH的婴儿，应在其3～4周龄时进行超声检查。对于有患DDH风险但体格检查正常的新生儿，应等至6周龄时再进行超声检查，可能会降低假阳性结果。如果体格检查和影像学检查结果之间存在差异，应重复进行两次评估，因为即使对4周龄正常婴儿的髋部进行超声波扫描，结果也可能显示异常，若诊断存在不确定性，则应考虑再次进行扫描。

3. X线检查

髋部 X 线检查也是一种重要检查方法，而关于小于6月龄的患儿是否需行 X 线检查目前仍有争议，更适合6个月以上者，不建议对3个月以内患儿进行X线检查。拍摄髋关节正位片要求患儿安静，下肢与肩同宽，脚尖向内旋转20°左右。DDH患儿的X线表现有髋臼指数增大、沈通氏线中断、正常股骨头骨化中心不位于由 Hilgenreiner 和 Perkins 线所构成方格的内下 1/4 象限内（图4-13，图4-14）。髋臼指数随年龄的增大而变小，2岁时应该在24°以内。小于8岁儿童，髋臼指数是测量髋臼发育的可靠指标。当患儿大于5岁，测量CE角的价值大，在成人患者，则是最有用的指标之一。当Y形软骨闭合后，Sharp髋臼角也是测量髋臼发育不良的有用指标。

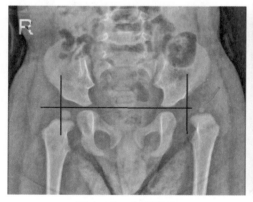

图4-13 左髋脱位

注：红箭头为股骨头脱出

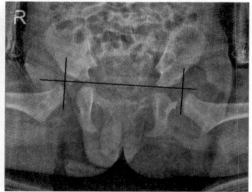

图4-14 复位后石膏固定

注：红箭头为股骨头复位

4. 磁共振成像（MRI）检查

MRI是一种很有效的检查方法，目前临床上多用于对髋关节复位石膏固定术进行术后评估，有助于多平面确认同心复位情况，对软骨和关节盂唇都可以显示，缺点是费用高，患儿需要镇静。软组织的良好图像对比度允许识别同心复位的障碍，静脉注射造影剂可以显示出改变的骨骺血流，并有助于识别出处于早期缺血风险的患者。Fukuda等首先开发和使用1.0秒超快MRI来诊断DDH，通过采用平衡的稳态自由进动序列，并使用专用沙袋固定患者以实现超快速采集图像。在完成超快MRI研究后，所有婴儿都进行了镇静下行常规MRI扫描，结果显示，该超快MRI研究较常规MRI可以更快地评估股骨头的位置，且摄片效果与常规MRI无任何差异。在评估DDH时，使用MRI和CT作为成像方式的诊断可靠性都很高，然而尽管CT图像的清晰度较高，但这种成像方法存在显著的辐射暴露风险，MRI应该取代CT成为诊断DDH的主要成像方式。关于采用何种影像学诊断方式可由医师与父母共同决定，需考虑辐射暴露对幼儿造成的伤害问题。对于0～6月龄婴儿DDH的诊断，在怀疑婴儿是否为DDH时，应充分结合体格检查与影像学检查的结果，两者综合判断，以增加DDH的诊断正确率（图4-15）。

5. 电子计算机断层扫描（CT）检查

对于大龄儿童CT的三维重建比较有价值，CT的横断扫描有利于观察髋关节是否复位（图4-16）。

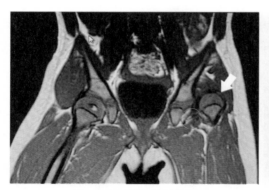 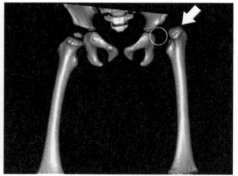

图4-15　髋关节磁共振　　　　　　　图4-16　三维CT显示左侧髋关节脱位
注：白箭头为股骨头，应在红圆圈内　　注：白箭头为股骨头，应在白圆圈内

## 多大的宝宝需要髋部超声检查？超声检查有什么优点？

股骨头出现骨化中心之前（男孩5～7个月，女孩3～5个月）X-ray检查意义不大，6个月内婴儿主要依靠超声检查（图4-17），股骨头骨化前，可靠性低于X-ray检查。超声检查的优点非常明显：

（1）特异性和敏感性高，均大于90%，假阴性少。

（2）对脱位、半脱位和髋臼发育不良都可以诊断。

（3）可对DDH的治疗进行动态观察。

（4）没有放射损害。

建议新生儿3～4周之后行常规超声检查，因生理性松弛不建议3～4周以下婴儿行超声检查。主要的缺点是诊断结果差异比较大，对检查者手法要求很高。

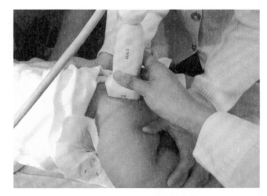

图4-17 髋部超声检查

## 为什么6个月以内的婴儿髋部发育不良，初诊时行超声检查而不做其他检查？

超声检查是一种操作简单、无辐射损伤、无侵袭性的影像学方法，可以获得较完整的髋关节发育信息，能显示X线不能显示的软组织和尚未骨化的股骨头，可以为DDH早期诊断提供图像对照依据，并在治疗过程中可连续重复观察评估治疗效果，具有重要的临床应用价值。由于出生至6个月龄是患儿非手术治疗的最佳时期（图4-18），早期诊断DDH对后续治疗具有决定性的意义，而超声检查髋关节具有很高的灵敏度和精确性，且无放射线辐射损伤，其发现盂唇和圆韧带变化的能力同髋关节造影相当，却无需麻醉和注入造影剂，此时实施超声检查迅速安全，尤其在需要经常重复检查时是一种理想的选择。同时，关节的超声检查不受体位影响，可在患儿活动关节的情况下进行动态观察。

对于6个月以下婴幼儿，关节的构成主要是透明软骨，X线不能全面反映出髋臼与股骨头之间的关系，存在假阴性，且存在X线辐射损伤等问题，限制了X线的应用。关节造影可反映关节囊、盂唇及臼内软

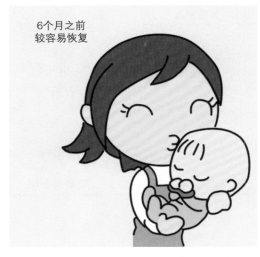

6个月之前
较容易恢复

图4-18 6月龄前儿童髋臼发育不良恢复快

组织状态等情况，但关节造影仍为有创检查，并偶可产生并发症，其应用受到限制；MRI能准确地显示出髋关节内及周围的各个部分的骨、软骨及软组织等结构，但其费用昂贵，检查时间长，需使用镇静剂，且有密室效应，婴幼儿难以适应，难以在临床广泛应用。

## 如何读懂宝宝的髋关节超声结果？α角和β角意义是什么？

发育性髋关节发育不良（DDH）是常见的骨关节畸形之一，是指股骨头与髋臼的对应关系异常。包括骨性、软骨行及软组织的结构形态异常。目前对于DDH的治疗观念是早诊断早治疗。超声检查法是早期诊断DDH的主要手段，尤其适用于6月龄以下的婴儿。

国际公认的髋关节超声检查Graf法是以它的创立者奥地利小儿骨科医生Reinhard Graf教授的名字命名的。他的研究成果让我们认识到：①形态学的评估和判断是髋关节检查的基本依据；②超声检查能够客观、准确地判断髋关节的形态学；③规范的超声检查方法确保诊断的正确性和有针对性的治疗。

那什么是α角和β角？α角即为骨顶角，反映的是骨性臼顶的情况（表4-2）；β角即为软骨顶角，反映的是软骨臼顶的情况（表4-3）。Graf法是通过测量α角和β角，分别评价骨性髋臼和软骨性髋臼覆盖股骨头的程度。根据不同的测量指标，髋关节被分成四型和数个亚型（表4-4）。

### 表4-2　α角的几个关键角度解读

| 关键角度 | 分型 | | 特征 |
|---|---|---|---|
| α角＞60° | Ⅰa型 | | 软骨发育长、好，覆盖股骨头 |
| | Ⅰb型 | | 软骨发育短、小，覆盖股骨头少，仍属于成熟髋关节，属于变异 |
| α角50～59° | Ⅱa型 | ＜3月 | 正常或生理性不成熟，不需要治疗 |
| | Ⅱb型 | ＞3月 | 发育不良 |
| α角43～49° | Ⅱc型 | | 股骨头骨性覆盖太少，可能脱位，及时治疗会好转，临床可能阴性 |
| α角＜43° | Ⅲ型、Ⅳ | | 脱位髋 |

表4-3 β角的几个关键角度解读

| 关键角度 | | 分型 | 特征 |
|---|---|---|---|
| α角>60° | β角>55° | Ⅰa型 | 软骨发育长、好，覆盖股骨头 |
| | β角<55° | Ⅰb型 | 软骨发育短、小，覆盖股骨头少仍属于成熟髋关节，属于变异 |
| α角43～49° | β角≤77° | Ⅱc型 | |
| | β角>77° | D型 | |

表4-4 Graf法分型

| 分型 | | 骨性髋臼 | 骨性髋臼外缘侧 | 软骨性髋臼 | α角 | β角 | 月龄 |
|---|---|---|---|---|---|---|---|
| Ⅰ型 | Ⅰa Ⅰb | 良好 | 锐利成角/稍钝 | 对股骨头覆盖良好 | ≥60° | ≤55° >55° | 任何 |
| Ⅱ型 | Ⅱa (+) | 稍缺陷 | 钝圆 | 覆盖股骨头 | 50～59°（根据Graf标尺，达到最小成熟度） | 无要求 | <3月 |
| | Ⅱa (-) | 有缺陷 | | | 50～59°（根据Graf标尺，未达到最小成熟度） | 无要求 | 6周～3月 |
| | Ⅱb | 有缺陷 | 钝圆 | 覆盖股骨头 | 50～59° | 无要求 | 3月～6月 |
| | Ⅱc | 严重缺陷 | 钝圆 | 覆盖股骨头 | 43～49° | ≤77° | 任何 |
| | Ⅱd | 严重缺陷 | 钝圆或扁平 | 无法覆盖股骨头 | 43～49° | >77° | 任何 |
| Ⅲ型 | Ⅲa | 差 | 扁平 | 向上方移位呈无回声 | <43°或无法测量 | 不需测量 | 任何 |
| | Ⅲb | 差 | 扁平 | 向上方移位呈低或中等回声 | <43°或无法测量 | 不需测量 | 任何 |
| Ⅳ型 | | 差 | 扁平 | 向下方移位 | <43°或无法测量 | 不需测量 | 任何 |

β角决定超声分型的亚型。

Ⅰ型为正常成熟关节；Ⅱa＋为生理性不成熟；Ⅱa-以上为发育缺陷；Ⅲ型、Ⅳ型为脱位关节。Ⅱa-以上分型皆需要治疗，越早治疗越有机会获得一个正常成熟的关节。

I型髋关节发育较好，很好地覆盖了股骨头，其中Ib型，仍有少数会向形态更差的II型转化，因此，建议定期复查为稳妥。

II型髋关节是一个相对宽泛的概念，包括了轻度欠成熟髋关节到股骨头尚未脱离髋臼中心严重发育不良的髋关节。IIa和IIb型关节的测量要求是一样的，区别是年龄，如果是3个月以内，就是IIa，如果是3个月以上就是IIb。IIc的髋关节髋臼发育更差，但仍覆盖股骨头。

Graf III型和Graf IV型都是属于髋关节股骨头脱位，区别是软骨膜的走向不同，III型软骨膜朝上、IV型软骨膜朝下。

## α角和β角如何测量？

奥地利骨科专家Graf教授开始运用超声波进行婴幼儿的髋关节检查，经过30多年的探索，已经取得了很大的进展。Graf法超声检查在DDH的诊断及治疗随访中也得到了推广和应用。Graf法髋关节超声诊断技术包括超声波扫查获取切面及在相应的切面上完成测量诊断分型两个过程。标准图像的获得是测量和诊断的关键，Graf法要求在标准图像上必须见到平直的髂骨、圆弧型的骨性髋臼顶和软骨性髋臼顶及髂骨下缘。由于髂骨下缘的结构细微，平行移动探头时范围要小，一旦显示髂骨下缘，就要立即冻结图像。获取标准切面后描绘基线、骨顶线及软骨顶线，测量得到 α 角及 β 角。α 角反映骨性髋臼覆盖股骨头的程度，α 角度较小，骨性髋关节发育就较差；β 角为评价软骨性髋臼覆盖股骨头的程度，可提供髋关节个体化的信息，确定髋关节各种类型的亚型。骨化中心的出现与婴儿年龄息息相关，随着婴儿生长发育，骨化中心逐渐增大。

使用彩色多普勒超声诊断仪，线阵探头频率5～10 MHz。根据Graf 静态检查法，受检婴儿取侧卧位，待测下肢髋关节微屈曲、内旋，检查者固定婴儿髋关节，以股骨大粗隆作为检查切入标志进行髋关节筛查操作。超声检查中，探头平行于躯干纵轴，沿股骨大粗隆进行前后平行移动，动态观察股骨头与髋臼的发育和匹配情况，捕捉并冻结最佳髋关节冠状位图像。

根据Graf 的三点系统观察股骨头、髋臼的结构和空间位置及髋臼盂缘。以平直的髂骨声影做一直线，即基线（A）；以骨缘转折点（即髋臼凸面–凹面交界点）与关节唇盂中点做连线，即软骨顶线（B）；通过髂骨下缘向外作髋臼骨顶的切线，即骨顶线（C）。A线与C线的夹角为 α 角，反映骨性髋臼覆盖股骨头的程度；A 线与B 线的夹角为 β 角，用于评价软骨性髋臼覆盖股骨头的程度（图4–19，图4–20）。

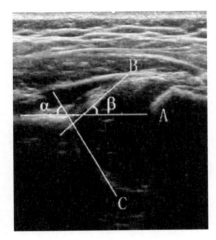

图4-19　Graf　超声测量法

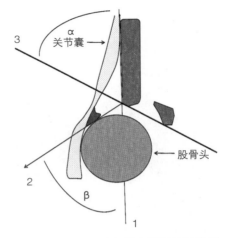

图4-20　Graf髋部超声测量法示意图

**1.股骨头声像图**

软骨性股骨头在各个切面均显示为一圆形低回声区，其内骨化中心随年龄增长而逐渐变化，超声图像特征：①1～3个月，未见骨化中心（图4-21）；②4～6个月，可见骨化中心，呈斑点状或斑片状（图4-22）；③7～9个月，均可见骨化中心，为半月形（图4-23）；④10～12个月，均可见骨化中心，呈半团状（图4-24）。

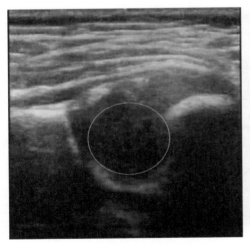

图4-21　3个月正常女婴股骨头声像图

注：白圆圈内股骨头未见骨化中心

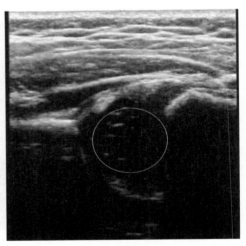

图4-22　5个月正常男婴股骨头声像图

注：白圆圈内股骨头可见斑点状或斑片状骨化中心

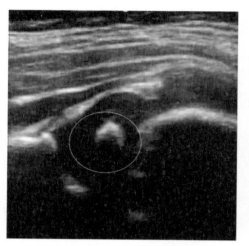

图4-23　9个月正常女婴声像图

注：白圆圈内股骨头可见半月形骨化中心

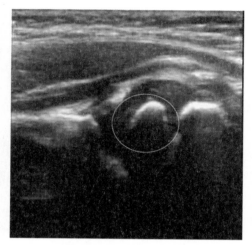

图4-24　11个月正常女婴声像图

注：白圆圈内股骨头可见半团状骨化中心

2. 髋臼窝声像图（图4-25）

髂骨呈一水平强回声，其外侧覆盖在股骨头外上方三角形无回声结构为软骨髋臼顶，其向内下方延伸为弧形强回声结构是骨性髋臼顶，骨性髋臼顶与软骨髋臼顶相延续，呈一弧形，与股骨头紧密吻合。软骨髋臼顶的内上方有一高回声的三角形结构，为髋臼盂唇。

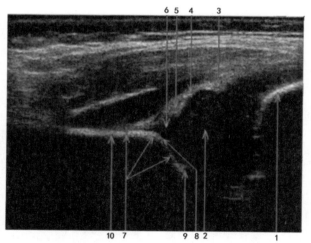

1.股骨颈骺板；2.股骨头；3.滑膜皱折；4.关节囊；5.盂唇；6.软骨性髋臼；7.骨性髋臼；
8.骨源转折点；9.髋臼窝内髂骨下缘；10.平直的髂骨

图4-25　髋臼窝声像图（髋关节超声解剖）

### 3．正常婴儿髋关节测值

符合Graf Ⅰ型，即超声图像表明两侧髋关节均发育正常。对其左右两侧髋关节比较，α角、β角的差异无统计学意义；对其男婴与女婴髋关节比较，α角、β角的差异无统计学意义（表4-5，表4-6）。

表4-5　正常婴儿左右两侧髋关节α角、β角比较（X±s）

| 分组 | α角 | β角 |
|---|---|---|
| 左（51） | 64.29 ± 2.26 | 39.10 ± 3.47 |
| 右（51） | 64.14 ± 1.92 | 39.22 ± 3.56 |
| $t$值 | 0.62 | 1.18 |
| $P$值 | 0.54 | 0.24 |

表4-6　正常男婴与女婴髋关节α角、β角比较（X±x）

| 分组 | α角 | β角 |
|---|---|---|
| 男（24） | 63.85 ± 2.06 | 39.94 ± 3.01 |
| 女（27） | 64.54 ± 2.07 | 38.46 ± 3.78 |
| $t$值 | 1.67 | 1.76 |
| $P$值 | 0.10 | 0.06 |

## 不同Graf分型髋关节发育不良的治疗方法是什么？

一般来说，髋关节的发育随Graf分型的级数增加逐渐变差。早期诊断，早期治疗尤为关键。对于Graf Ⅰa型髋关节，一般来说是正常的，而Ⅰb型髋关节，虽然目前形态正常，绝大多数髋关节后期发育良好，但仍有少数Ⅰb型髋关节会残留髋臼发育不良，因此定期复查更为妥当。

对于Ⅱa型髋关节，应该进行密切的B型超声观察随访，其自发稳定率可达85%，如这个过程中转变为Ⅱc，则应及时治疗。

对于Ⅱc及Ⅲ、Ⅳ型髋关节，则应在第一时间给予Pavlik挽具治疗（图4-26），并且定期骨科门诊随诊。

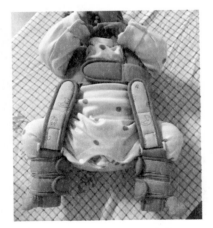

图4-26　Pavlik挽具治疗

## 宝宝双下肢皮纹不对称，一定有髋关节发育不良吗？

双下肢皮纹通常指包括臀部至大腿小腿的皮肤皱褶，通常指位于髋关节周围的臀部皮肤皱褶、大腿根部的皮肤皱褶以及膝关节上方皮肤皱褶及踝关节周围的皮肤皱褶，而且在婴儿的腕关节周围，也常常有这样的皮肤皱褶，一般没有什么临床意义。皮肤皱褶是人体的一种正常结构，是终生存在的。成年后皮下脂肪组织逐渐减少，这些皱褶就消失了。有些非常肥胖的成年人还可继续存在这些皮肤皱褶。因此，皮纹（皮肤皱褶）实际上跟发育性髋关节脱位并没有必然的联系。

在髋关节发育正常的婴儿中，大部分双下肢皮纹是对称的，但也有的婴儿的皮纹是非对称的（图4-27，图4-28），包括数量、深度与皮纹间高度的不对称。有学者研究表明，存在不对称的双下肢皮纹的婴儿，约20%的婴儿存在髋关节发育不良或脱位，80%的婴儿的髋关节是正常的。单侧发育不良或脱位者几乎都有双下肢皮纹不对称；双侧发育不良或脱位者，脱位程度相当的情况下，约50%的婴儿存在双下肢皮纹不对称现象。其原因是，单侧发育不良或脱位者因为脱位侧的股骨头相对髋臼向近端移位，带动皱褶平面上移，导致该侧大腿部相对短缩，使得脂肪堆积空间变小，出现皱褶加深，甚至出现较对侧皱褶数量增加的情况。

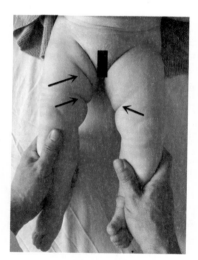 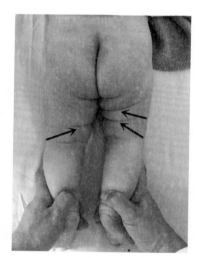

图4-27　臀纹不对称（前面观）　　　图4-28　臀纹不对称（后面观）

因此，在双侧髋脱位的患儿中，有不少是皮纹对称的，即便是双下肢皮纹对称的婴儿也不应该认为其髋关节就一定正常。双下肢皮纹不对称是诊断髋关节发育不良或脱位最弱的临床意义体征，需要结合其他临床查体及影像学检查才能确诊。如：髋外展受限、双下肢不等长及Ortolani征、Barlow征等临床体征。基于此，目前主张针对6月龄以下的婴儿采用超声普查的方法以期早发现髋关节发育不良患儿（图4-29）。

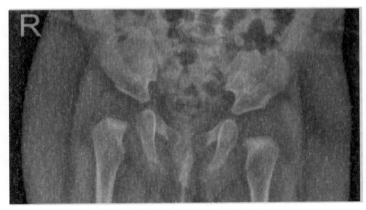

图4-29　骨盆正位片照片双侧髋臼发育不良

## 什么是Tonnis分类法？有什么缺点？

Tonnis分类根据股骨近端骨化核在Perkins方格（P线与SMA线相交形成）的相对位置进行评估。P线是来自髋臼外缘的垂直线，SMA线是通过双侧髋臼外缘绘制的单线。根据以下定义利用Tonnis分类。I级：股骨骨化中心位于P线内侧。II级：骨化中心位于P线的外侧，但在SMA线以下。III级：骨化中心接近或与SMA线平齐。IV级：骨化中心位于SMA线以上。该测量依赖于骨化中心的外观，婴幼儿DDH患者股骨头骨化中心通常是偏心的或延迟的。当股骨头骨化中心未出现时，观察者需根据经验推测骨化中心的位置。

关于DDH的X线片分型，早期多采用Tonnis分级，而近期有学者研究认为，Tonnis分级具有许多局限性：

（1）几乎没有患儿符合Tonnis I级。

（2）该分型依赖于骨化核的存在，而在骨化核尚未出现的年龄段则必须依靠假设；

（3）骨性标志，如髋臼缘在某些情况下难以辨认。

（4）II级、III级、IV级的差别取决于骨化核的位置，有时各分型间仅相差数毫米，无法明确区分。

## 什么是IHDI分型法？

国际髋关节发育不良协会（International Hip Dysplasia Institute，IHDI）提出了新的分型方法，相比之下，IHDI分型法在主观上更容易判断，可以可靠地预测闭合复位的成功率及晚期截骨的需求。Narayanan等认为IHDI分级较Tonnis分级更加可靠，而且IHDI分级还可以应用于患儿股骨头骨化核未出现的情况下。IHDI分类使用H点作为标志性参考，以确定髋关节的位置，其定义为股骨近端骺板的中点为圆心。H线在IHDI分类中通过Y软骨的顶部双向拉伸。然后在髋臼的外侧边缘垂直绘制标准P线。然后从Hilgenreiner线（H线）和P线的连接处绘制45°的附加对角线（D线）。H线是通过双侧Y形软骨的顶部画出的单线。H点与这3条线的关系决定了IHDI等级。

Ⅰ级：H点位于P线上或内侧（图4-30）；

Ⅱ级：H点位于P线的外侧，处于D线或向内图（4-31）；

Ⅲ级：H点位于D线的外侧，处于或低于H线图（4-32）；

Ⅳ级：H点高于H线图（4-33）。

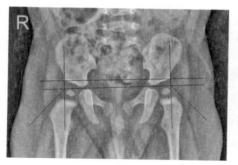

图4-30 男，6月，左侧DDH，IHDI分型Ⅰ级

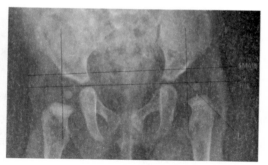

图4-31 女，5月，左侧DDH，IHDI分型Ⅱ级

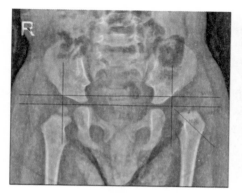

图4-32 男，1岁，左侧DDH，IHDI分型Ⅲ级

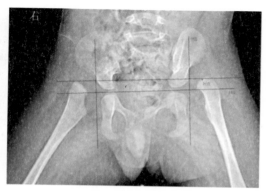

图4-33 男，10月，双侧DDH，IHDI分型Ⅳ级

## 目前国际公认的DDH的治疗原则是什么?

目前公认的 DDH 的治疗原则是早发现、早治疗。治疗时间越早,治疗方法越简单,越能获得正常或接近正常的髋关节功能,从而增加髋关节的使用寿命。其治疗原则:

(1)早期获得同心圆复位。

(2)维持稳定的复位,防止再脱位。

(3)促进髋关节正常生长发育,尽量避免不必要的髋臼外缘及髂骨骨骺的损伤。

(4)减少股骨头缺血坏死等并发症。

临床上一般根据患儿的年龄选择治疗方式。对于发病年龄在 1~6 月龄的患儿,多采用保守治疗,即使复位失败也很少采用手术治疗;对于发病年龄在 6~18 个月龄的患儿,以闭合复位为主,复位失败则选择内侧入路切开复位;对于发病年龄在18~24 个月龄的患儿,多需切开复位;对于发病年龄在24个月龄~6岁的患儿,建议切开复位;对于发病年龄在 6 岁以上的髋脱位,则需谨慎对待。

## 发育性髋脱位每个年龄段如何治疗?

对DDH治疗的目标是获得髋关节的同心圆复位,只有这样才能为股骨头和髋臼发育提供好的条件,同时要防止股骨头缺血坏死。根据患儿的年龄和病变的严重程度不同,治疗方法也不相同。越早治疗,效果越好,反之,随着年龄和治疗复杂性增加,发生股骨头缺血坏死等并发症的风险就越大,患儿将来可能发展为髋关节退行性改变和骨性关节炎。

按照不同年龄,治疗方法如下:

1.新生儿和小于6个月患儿

最好在新生儿期诊断,一经发现立即治疗。最常用Pavlik连衣挽具(图3-34)治疗,对于Ortolani征阳性的

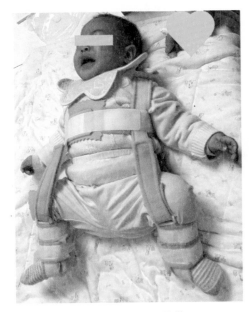

图4-34　Pavlik吊带

髋关节恢复率达95％。Pavlik连衣挽具适合6个月内的DDH患儿，超过6个月者Pavlik连衣挽具的失败率大于50％。治疗前3周要每周复查Pavlik连衣挽具穿戴后的情况，并做超声检查。若髋关节复位且稳定，则延长复查时间，直至超声检查正常；若Pavlik连衣挽具治疗3周仍然没有复位，则治疗失败，需要改用其他治疗方法。Pavlik连衣挽具治疗的并发症有：髋关节向下脱位，股神经、臂丛神经麻痹，股骨头缺血坏死等。

2. 6月龄到18月龄患儿

对该年龄段患儿，髋关节的半脱位或脱位（图4-35）应当通过闭合复位或切开复位进行治疗，并将其作为首选治疗方式，对于髋臼发育不良者可以采用支具治疗。闭合复位必须在基础麻醉下进行，术中关节造影（图4-36）显示复位满意且稳定，则给予人类位石膏固定（图4-37），要求髋关节屈曲在100°～110°，外展不能超过60°，过度外展的石膏和支具固定容易造成股骨头缺血坏死；若闭合复位不满意或不稳定，则需要做髋关节切开复位，一般做单纯髋关节切开复位加人类位石膏固定；石膏固定后在手术室透视了解髋关节复位情况。出院前复查髋关节正位片，必要时做CT或MRI检查了解复位情况。出院后的部分复查可采用超声检查，以减少X线检查次数。通常石膏固定3个月左右后，再更换支具固定3个月左右。闭合或切开复位后髋臼发育的潜力很大，可以持续到复位后的4～8年，多数DDH患儿不需要二次做髋臼或股骨手术。

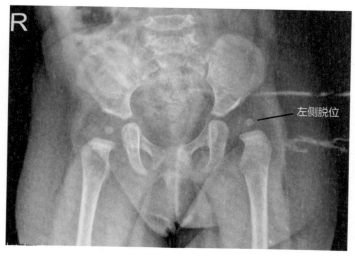

图4-35　左髋关节脱位

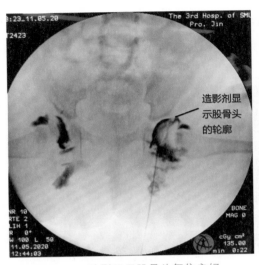

造影剂显示股骨头的轮廓

图4-36 造影显示股骨头复位良好

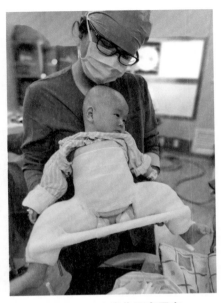

图4-37 人类位石膏固定

### 3.18月龄到8岁患儿

大于18月龄的DDH患儿髋臼发育潜力很差，在做髋关节切开复位的同时多数需要做骨盆截骨术（图4-38，图4-39），4岁内的DDH患儿可以选择Salter、Pemberton、Dega等骨盆截骨，对于脱位高、复位后关节压力大、前倾角和颈干角大的患儿需要同时做股骨近端的短缩、去旋转和内翻截骨。对于大于4岁的患儿在做上述手术同时，对于手术后再次脱位等复杂情况，也可以进行骨盆三联截骨手术。具体手术方式的选择，医生需要根据髋关节的病理改变、患儿年龄等因素来决定。

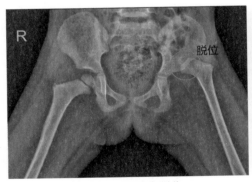

图4-38 左髋高脱位

注：红圆圈为股骨头脱出髋臼

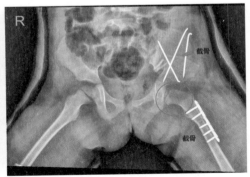

图4-39 术后复位良好

注：红圆圈为股骨头复位到髋臼位置

### 4.8岁以上患儿

对于8以上的患儿若是双侧脱位则不进行治疗，单侧在Y型软骨闭合前可以做Pemberton、Dega、三联骨盆截骨（图4-40，图4-41），如果Y型软骨闭合可以行Ganz骨盆截骨。Chiari骨盆截骨作为一种姑息性手术，对一些患儿也可以取得很好的治疗效果。

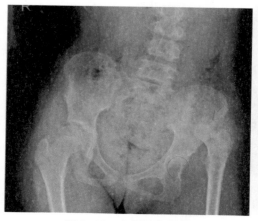

图4-40　左侧髋高脱位

注：红箭头为股骨头，应在红圆圈的位置

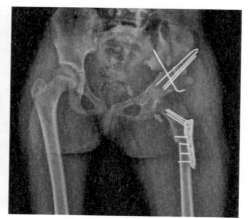

图4-41　骨盆三联截骨术后

注：红箭头为三处截骨位置

## Pavlik吊带如何佩戴？

取仰卧位，佩戴胸部带，将胸部带置于乳头连线或稍下方，以便腹式呼吸。肩部带置于背部交叉并通过肩胛骨上绕肩部，于前胸与胸部带相连以防滑脱。双下肢分别佩戴蹬带，蹬带近端置于膝关节远侧1厘米处，远端置于踝关节近端1厘米处，近远端之间包括小腿全长。连接体部和腿部的带子，前侧连接带应置于腋前线处，后侧连接带应置于肩胛骨的顶端。穿戴Pavlik吊带后，取仰卧位，在自身肢体重力的作用下双侧髋关节处于外展位置，双侧髋关节均屈曲100°、外展70°，双侧膝关节屈曲90°，患侧股骨头沿着髋臼孟唇滑入髋臼。通过屈曲外展髋关节限制内收，使髋关节复位并维持复位；同时允许髋关节有适当的活动，保证关节软骨的营养和头臼间的力学刺激。佩戴吊带后，告知家属根据患儿生长情况调整吊带。髋臼发育不良Pavlik吊带每天佩戴时间为23小时，可取下吊带洗澡。

简单步骤如下（图4-42）：

穿：

（1）在平坦的地方展平吊带。

（2）让孩子仰卧，让他/她的背部位于胸带后半部。

（3）按标识系紧前方的胸带和肩带1、2。

（4）最后系紧足部带5、6。

脱：

（1）让婴儿仰卧。

（2）取下足部带5、6。

（3）取下胸带和肩带1、2。

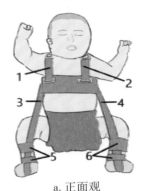 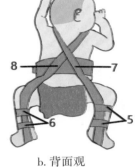

a. 正面观　　　　　　　　b. 背面观

图4-42　Pavlik吊带

## Pavlik吊带的佩戴后家长应注意什么？

（1）Pavlik吊带佩戴最好能让孩子的双膝与大腿分开来，以让髋关节指向孩子身体的中央。尽量避免外力将孩子两腿并在一起，但允许孩子本身将双膝并拢。让两腿自然分开呈一大的"V"形，但不应强力分开。

（2）Pavlik吊带设计成维持孩子髋关节位于特定的位置。在治疗初期不应摘除吊带，即使弄脏了也应咨询医生是否可以摘除。

（3）在治疗刚开始时每周或每两周由医生或护士检查吊带的位置，有时需要调整。这样在孩子正常生长时仍能维持髋关节在最佳的位置。

（4）在吊带里可以穿柔软的轻质衣物（最好是T恤或背心）。有时吊带的肩带会摩擦颈部，可在肩带处垫上软的衬垫。

（5）每天检查膝部、腹股沟及两侧颈部有无皮肤擦伤。

（6）请不要解开带子3、4、7、8（图4-42），这些是维持髋关节屈曲和外展的带子。当髋关节变正常时（多数病例都可以），医生会开始允许在特定的时间摘除吊带。

## 佩戴Pavlik吊带时怎么穿上衣？

多数婴儿可在吊带下穿连体衣或者下方带扣子的方便换尿布的婴儿服。建议穿带领圈的连体衣，但是如果肩带不摩擦婴儿颈部的话也可以穿常规的连体衣。衣物在腿部应该尽可能宽松。

当换衣服时，每次只解开吊带的一部分，以尽可能地保持髋关节位置适当。最初几次换衣服时建议让多个人帮助。

（1）让婴儿躺下，首先松开（不要摘下）前方连着尼龙扣的胸带。

（2）解开肩带1（图4-42），将右上臂从衣服中拿出。

（3）将衣服从婴儿头部脱下，重新系好肩带1。

（4）解开肩带2（图4-42），脱下旧衣服。

（5）从左上臂处穿上新衣服，套过他/她的头部，重新系好肩带2。

（6）解开肩带1，衣服穿过右上臂，重新系好肩带1。

（7）从放松的胸带下穿过并整好衣服。要点：肩带1和肩带2应该系在婴儿上衣的上方。

（8）检查两肩带位于标记点处（有时需重新调整带子）。

（9）重新系紧胸带，松紧以婴儿胸部和胸带间可放四指为宜。

## 佩戴Pavlik吊带时怎么穿袜子？

在Pavlik吊带的腿带下可穿长筒袜，这有助于避免皮肤磨损。

（1）解开足部带5（图4-42）将一条腿从吊带中拿出。

（2）穿上新的袜子，将腿放回吊带内并系紧两处的带子。

（3）另一条腿如上操作足部带6（图4-42）。最好穿棉质袜子。

## 佩戴Pavlik吊带时如何戴尿布？

以正常的方式戴尿布但必须置于外展带3、4、7、8的下方（图4-42）。如果将尿布穿在吊带外面，尿液会浸泡吊带。尿液可能会腐蚀吊带从而引起失效。在更换尿布时不要让他/她站起来。

## 当孩子不戴Pavlik吊带时应注意什么？

当孩子不戴吊带时，鼓励他/她踢腿，较理想的时间是洗澡时。若孩子被允许摘下吊带，则游泳是非常好的练习。医生在门诊时会建议可以进行哪些活动。当孩子不戴吊带时，应允许他们自由活动，就像正常孩子一样对待，可以进行一切活动，但应避免大人推、拉孩子的髋关节。

当孩子每天可以摘除吊带4个小时或以上时，可以用温水手洗或用洗衣机清洗吊带。使用无刺激性肥皂。若使用洗衣机清洗，则可以用枕套包起吊带以避免搭扣损伤其他衣物。若用滚筒式烘干机烘干吊带，则同样可将吊带装在枕套里或放在散热片的毛巾上。当然了，最好的还是阳光。

## Pavlik吊带治疗结束时家长应该注意什么？

因为孩子佩戴了一段时间的吊带，与其他孩子相比，可能会相对延缓了他/她的发育。但这只是暂时性的，他/她很快就可以赶上。

作为预防措施，在髋关节发育不良治疗结束后4～6个月内不建议使用婴儿学步车或婴儿蹦床，因为这不利于髋关节发育。

## Pavlik吊带佩戴后如何随访观察？

佩戴6周后复查，若超声恢复正常则终止治疗；若仍存在髋臼表浅，则继续佩戴6周。对于3月龄以内患儿，一般在12周内完成治疗。3月龄以上患儿，佩戴时间延长，全部治疗时间约为月龄的2倍。如患儿在5～6月龄开始治疗，Pavlik吊带可佩戴（图4-43）至8～9个月；对超过9月龄仍残留发育不良的患儿，改用固定外展支具或人类体位石膏治疗。

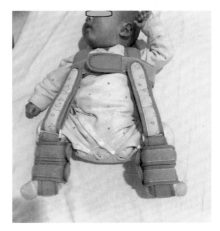

图4-43 Pavlik吊带治疗

## Pavlik 吊带有哪些并发症？

1. Pavlik 吊带治疗失败

可能与吊带使用不当或儿童依从性差有关，治疗失败会使已经受损的股骨头和（或）髋臼进一步恶化。有学者报道初始病变严重、治疗年龄超过7周会增加吊带治疗失败的风险。也有学者认为最初的髋臼指数较高、Ortolani征阴性、双髋脱位、治疗技术落后是吊带治疗失败的危险因素。

2. 股骨头缺血性坏死（AVN）

发生率为0～30％，这可能是由于对 AVN 的诊断标准、随访终点时间以及初始病变严重程度不同造成的。

3. 股神经麻痹

股神经麻痹是吊带治疗的常见并发症，有学者报道其发病率为2.5％，但这种病变一般是一过性、功能性的，会随着治疗的结束而逐渐消失。

## 对于婴幼儿发育性髋脱位复位后，会发生股骨头坏死吗？标准是什么？

对于婴幼儿发育性髋脱位复位后，是有机会发生股骨头缺血性坏死（AVN）的，一般使用 Salter 标准，出现以下情况考虑发生了股骨头坏死可能。

（1）复位后一年内或更长时间，股骨头骨化中心消失。

（2）复位后一年内或更长时间，已经存在的骨化中心停止生长。

（3）复位后一年内或更长时间，股骨颈增宽。

（4）股骨头出现骨碎片伴随股骨头密度增加。

（5）重新骨化完成后股骨头与股骨颈残留变形。

## Pavlik 吊带是怎么起作用的？ 佩戴 Pavlik 吊带安全吗？有什么风险？

Pavlik 吊带是目前治疗年龄小于6个月DDH的首选、简单、经济、有效的治疗方法。佩戴吊带时维持髋关节屈曲90°～100°，外展小于60°位，借助下肢重量使股骨头滑入髋臼并维持复位，达到治疗目的。屈曲、外展髋关节时，股骨头的轴线更加指向髋臼底部，并借助自身重力使髋臼与股骨头进一步贴合紧密，在两者相适应的相对活动中促进髋臼与股骨头的共同发育。

若佩戴得当，Pavlik 吊带很少出现并发症。较常见的是因护理不当，或未能及时复查调整等出现的皮肤擦伤；偶尔可出现因过度屈曲髋关节致股神经麻痹，这常发生于较肥胖患儿，表现为患侧下肢不能主动伸直膝关节、刺激足底时亦无明显的踢腿等反应，多可在调整或去除吊带后一段时间可自行恢复。另外，对于脱位的股骨头在借助 Pavlik 吊带复位过程中，会受到来自髋臼内、外异常增生软组织（阻挡复位因素）的机械压迫，与接受其他复位的方法一样可能存在发生股骨头缺血性坏死的风险。但是，应用 Pavlik 吊带发生股骨头缺血性坏死的概率非常低。

## 吊带需要佩戴多长时间？　多长时间复查一次？需要做什么检查？

不同的孩子佩戴时间会有所不同，主要取决于孩子最初时髋关节的发育情况，以及对该治疗的反应性如何。一般只要治疗有效，需佩戴 3 个月左右，少数病例因髋臼发育不良持续不改善，需适当延长佩戴时间或改行其他治疗方法，如支具等。

对于 B 超或临床体格检查诊断为髋关节脱位的孩子，在初始佩戴吊带后每周需复查一次 B 超，并由小儿骨科医生检查髋关节稳定性情况，以证实是否获得复位。若成功复位，则继续佩戴，6 周、3 个月时复查 X 线片，进一步评估复位及髋臼发育情况，视具体情况决定是否继续佩戴。若在 3 周时 B 超证实仍未复位，则改行其他治疗方法，如支具或牵引后闭合复位石膏裤固定。若为髋臼发育不良或发育延迟病例，在初始佩戴后 3 周复查 B 超、9 周复查 X 线片，然后决定是否继续佩戴。佩戴吊带期间，需每一周或两周（由专业技师）根据患儿生长情况调整吊带的松紧及角度，以维持最佳的固定体位，并减少因吊带过紧或屈髋过度可能引起的并发症。

## 为什么佩戴吊带后改为支具呢？

部分原本脱位的髋关节，通过吊带就获得复位，但仍不稳定时（医生根据查体或动态超声判断），需视具体情况改为固定更牢靠的外展支具或石膏裤固定，以促进关节的稳定，当获得稳定的复位后，髋臼仍发育不良时应继续治疗，但吊带因其固定力量相对较弱，仅适用于小于 6 个月患儿，随着孩子体型变胖，便需改为支具（图4-44）进一步牢靠固定。而且支具的佩戴相对简单，治疗后期利于家属拆卸、护理。

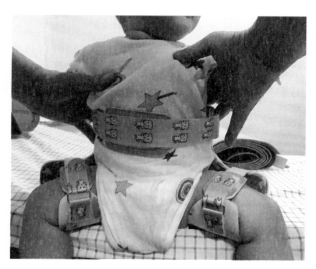

图4-44　蛙氏支具固定

## 如何辨别吊带是否佩戴合适？吊带需要全天佩戴吗？

吊带主要有两个肩带、一个胸带、两个髋部前侧带和后侧带组成。穿戴时，胸带在患儿乳头线上或稍低于乳头线水平，松紧以吊带和胸壁之间有一横指的距离为宜；前侧带维持大腿屈曲约100°，使股骨近端指向髋关节中心；后侧带保持大腿外展约50°，不应过紧，膝关节至身体中心线距离3～5厘米，避免过度外展，以减小发生股骨头坏死风险。

对于脱位的髋关节，在治疗初期因髋关节尚未获得稳定的复位，应24小时佩戴，家属不得自行拆卸，以免因佩戴不当影响治疗效果，从而导致治疗失败。在治疗中、后期，髋关节已经较为稳定，继续治疗的目的主要是进一步促进关节的发育，可逐步减少佩戴时间，后期可主要晚上睡觉时佩戴，因为在晚上患儿熟睡时体内生长激素分泌水平较高，利于促进髋关节的发育。但是否改为夜间佩戴，需由医生结合临床查体及影像学表现决定，家属不应自行更改，否则可能会影响治疗效果，而延长治疗周期。当改为夜间佩戴时，技师会指导家属如何正确穿脱吊带，便于护理。对于初始为发育不良的髋关节，髋关节相对稳定，医生会根据综合判断相应减少佩戴时间。

### 吊带应如何护理？

佩戴吊带后，应给患儿穿着宽松的衣服，防止衣服或毯子将双侧膝关节缠绕在一起，不要用传统的襁褓方法包裹患儿。最好在吊带里面穿着薄而软的衣服（T恤或带领的背心），以免吊带支具接触皮肤，并且可用柔软布料将肩带包裹起来，以免摩擦颈部。除非有医生的指导，不要私自穿脱吊带。可用湿毛巾给患儿擦洗身体，但不要直接淋浴。应特别注意皮褶处的卫生，如膝关节后方、会阴部及腹股沟处皮褶等，保持其清洁、干燥。裹尿布时一定掖到背带下方，以免污染吊带。若不小心弄脏了吊带，可用局部浸湿的毛巾或旧牙刷蘸些肥皂液，轻轻擦拭，并使其自然风干。胸带的松紧度以可轻松穿入一指为宜。喂食后可稍紧，仅在患儿腹部膨隆时可适当调整。

### 为什么佩戴吊带后有时可感觉到髋关节"嘎达""嘎达"响？

治疗初期，可能因髋关节尚未稳定，仍可自行脱出及复位，股骨头不断进出髋臼而产生弹性，家属应避免重复可触及弹响的动作，以免损伤髋臼壁或盂唇。另外，在复查时应告知医生，以便于医生进一步分析判断髋关节是否复位。在治疗后期髋关节稳定后，有一些孩子有时仍可感觉到关节在活动时发出响声，多数是由于肌腱在关节表面或骨面滑动产生的。

### 为什么佩戴吊带后宝宝的活动减少了？需要如何处理？

吊带仅轻柔的限制髋关节的伸直及内收活动。正常情况下，佩戴吊带后患儿应可自主进行屈曲、外展髋关节，并有踢腿、蹬踹的动作。若患儿下肢活动减少明显，或不能主动伸直膝关节，伸直刺激足底时无明显的踢腿反应时应及时和医生联系，警惕发生股神经麻痹的可能。这种情况常见于体型较胖、而又未及时复查调整吊带的患儿，大腿近端脂肪较厚，屈髋时软组织堆积、压迫股神经；及时发现，调整或去除吊带后多可自行恢复正常。

## 什么时候可停止治疗？停止治疗后还需要复查吗？

当髋关节活动稳定的复位，且无髋臼发育不良及髋关节发育延迟的表现时便可停止治疗。这主要表现为临床查体无髋关节不稳定，骨盆X线片显示髋臼顶较平，且有类似于眉毛向下的弧度，髋臼指数在正常范围内，股骨头骨化核发育良好。

在儿童发育成熟前，髋关节一直处于动态的发育过程中，治疗结束后仍需定期复查，以及时发现可能存在发育不良的病例并及时干预。1岁及1岁半，孩子学会行走时是复查、评估髋关节发育情况的关键时间。之后应每隔一或两年复查X线片。具体复查时间由医生通过体格检查及影像学表现决定。

## 刚拆除吊带后孩子髋、膝关节伸不直，这正常吗？

孩子在妈妈体内时就保持髋、膝关节屈曲的体位，这个体位有利于髋关节的发育。在出生后一段时间内，婴幼儿仍会表现为一定的髋、膝关节屈曲，属正常生理现象。Pavlik吊带与这种生理现象一致，在佩戴吊带后一段时间孩子髋、膝关节可能会伸不直，但可在数月内自然消失。

## DDH手术治疗的基本原则是什么？有什么方法？

DDH手术治疗的基本原则是在尽可能少地影响股骨头臼血液供应情况下，同心圆复位股骨头，同时增加髋臼对股骨头的覆盖以维持髋关节的稳定。其手术治疗主要分为两大类：

（1）单纯切开复位，通过清除阻碍复位的各种组织，实现股骨头臼同心复位。

（2）骨盆及股骨截骨以矫正髋臼及股骨近端的畸形。

矫正髋臼畸形的术式分为两方面：一方面是重建矫形手术，分为改变髋臼方向的手术，如Salter、三联（Triple）、Ganz等截骨术，以及改变髋臼形态的手术，如Pemberton截骨术、Dega截骨术；另一方面是姑息性手术，包括Chiari、Staheli等截骨术式。重建矫形手术以恢复髋臼对股骨头覆盖为目的，姑息性手术则通过建立股骨头的骨性支撑来获得长期稳定。若股骨颈干角、前倾角异常，常需联合股骨短缩内翻去旋转截骨术予以矫正。

## 什么是Salter骨盆截骨术?

Salter骨盆截骨术是Salter医生于1961年设计了此术式,目前已经获得大多数学者的认同。该术式适用于1.5～6.0岁且髋臼指数AI<45°、头臼大致相称、髋臼发育不良以前外缘为主的患儿。此年龄段儿童耻骨联合未完全闭合,截骨位置为髂前上棘和髂前下棘中点向坐骨切迹横行截骨,旋转远端髋臼提高头臼覆盖率和稳定性。Salter截骨术可以增加股骨头20°～25°的外侧覆盖和15°～20°的前方覆盖,故严重的髋臼发育不良如AI>45°以及股骨头未得到中心复位是该术式的禁忌证。目前,Salter骨盆截骨术已成为早期治疗儿童DDH的首选术式。截骨后可以用髋外展支具固定(图4-45,图4-46)

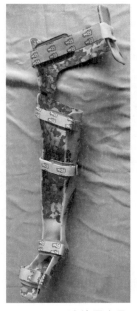 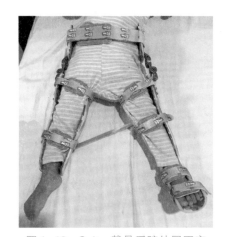

图4-45　髋外展支具　　　　图4-46　Salter截骨后髋外展固定

## 什么是Pemberton髋臼成形术?

Pemberton教授于1965年首先应用髋臼周围截骨术治疗发育性髋关节脱位。目前该术式的应用比较成熟,适用于18个月至髋臼"Y"形软骨仍柔软可作为铰链DDH患儿,且AI>45°,尤其是髋臼大、股骨头小的患儿。该术式是从髂前下棘稍上方向后下方将全层髂骨截断,截骨止于"Y"形软骨,并以此为铰链向前外侧旋转髋臼顶壁，以降低髋臼顶壁的倾斜度，增加髋臼对股骨头的包容。Pemberton髋臼成形术是以"Y"形软骨中心为轴外翻髋臼，矫形角度可达50°，甚至更高。有学者认为3～8岁时采用该术式的治疗效果好，对头臼严重不匹配者采用Pemberton术式则效果差。截骨后可以用髋外展支具固定（图4-47，图4-48）。

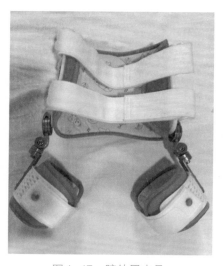

图4-47　髋外展支具

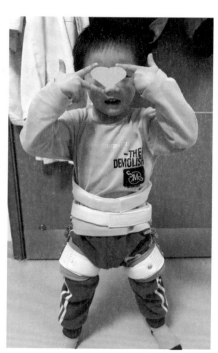

图4-48　佩戴髋外展支具行走

## 骨盆三联截骨术的适应证是什么？有哪几种三联截骨术？

尽管Salter手术适用于部分年长患儿，但其疗效取决于耻骨联合的发育情况，且股骨头的覆盖率也有限。Pemberton截骨术受"Y"形软骨发育程度的限制，若以软骨为铰链会导致骨骺早闭。而骨盆三联截骨术弥补了前两者的不足，尤其适用于髋臼发育不良的大龄患儿。其适应证为：

（1）年龄大于8岁的儿童和青年。

（2）明显的髋关节发育不良伴有症状。

（3）外展髋关节25°～30°可以达到头臼同心复位。

骨盆三联截骨术通过截断耻骨上下支及髋臼上缘，使髋臼旋转，以达到股骨头被髋臼完全包容，提高了头臼的匹配比率，使髋关节以头臼同心的方式进行重塑，从而获得最佳恢复，降低骨关节炎及后遗畸形发生率。目前，骨盆三联截骨术以 Le Coeur、Steel、Tonnis 截骨为常见。Le Coeur 三联截骨是在靠近耻骨联合的位置截断耻骨上下支，髂骨处与 Salter 截骨类似。由于坐骨和耻骨的截骨位置距髋臼较远，再加之有骶结节韧带及骶棘韧带等附着，限制髋臼的调整。Steel 三联截骨是经后方入路于坐骨结节处截断坐骨，前方切口截断耻骨与髂骨。由于截骨位置距髋臼较近，髋臼转动的范围要优于 Le Coeur 术式。Tonnis 三联截骨位置比 Steel 术式更靠近髋臼，从后方入路截断坐骨，通过前路行髂骨、耻骨截骨，坐骨截骨在骶棘韧带和骶结节韧带的上方进行，虽便于旋转髋臼，但由于与坐骨神经较近，故坐骨截骨有一定风险。

## 髋臼周围截骨术（PAO）的目的是什么？适应证是什么？

髋关节发育不良（DDH）是常见的继发髋关节骨关节炎致病原因之一。晚期骨关节炎需行全髋关节置换术。而髋臼周围截骨可获良好疗效。髋臼周围截骨术（PAO）能够改善髋臼对股骨头的覆盖、降低头臼负重区应力、缓解髋关节软骨磨损、预防髋关节骨关节炎的发生、有效地改善症状、推迟或避免髋关节置换、提高生活质量。髋臼周围截骨术比其他截骨方式有较好的临床效果和满意度，但其手术较复杂，手术风险较高，手术技术要求高，学习曲线长。

单纯 PAO 手术的适应证包括：

（1）年龄 8～50 岁。

（2）有疼痛症状。

（3）骨关节炎 0～2 级。

（4）外展内旋位能够达到头臼良好匹配。

（5）患者有接受手术的强烈意愿。

## 髋臼周围截骨术（PAO）术中透视需要观察的指标有什么？

PAO 手术难点在于髋臼截骨块的旋转，术中应确保髋臼截骨块完全游离，将髋臼截骨块向前外旋转，术中透视确定旋转是否合适。术中透视需要观察的指标包括：

（1）臼顶倾斜角（0°～10°）。

（2）旋转中心内移情况（股骨头内侧缘距离髂坐线的距离 0～1 厘米）。

129

（3）髋臼前后缘（不能有交叉征出现）。

（4）耻骨是否上翘（提示耻骨是否完全截断，如没有完全截断，后期存在复位丢失的问题）。

## 什么是姑息性手术？有哪些术式？

姑息性手术适用于年龄在10岁以上股骨头不能中心性复位、早期出现骨关节炎且伴疼痛症状的髋关节半脱位，严重髋臼发育不良已致其他骨盆截骨术不能有效治疗的患儿，此为挽救性治疗措施。目前，以 Chiari 骨盆内移截骨术和 Staheli 髋臼延伸术为最常用术式，此术式以缓解关节疼痛、改善患髋功能、提高生活质量为目的。有学者对严重髋臼发育不良行 Chiari 截骨术的患儿从放射学参数 AI（Sharp 角）、CE 角、AHI、髋臼深度比、Shenton 线等方面进行研究发现，所有参数均得到明显改善，认为 Chiari 截骨术在治疗儿童 DDH 手术方式中占据着重要位置，不能通过改变髋臼方向的骨盆截骨术来治疗的 DDH 患儿是 Staheli 手术的首要指征。髋臼延伸术是一种简单、有效治疗儿童 DDH 的方法。

## 为什么DDH切开复位的同时行股骨截骨？

髋关节切开复位同时行股骨（短缩、内翻、去旋转）截骨可降低髋臼内压力，防止股骨头缺血性坏死；改变股骨前倾角，使股骨头与髋臼的位置关系更为适应，提高复位稳定性，平衡下肢长度。

## DDH 术后三个月再脱位的主要原因是什么？

（1）髋臼、股骨头形态异常，头臼关系不适应。

（3）严重的髋臼发育不良，或手术后髋臼外缘吸收，股骨头膨大，再次出现覆盖不良。

（3）伴有肌肉神经疾病，关节韧带松弛的患者更容易出现关节不稳定，出现再脱位。

（4）存在韧带松弛、大龄、男性、厚壁髋臼特殊临床表现的患者，需引起高度重视，应密切随访观察变化。

## 儿童发育性髋关节脱位闭合复位术后一般石膏固定多长时间?

对于发育性髋脱位的儿童,年龄在6~18个月且佩戴Pavlik连衣挽具失效的患儿,通常选择人类位石膏恢复股骨头和髋臼的正常对应关系,以利于关节的正常发育。

患儿(6~18个月)在全身麻醉下行双侧内收肌切断,患侧髂腰肌切断,髋关节闭合复位术。术后石膏固定分二期进行,每期6周,共3个月。

(1)I期石膏:"人类位"石膏,髋关节屈曲100°,外展45°~60°,横杆支撑,固定6周。

(2)II期石膏:"人类位"石膏,髋关节屈曲100°,外展小于45°,横杆支撑,固定6周。

## 人类位石膏固定后,家长应该注意什么?

人类位石膏(图4-49)主要用于婴幼儿髋脱位行闭合或切开复位术后髋关节固定,石膏为上自胸部,下至足趾,镂空会阴的管状石膏,石膏将双髋关节固定于髋关节屈曲100°,外展45°~60°的治疗位置。患儿较小,不会表达,容易出现压疮、感染,需要家长给予精心照料,请注意以下事项:

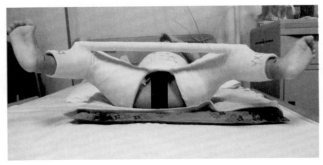

图4-49 人类位石膏固定

(1)保持清洁、干燥:家长必须要注意保持患儿的石膏清洁干燥,防止大小便污染。

(2)禁止尖硬玩具:禁止给患儿玩细小、尖硬的玩具,防止掉进石膏内形成压疮或划伤皮肤。

（3）如何止痒：石膏内皮肤瘙痒时，勿使用尖硬物抓挠，可用绷带穿入石膏内来回扯拉止痒。

（4）如何喂食：喂食时将患儿上身垫高，少食多餐，给清淡易消化食物，防止便秘的发生。当患者进食不久后不停哭闹或较久时间哭闹后出现气促、发绀，要警惕石膏过紧或因不停哭闹和进食诱发石膏综合征，需要告知医护人员及时检查石膏的松紧度。

（5）定时翻身：白天2～3小时一次，夜间4～5小时一次，并按摩石膏边缘及能触及到的胸背部石膏内皮肤，防止压疮。

## 发育性髋关节脱位单髋"人"字石膏固定后如何翻身？

单髋"人"字石膏常用于手术治疗后固定患肢、预防及矫正畸形。单髋"人"字石膏固定后，翻身需要掌握一定的方法，小孩子可以直接抱起来（图4-50），青少年体重大，可以按如下步骤：

1. 翻身俯卧方法（以右侧患肢为例）

（1）站于床旁患侧，嘱患儿双手伸直，上举过头。

（2）左手四指伸入石膏，用手掌托住石膏内面，大拇指扶住石膏外面；用右手手掌在膝关节处托住患肢石膏。

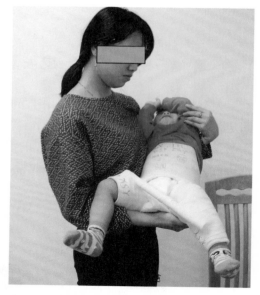

图4-50　小孩子可以直接抱起来

（3）右手以向上的力抬起患肢石膏，同时左手以向患侧的力推动患儿，嘱患儿顺着推动力以健侧肢体为轴，缓慢翻转。

（4）患儿翻身后，给予调整舒适俯卧体位，在胸部垫以薄毛巾，将患肢脚踝处垫高或将患肢足趾垂于床边，悬空足趾。

（5）注意患儿保暖，防止受凉。

（6）拉床档，保护患儿安全，防止坠床。

2.翻身仰卧方法

（1）站于床旁健侧，嘱患儿双手伸直，上举过头。

（2）用左手手掌托住石膏内面，大拇指扶住石膏外面；用右手手掌托住患肢石膏膝关节处。

（3）右手向上的力抬起患肢石膏，同时右手以向健侧的力拉动患儿，嘱患儿顺着拉动力—健侧肢体为轴，缓慢翻转。

（4）患儿翻身仰卧后，将患肢脚踝处垫高或悬空足跟。

（5）注意患儿保暖，防止受凉。

（6）拉床档，保护患儿安全，防止坠床。

# 儿童双下肢悬吊皮牵引，家长应注意什么？

小儿双腿悬吊皮牵引（图4-51）适用于1岁半以内股骨干骨折、股骨近端骨折、股骨头骺滑脱、先天性髋关节脱位等疾病。牵引治疗过程中，家长需要注意以下几点：

（1）持续牵引：家属要看好患儿，禁止随意调整牵引装置。保持牵引绳与肢体在一条直线上，牵引重量两侧要相等。患儿臀部抬高1～3厘米，不可接受床面。

（2）增加营养：要给患儿增加营养，补充足够的维生素并多饮水。保持床单清洁、平整、无皱褶，大小便后应及时清理。

（3）观察血运及感觉：定时观察患儿肢体远端有无青紫、苍白、肿胀等血液循环障碍，观察有无胶布过敏，有无出现皮肤水泡、骨筋膜室综合征（异常哭闹）等情况，如有应及时通知医生护士。

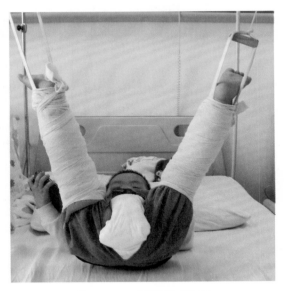

图4-51 双腿悬吊皮牵引

## 什么是儿童股骨头缺血性坏死（Perthes病）?

儿童股骨头缺血性坏死（图4-52）又称股骨头骨骺软骨炎、股骨头无菌性坏死，本病是由美国学者Legg、法国学者Calve、德国学者Perthes三人于1910年相继报道，故后人又之称为Legg-Calve-Perthes综合征，简称Perthes病。Perthes病多见于2～12岁的儿童，其中4～8岁者更为常见。男女比例为4～5:1，单侧占90%，是小儿骨科较常见和重要的髋关节疾病之一。本病的特征性改变是股骨头发生不同程度的缺血和坏死，股骨头被压扁成"扁平髋"，继后出现再生或重新钙化，后期往往遗留不同程度的畸形和关节功能障碍，可能发展为早期骨性关节炎，并可能导致残疾。预后与患儿发病年龄及股骨头骨骺受累程度密切相关。一般来讲，发病年龄越小，预后越好；股骨头骨骺受累程度越少，预后越好。

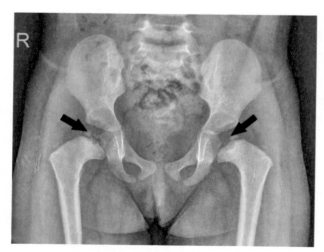

图4-52　儿童双侧股骨头缺血性坏死

## 为什么会得儿童股骨头缺血性坏死（Perthes病）?

目前对Perthes病的真正病因尚未有明确一致的认识，但一般认为与下列因素有关：

（1）儿童股骨头血管解剖（图4-53，图4-54，图4-55）上的异常和缺陷。在4～8岁的儿童，圆韧带动脉尚未能供应股骨头的血循环，而来自干骺端的动脉血循环又被骺板阻挡，此时只有一条外侧动脉供应股骨头的血循环。该动脉自旋股内侧动脉发出后，经过后侧转子窝关节囊，再转向外侧头与颈的交接处进入股骨颈周围血管网。由于该处的关节囊特别厚，间隙很窄，故此段血管易受压而栓塞。另外，在某些特殊体位时，该动脉易遭受到外旋肌群的压迫，也可导致血管血流阻断，从而产生股骨头坏死。青少年骨髓板闭合后，股骨干骺端血管进入股骨头内，则不易发生此病。

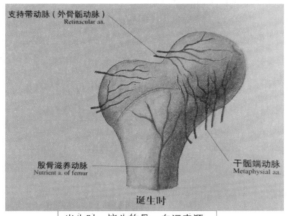

图4-53 出生时股骨头血运来源

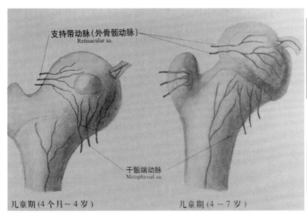

图4-54 儿童期股骨头血运来源

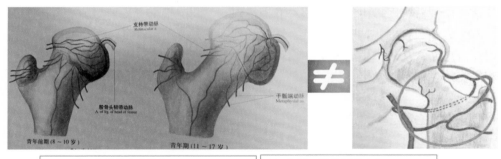

8~10岁，头骨化中心扩大：

①支持带动脉
②股骨头韧带动脉，与支持带动脉吻合

11~17岁，骺板逐渐愈合：

①干骺端动脉活动
②支持带动脉
③股骨头圆韧带动脉

图4-55　青年前期、青年期股骨头血运来源

（2）关节囊内和股骨近端骨髓腔内压力增高。当关节囊内压力增高时，将造成股骨近端静脉回流障碍。进而造成股骨头供血障碍和坏死。导致关节囊内压力增高的原因以髋关节滑膜炎多见，但一过性滑膜炎一般不会演变为股骨头坏死。

（3）关节外伤因素：由于髋关节是一个活动多的负重关节，极易受到不同程度的外伤。多次反复的轻微外伤也可导致股骨头供血障碍。

（4）感染因素，有学者认为儿童股骨头坏死与感染有关，但大部分研究未能从Perthes病的关节液中培养出阳性致病菌。

（5）儿童股骨头坏死其他因素：Perthes病儿童常伴有其他部位的先天性畸形和发育异常，如全身骨骼发育不良、身体肥胖等，故有报道认为该病是全身性发育异常的一种局部表现。环境因素（如被动吸烟等）、内分泌因素（如促进软骨生长发育的多种细胞因子等）、血液本身的因素（如血液粘度增高、血小板凝集异常）等也可诱发Perthes病。

## 儿童股骨头缺血性坏死有什么症状？

主要症状和体征：

（1）髋部、腹股沟部疼痛或大腿内侧和膝部疼痛，跑跳时明显，休息减轻；晚期可出现短肢性跛行（图4-56）。

（2）部分病例早期症状轻微或无症状，部分病例有外伤史，伤后可急性发作，疼痛跛行明显。

（3）检查患侧髋部有压痛点，髋关节各个方向活动均有不同程度受限，尤以外展内旋活动受限更明显。

（4）病史超过1年以上者可出现大腿肌肉萎缩。

## Perthes病需要进行哪些检查？

（1）血液方面的化验一般没有特殊异常。

（2）X线片检查是评估骨骼病变最常用的方法。在有危险因素存在时，如患儿有膝部、髋部或腹股沟区疼痛，髋关节有活动受限情况，应行X线片检查。另外，即使X线片检查结果正常，亦应警惕有患Perthes病的可能，要对患者进行随访观察，要定期拍摄双侧髋关节

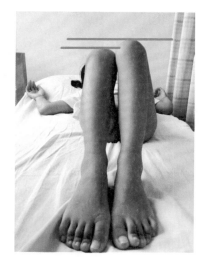

图4-56 双下肢不等长

正位和蛙式位X线片（图4-57），以便早期及时发现细微的改变。

（3）骨扫描能比较早期地提示骨坏死的发生，对于较长时间髋关节有症状而X线片未显示改变者，可行骨扫描检查。

（4）CT扫描较X线片特异性强、敏感度高，尤其在X线尚未出现显著异常时，CT更适合于骨坏死的早期诊断。对于中晚期病变，CT能够清晰准确地显示出病变的立体方位、范围和程度（图4-58），有利于评估病情和制定治疗方案。但CT检查的辐射剂量较大，一般不作为常规检查。

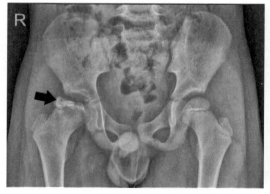

图4-57 右侧股骨头坏死，半脱位

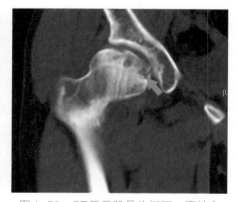

图4-58 CT显示股骨头坏死，囊性变

5. MRI是诊断股骨头缺血坏死最准确的影像技术，特别是股骨头缺血坏死早期敏感度高（图4-59），但由于价格相对昂贵，在对Perthes病的连续观察上不及X线片方便。

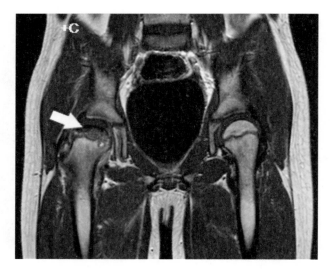

图4-59　右股骨头坏死，塌陷

## 儿童股骨头坏死的X线有哪些表现？

X线检查是临床诊断儿童股骨头坏死的主要手段和依据。定期拍摄双髋正位和蛙氏位X线片，可动态观察整个病变过程中的变化，结合病理过程的四个阶段，通常将X线表现分为四期（图4-60）。

Ⅰ期（滑膜炎期）：主要表现为股骨头周围软组织肿胀。股骨头轻度向外侧移位，即头、臼距离增宽，但一般不超过2～3毫米。关节间隙稍宽。股骨头骨骺呈轻度骨质疏松。

Ⅱ期（缺血坏死期）：主要表现为股骨头骨骺呈现不均匀密度增高影像，骨纹理消失。如坏死位于前外侧，则蛙位片上密度增高部分局限于骨骺的上前外侧。若为骨骺全部坏死，往往呈现扁平状畸形。

Ⅲ期（碎裂或再生期）：主要表现为硬化区和稀疏区相间分布。股骨颈变短、增宽、坏死，股骨头相对应的干骺端出现病变，轻者表现为骨质疏松，重者出现囊性变。骨骺线不规则，或提前闭合。

Ⅳ（愈合期或后遗症期）：主要表现为骨骺密度趋向一致，但股骨头骨骺明显增大，变形（如卵圆形、扁平状、蘑菇状、马鞍状）。髋关节半脱位。髋臼的形状也随股骨头发生相应改变，如变浅、增大、内侧间隙增大。

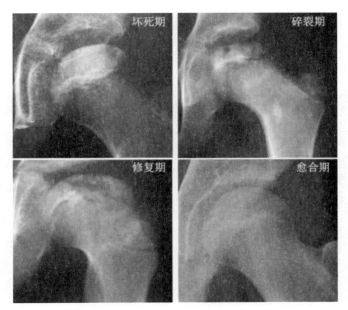

图4-60　儿童股骨头坏死分期

# 什么是Joseph分型？有什么临床意义？

Joseph等在Elizabethtown分型的基础上对Waldenstrom分型进行改良，坏死期、碎裂期、修复期的每个阶段细分为早期和晚期，一共7个阶段（图4-61）。每个阶段的治疗方案也是不一样的（图4-62）。每个阶段持续的中位时间为95～335天，Ⅰa、Ⅰb、Ⅱa、Ⅱb期每个阶段持续时间为3.5～4.0个月，Ⅲa、Ⅲb、Ⅳ期每个阶段持续时间为前一个阶段的2倍或3倍。

Ⅰa期（坏死早期）：影像学特征为股骨头骨骺密度增加，部分或全部骨骺硬化，骨骺高度无丢失。

Ⅰb期（坏死晚期）：影像学特征为骨骺硬化，无明显的骨骺碎裂，骨骺高度降低。

Ⅱa期（碎裂早期）：影像学特征为骨骺开始碎裂，正、蛙位X线片均可以看到1或2条纵向裂隙。

Ⅱb期（碎裂晚期）：影像学特征为碎裂进一步进展，骨骺碎裂成数块，骨骺外侧无新骨形成。

Ⅲa期（修复早期）：影像学特征为骨骺外侧缘有新骨形成，但覆盖不足骨骺的1/3宽度。

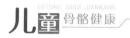

Ⅲb期（修复晚期）：影像学特征为新骨生长超过骨骺宽度1/3。

Ⅳ期（完全修复）：无坏死骨。

Joseph等还发现，干骺端增宽、不良干骺端和髋臼变化出现的时机表明骨骺

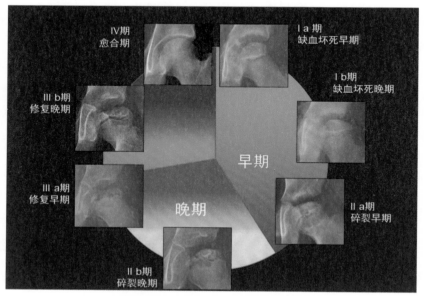

图4-61　Joseph分型的早、晚期

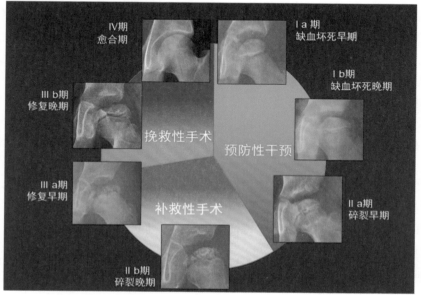

图4-62　Joseph分型治疗方案

变形发生在Ⅱb或Ⅲa期。因此，Ⅱb期是Perthes病进展中的关键阶段，任何干预措施都应在Ⅱb期前进行。目前关于改良Waldenstrom分型的观察者一致性研究报道较少，Joseph等认为分型一致性可靠，但Liggieri等则认为该分型没有获得较好的一致性，并认为该分型的各个阶段存在时间重叠，各个阶段具体时间段使得确定疾病的当前阶段误差较大。

## 何为Catterall分型法？对治疗方案及判断其预后有什么意义？

Catterall分型法是由Catterall提出的，是目前常用的分型方法之一。Catterall根据X线片上股骨头受累的范围将Perthes病分为四型（图4-63）：

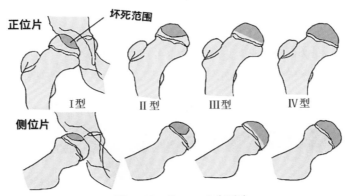

图4-63 Catterall分型法

Ⅰ型：病变只侵犯股骨头前侧少部分，后侧及内外侧无异常，无死骨，无塌陷，前后位X线片可有软骨下骨折，骺受累小于25%。

Ⅱ型：病变侵犯股骨头的范围增大，股骨头的前外侧受累，而内侧和外侧均未受累，头稍扁，有死骨及头塌陷，前后位及侧位有时均可见软骨下骨折线，骺受累25%～50%。

Ⅲ型：侵犯超过股骨头骺的50%，包括外侧柱、广泛干骺端受累，前后位片软骨下骨折线自内侧延伸至骺偏外侧。

Ⅳ型：为全骺受累，前后位及侧位均可见贯通性软骨下骨折线。

Catterall认为Ⅰ、Ⅱ型预后较好，无需治疗；Ⅲ、Ⅳ型预后较差，需予以治疗。

## 何为Salter-Thompson分型？

Salter-Thompson则根据髋关节侧位片上的骺软骨下骨折线裂隙（新月征）分型。

A型指那些股骨头骨骺软骨下骨折线范围不超过股骨头弧形长度50%，B型则超过全头的50%。

因股骨头软骨下骨折线多见于Perthes病的早期，临床上观察困难，故此分型方法的临床应用有很大局限性。

## 何为Herring外侧柱分型？何为边界型B/C分型？

Herring等发现头骺外侧部位受累比头骺受累的百分比更有预见性，于1992年提出了一个新的外侧柱分型方法（图4-64），即将股骨头在正位片上分为三个柱，所谓柱的概念即后前位（AP）位于X片上，头骺中央碎裂区域与内、外侧正常区的分界线，即为柱的分界线。外侧柱占头宽度的15%～30%；中间柱为约50%；内柱为20%～35%。根据外侧柱受累程度分为A、B、C三型。

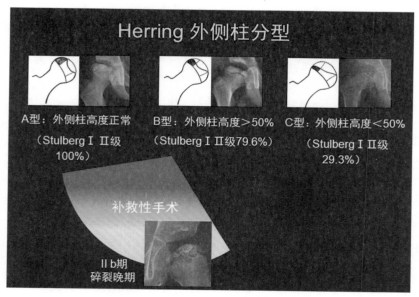

图4-64 Herring（1992）外侧柱分型

（1）A型外侧柱未受累。

（2）B型外侧柱受累，其骨骺塌陷不超过原外侧柱高度的50%。

（3）C型外侧柱骨骺塌陷超过原高度的50%。

之后因治疗效果差异再次提出了边界型B/C型，即：

（1）骨骺塌陷超过原外侧柱高度的50%但外侧柱窄细。

（2）高度维持50%但相对中柱低。

（3）高度维持50%但有小骨化点。

A型预后良好，B/C型预后较差，C型愈后最差。Catterall（1971年）分型着重于碎裂（塌陷）期（图4-65），偏晚；Salter-Thompson（198年）分型主要根据血管形成期软骨下骨折线分型，偏早；Herring（1992年）外侧柱分型根据碎裂早期，只要能看到早期碎裂分界即能分型，对临床指导意义更大，目前更常用。

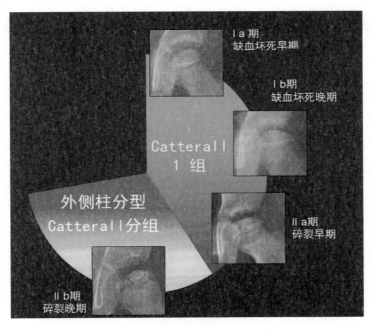

图4-65　外侧柱分型与Catterall分型

## 什么是Mose分型？有什么意义？

Mose以1毫米的递加距离画出不同直径的同心圆，并将其叠加到X线片上来对比股骨头与同心圆的偏差范围，分为好（与同心圆偏差＜1毫米）、一般（与同心圆偏差＜2毫米）、差（与同心圆偏差＜3毫米）3类，通过这种方式定义不规则的股骨头，确定股骨头是否更符合球形。Mose分型（图4-66）主观偏差明显，股骨头中心位置的选择直接决定了骨骺表面形状是球形还是椭圆形。此外，在一些分辨率较低、小尺寸的X线片中，圆心难以确定，影响评估的准确性。

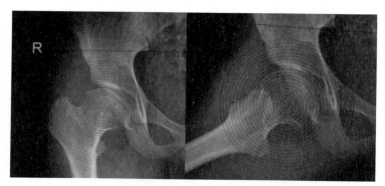

图4-66　Mose分型

## 什么是Stulberg分型？有什么预后意义？

Stulberg等进行一项随访40年的研究，提出用于Perthes病的结局分型（图4-67）。

Ⅰ型：正常股骨头及髋臼，头臼球形匹配；预后好，不会发展为关节炎。

Ⅱ型：股骨头为球形，股骨颈短或头大，髋臼陡斜；预后好，不会发展为关节炎。

Ⅲ型：股骨头为卵球形、蘑菇形或伞形，颈臼改变，头臼椭圆匹配；预后一

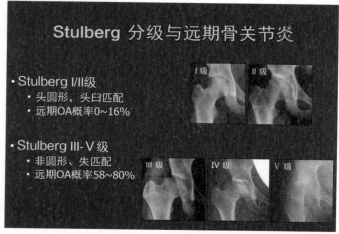

图4-67　Stulberg分型与远期关节炎

般，成年晚期才会发展为轻度关节炎。

Ⅳ型：股骨头扁平，髋臼适应性改变，头臼线性匹配；预后一般，成年晚期才会发展为中度关节炎。

Ⅴ型：股骨头扁平或平坦，髋臼无适应性改变，头臼线性不匹配；预后差，50岁前会发展成重度骨性关节炎。实际上临床达到Ⅴ型的髋关节很少见，Ⅴ型和Ⅳ型难以相鉴别，因为髋臼在受到扁平股骨头影响数年后仍然保持正常可能性低，这可能与8岁后髋臼的重塑能力下降有关。

## Perthes病的"头危象"包括哪些？

Catterall 研究发现有的Ⅱ型病例结果差，但Ⅲ、Ⅳ型结果较佳的现象，总结提出"头危象"（临危征）的概念，认为出现下述四项临危征之一，股骨头扁平的可能性较大：

（1）Gage征（Courtney Gage 1933年描述）：即骺外缘"V"形骨质疏松透亮区。

（2）骺外侧钙化：钙化区因位于臼缘或臼外，头臼磨合再塑型的能力差，造成最终结果不佳。

（3）外侧半脱位：如果半脱位与Gage征或骺外侧钙化同时存在，高度预示预后不良。

（4）骺线水平：负重应力作用下，骺板外侧可进一步外移，加重扁平髋的形成。

## 儿童股骨头缺血性坏死应该如何治疗？

儿童股骨头缺血性坏死的治疗结果很大程度上取决于能否早期发现、早期治疗。由于本病病因至今不明，同时又是一自限性疾病，因此，治疗原则应防止股骨头受压变形，维持髋臼对股骨头的包容，保持髋关节有一定的活动范围，有利于股骨头的生物塑形。治疗方法包括非手术治疗及手术治疗。由于股骨头坏死有一个复杂的病理过程，如早期不能得到及时有效的治疗，就会使股骨头塌陷，关节间隙变窄，最后导致骨关节炎，使患者髋关节功能障碍而致残。患者在遭受生理病痛的同时，还要遭受心理创伤的煎熬，也给家庭和社会增添了沉重的负担。

## 非手术治疗的适应证是什么？

非手术治疗的适应证包括：

（1）患儿年龄小，6岁以下者。

（2）病变仅累及头骺前外侧部分或外侧柱压缩在50%以内，或股骨头轮廓尚维持圆形时。

（3）Catterall Ⅰ、Ⅱ型或Herring A、B型。

（4）无明显的"头危象"征。

## 儿童股骨头缺血性坏死非手术治疗（保守治疗）措施有哪些？

非手术治疗主要适用于年龄小于6岁，患病早期，Catterall Ⅰ-Ⅱ型的患儿。方法有卧床休息、外展位牵引、外展内旋石膏固定、外展支架或矫形器矫正等，髋关节疼痛明显时应该卧床休息，患肢外展经皮牵引，有利于滑膜炎症消退，缓解肌肉痉挛和疼痛。急性期后则可行髋下双下肢石膏外固定，下肢伸直，外展30°，患肢内旋15°固定2～3个月，石膏拆除后佩戴支具，嘱患儿在床上行髋膝关节功能锻炼2～3个月，髋、膝关节可自主活动，这不仅有利于重塑和保持良好的活动范围，且能促进关节滑液的流动，有利于软骨和滑膜的营养。然后根据病情变化情况可考虑逐步部分负重行功能锻炼，1～2年内禁止剧烈运动。患儿应每3个月至半年复查1次。

## 手术包容治疗的指征包括什么？包容术的优点是什么？

结合发病年龄、X线片分型、头臼形态及相互关系、髋关节活动等因素，目前，国内外大部分学者主张手术包容治疗，其指征为：

（1）年龄大于6岁。

（2）有临床危象征，即患髋有进行性、持久性的关节疼痛、活动受限。

（3）股骨头受累程度达Catterall Ⅲ、Ⅳ型或Herring C型。

（4）髋关节有半脱位等。

但Mercer Rang认为具有以下"危险因素"者，考虑"包含"治疗：

（1）发病年龄超过4岁。

（2）髋关节活动严重受限。

（3）骺大部分受累者（Catterall Ⅲ、Ⅳ型；Salter B型）。

（4）髋关节半脱位。

国内外多数学者认为包容手术主要针对Catterall Ⅲ、Ⅳ型、Herring B/C及C型、Salter B型、发病年龄＞6～8岁，且有临床危象征的患儿。

循证医学证据支持的做法：

（1）头有临危征，无论年龄大小，均手术包容。

（2）无临危征但累及整个股骨头，无论年龄大小，均手术包容。

（3）无临危征、未累及整个股骨头、年龄大于5岁，行手术包容。

（4）无临危征、未累及整个股骨头、年龄小于5岁，采取保守、观察治疗。

包容手术是通过股骨近端、髂骨的各种截骨或联合截骨方式使股骨头与髋臼接触面增大，使头臼获得良好塑形。包容手术的优点：

（1）制动不超过两个月，可获得较好的关节活动。

（2）"包含"可获得长期改善。

（3）可增加股骨头的再塑形能力。

## 儿童股骨头缺血性坏死什么情况下需要手术治疗？有哪些方法？

手术治疗主要应用于年龄＞6～8岁，Catterall Ⅱ—Ⅲ期以上、部分Ⅳ期的患儿以及髋关节半脱位、有临床危象征（髋关节疼痛、功能受限）的患儿。近年来随着对该病的进一步认识，多倾向于在疾病的早期即采取积极的手术治疗措施，手术包容疗法的优点是患儿术后能较早开始功能锻炼，恢复正常活动，有利于股骨头的塑形，而且对股骨头的包容是永久性的。常用的术式有Salter骨盆截骨术、骨盆三联截骨术和股骨近端内翻截骨术（图4-68，图4-69）、粗隆下旋转截骨术

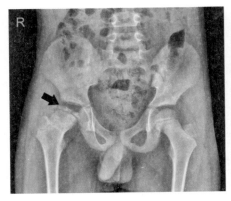

图4-68 男，8岁，右侧股骨头坏死X线片

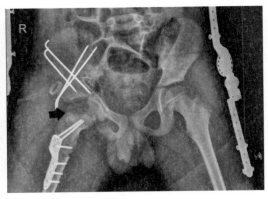

图4-69 术后一个月，股骨头包容良好

等。而一些试图改善股骨头血液循环的治疗方法，如钻孔减压法降低骨内压，血管植入以增加头骺血循环，滑膜切除以缓解关节填塞等，目前还没有得到大家的公认，且手术效果欠满意。

## 非包容手术主要有哪些？

非包容手术主要包括滑膜切除术、血管植入术、股骨大粗隆开窗减压术（图4-70）、带肌蒂、血管蒂骨瓣移植术。随着关节镜技术的发展，也有人进行关节镜微创治疗 Perthes 病的尝试。有学者应用关节镜下髋关节减压、部分滑膜切除治疗儿童早期股骨头缺血坏死，优良率达82%，但远期疗效尚待观察。介入治疗原理是直接将溶栓、扩管、促进骨质生长药物注入股骨头供血动脉内，疏通股骨头血管，增加侧支循环，加速死骨吸收及新骨再生。关节镜技术和介入治疗又为Perthes 病的微创治疗提供了新的参考。晚期、无法包容及包容治疗未达目的的病例治疗困难，若不进一步治疗预后很差，此时可考虑行姑息性手术，每种手术都有其针对性，如缓解疼痛、增加股骨头覆盖、纠正外展乏力等。

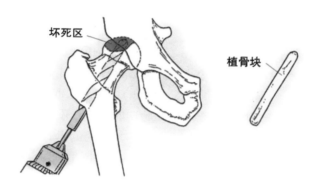

坏死区

植骨块

图4-70　股骨大粗隆开窗减压术＋植骨术

## 儿童Perthes病的"包容"概念是什么？

儿童Perthes病的"包容"（containment）概念最初由Parke（1936年）、Eyre-Brook（1966年）报告，后由Harrison（1966年）和Salter（1980年）等学者进一步阐明和应用。本病的病理过程主要是骨细胞死亡，继而骨坏死，血管再形成和再骨化，最后股骨头修复而静止。在骨坏死后，血管再形成开始，紧接发生再骨化。新骨分层沉积于坏死的骨小梁上，最初形成的新骨是交织骨，具有可塑性。在这个阶段，作用在股骨头上的剪应力加上骨吸收可导致软骨下区的原始交织骨发生软骨下骨折。软骨下骨折逐渐发生骨吸收，由血管性纤维组织代替，再被原始交织骨沉着，然后交织骨被板状骨替代，这个过程被 Salter 称为"生物性塑形"（biological plasticity）。若股骨头的"生物性塑形"在良好的髋臼"包容"下进行，则股骨头将获最佳恢复；如果无良好"包容"，作用于股骨头上的压力不均匀，股骨头易发生畸形，变成扁平或不规则，进而髋臼也将发生相应的改变。这就是"包容"下负重治疗的依据，如今已取代了过去的限制负重疗法。由于 Perthes 病的病因未定，病程较长，病理及 X 线表现复杂，故治疗方法很多，临床上应根据患病时的年龄、病程长短和 X 线表现，选择不同的治疗方法，总的有非手术和手术方法两种。因为本病预后不可能在短期内明确地被确定，所以不管年龄大小都应给予积极治疗，在股骨头无明显畸形前治疗效果最佳。Joseph 等通过对 610 例儿童 Perthes 病的自然病程进行研究，结果表明股骨头畸形发生在碎裂的晚期或爬行替代的早期，所有治疗都应在疾病进展到如此程度之前进行，目的是阻止股骨头发生畸形变。

## 包容手术的适应证是什么？有哪些手术方式？

包容手术的适应证：Catterall III、IV 型及 Herring C 型、Salter B 型，发病年龄大于 8 岁，有临床危象的患儿。

手术包容可通过股骨、髂骨或二者的联合而获得，各种术式目的都是为了获得最佳的髋臼形态和股骨头包容。包容手术主要包括以下几种：

（1）内翻截骨术，常用的是股骨上端内翻截骨术，也可同时行旋转截骨术。原理是通过截骨增加股骨头在髋臼内的包容，改变股骨头负重力点和降低骨内压。该术式的不利方面是，术后肢体会出现暂时的长短不齐，且随生长发育颈干角会有所降低，如果合并骺板损害，患者可能出现永久性患肢短缩，同时可能出现暂时或永久性髋外展乏力。

（2）骨盆截骨术，是通过改变髋臼的方向增加股骨头前外侧覆盖来增加包容。该手术主要适用于股骨头髋臼比例不称、股骨头半脱位的患儿，术后使股骨头相对髋臼屈曲、外展、内旋位。手术可纠正患肢短缩，无需支具。

（3）Staheli 手术，主要适用于行骨盆截骨术不能达到髋臼完全覆盖股骨头者。

（4）交锁三联骨盆截骨术和改良 Chiari 髂骨截骨、髋关节部分滑膜切除、股骨颈钻孔减压、髂腰肌延长和股内收松解的组合手术治疗 Perthes 病，也取得较好疗效。

## Salter骨盆截骨术的适应证是什么？有什么优缺点？

Salter骨盆截骨术的适应证为：

（1）年龄在6～7岁以下者。

（2）股骨头骨骺坏死达Catterall Ⅲ、Ⅳ型或Herring C型。

（3）有半脱位征象者。

Salter提出生物性塑形学说后，并指出可通过髂骨截骨术治疗Perthes病。Salter骨盆截骨术能够改变髋臼方向，可增加对股骨头前外侧包容，使股骨头深置于髋臼内，达到最佳覆盖，有利于股骨头在同心圆包容下达到最佳塑形；另外，Salter骨盆截骨术能够改善步态，矫正由于肌肉挛缩导致的下肢长短不齐。手术中暴露关节囊的前外侧，切除约2.0×1.0厘米关节囊，起到开窗关节减压的作用。亦可以同时通过转子骨钻孔术，降低股骨头内压力，刺激骨骺板，促进股骨头愈合。术后髋"人"字石膏固定，使髋关节外展40°～45°，内旋10°～15°，石膏固定3个月，拆除石膏后可下地负重行走。

Chiari手术是一种关节囊内嵌髋臼内移截骨术，临床应用不如Salter骨盆截骨术普遍，适用于大龄、股骨头畸形严重、头臼不适应并伴髋关节症状明显的患儿。股骨近端内翻截骨术是通过改变股骨头负重力点而达到增加包容，Salter骨盆截骨术是通过旋转截骨改善股骨头前外侧的包容的，包容改善并不大，对Catterall Ⅲ、Ⅳ期及Herring C型股骨头已严重畸形、头臼不适应的患儿无法充分包容，并进而达到限制其继续横向发展加大半脱位的目的，因而应用于发育性髋脱位的Chiari髂骨截骨和各种髋臼造盖术相继加入Perthes病的治疗行列。Chiari髂骨截骨术的优点是髋臼覆盖充分，可防止或减轻股骨头的形变，操作较简单易行，并发症少。目前临床应用逐渐增多。但截骨后形成的纤维软骨不如正常髋臼软骨经久耐用，出现髋关节骨性关节炎较早。

## Chiari骨盆截骨术的适应证是什么？

Chiari骨盆截骨术的适应证：

（1）年龄在7岁以上。

（2）Catterall Ⅲ、Ⅳ型或Herring C型。

（3）股骨头增大变扁、蘑菇状变形。

（4）髋臼覆盖不良，有半脱位征象者。

## Chiari骨盆截骨术的治疗机制是什么？术中、术后应注意什么？

（1）增加髋臼对股骨头的包容，尽量恢复头臼同心圆的解剖关系，使坏死的股骨头，全部包容在髋臼内，通过正常摹造、发育，为其修复创造了符合生理的条件。

（2）改变负重点，增加负重面积，使部分负重转变为更广泛的负重，这是生物力学的要求。Chiari骨盆截骨术借助近端截骨面增加髋臼对股骨头的覆盖，使股骨头承受压力的面积变大，从而使单位面积压力（压强）变小，整个股骨头平均受压，坏死部位不再承受过大的压力，有利于股骨头的修复，在髋臼内逐渐达到正常塑形。

（3）Chiari骨盆截骨术后近端截骨面在关节囊衬托和股骨头支撑下，可修复得接近正常髋臼，即Chiari骨盆截骨术是一种关节囊性关节成形术。本术式通过增大髋臼，确保其对股骨头的包容，以保证塑形期股骨头在髋臼的生物力学作用下正常塑形，恢复与髋臼相匹配的圆球形状，避免双头畸形及半脱位的发生。

手术中要严格掌握截骨部位，一定要在髋臼的真正骨性臼缘，用骨刀作外低内高、成10°～15°角进行截骨，自髂前上棘下方至坐骨切迹截骨平面成弧形，一方面尽量符合髋臼的生理弧度，另一方面可很好的避免截骨远端向前、后移位，以避免损伤坐骨神经。手术中亦切除小条关节囊，切开减压或同时行骨钻孔减压。术后髋"人"字石膏固定于外展40°～45°，内旋10°～15°，石膏固定3个月，拆除石膏后功能锻炼，逐渐下地负重行走。

## 股骨上端内翻截骨术的适应证是什么？

股骨上端内翻截骨术的适应证：
（1）Catterall Ⅲ、Ⅳ型或Herring C型。
（2）股骨头有半脱位。
（3）颈干角较大或伴有前倾角过大。

## 股骨上端内翻截骨术治疗Perthes病的机制是什么？手术中需要注意什么？

股骨上端内翻截骨术治疗Perthes病的机制：
（1）能够将受累的股骨头的前外侧部分置于髋臼内，增加股骨头在髋臼内的包容，良好的覆盖能使股骨头有最佳的"生物性塑形"修复。

（2）髋关节负重时，股骨头骨骺的前上方承受的压力最大，内翻旋转截骨改变了股骨头的受力点。

（3）截骨术能减低骨内压，达到消除患髋疼痛和有利于坏死股骨头的吸收及新骨的生长修复。

（4）可同时通过旋转截骨术纠正过大的前倾角，进一步增加股骨头的包容，恢复股骨头与髋臼的同心圆关系。

早在20世纪50年代，Souer和Somerville报告应用股骨近端内翻和旋转截骨术治疗此病。任何股骨上端截骨术，术前都要严格设计截骨部位和所需的角度，一般内翻10°～20°、旋转10°～25°。根据股骨头病变的严重程度可选用不同的手术方式。大转子外移截骨术，适于股骨头轻度半脱位，Shenton线正常，两侧泪滴距相等的患儿；最理想的股骨上端截骨部位为转子下或转子间截骨术，于转子下或转子间水平截骨后，把近端内翻，远端内移、外旋，形成内翻、外展、去旋转截骨，此术式适于明显半脱位、Shenton线（+）者。但股骨上端内翻截骨术可能产生颈干角过小，还可能出现肢体短缩畸形以及臀中肌无力等并发症。术前要计算内翻截骨的角度，注意内翻角度不宜超过20°，截骨术后颈干角不小于110°，否则可产生内翻角过大，减弱外展肌力，使臀中肌步态（Trendelenburg征）更加明显。


## 儿童股骨头缺血性坏死有什么预防措施吗？

由于儿童股骨头缺血性坏死的病因目前尚不明确，因此也没有针对性的预防措施，不过，做好以下措施可能有利于减少儿童股骨头缺血性坏死发生的可能。

（1）儿童要加强髋部的自我保护意识。避免外伤，在进行体育运动的时候，一定要做好髋部的保护工作，先做热身，要四肢灵活的时候再进行运动。在扛、背重物时，要避免髋部扭伤，尽量不要负重过大。

（2）髋部受伤后应及时治疗、切不可在病伤未愈情况下过多行走，以免损伤髋关节。

（3）合理使用激素类药物。相关疾病必须应用激素时，要遵从医嘱，并配合扩血管药、维生素D、钙剂等，切勿不听医嘱滥用激素类药物。

（4）合理饮食，适当运动。饮食上应做到少吃辛辣食物，注意增加钙的摄入量，食用新鲜蔬菜和水果，多晒太阳，控制饮食不要使体重超标。

## Perthes病的治疗预后如何？影响患儿预后的因素有哪些？

由于儿童Perthes病发病原因不明，发病年龄在2～14岁，病程较长，X线表现复杂，所以正确评估其预后是一个非常复杂的问题，目前尚无统一的方法来预测疾病的转归或预后。正确评估预后对临床医生合理地选择治疗方法大有帮助。Perthes病的治疗，不管采用哪种方法，都不可能在短时间内修复，一般需观察两年左右，尤其是Catterall IV型或外侧柱塌陷大于50%者，无论何种治疗都无法避免髋关节功能障碍。明确病因及针对病因采取最佳治疗方式是当前迫切需要研究解决的问题。近期的初步研究提示糖皮质激素及其受体在Perthes病的发生、发展过程中起作用，目前虽然尚无定论，但值得关注。

影响患儿预后的因素有以下几个方面：

（1）发病年龄：年龄是判断本病预后最重要的因素，年龄越小，预后越好。股骨头在骨骺闭合后才失去塑形能力，所以年龄越小的患儿，其股骨头重新塑形的时间越长，股骨头获得良好形态和功能的可能性越大。多数学者认为小于6岁者预后良好，6～8岁为"灰色区"，大于8岁者预后不良。

（2）性别：女孩预后较男孩差，这与女孩骨成熟年龄早，股骨头的再塑形潜力相对较低有关。

（3）股骨头病变坏死的范围和程度：股骨头受累的范围和程度越重，其预后越差。尤其是股骨头外侧柱受累塌陷的程度对评估预后有重要价值；正如Herring经过长期随访得出的结果一样，股骨头外侧柱受累及塌陷程度越严重，预后越差。Herring C型的预后最差。

（4）股骨头的包容情况：股骨头与髋臼之间的相互刺激是二者发育的一个重要因素，二者的同心圆包容是股骨头良好塑形所必需的。所以髋关节半脱位是预后不良的一个重要指征，必须早期发现，积极治疗，以避免头、臼畸形的发生。包容是影响预后的重要因素，头臼包容越少，预后越差，反之则越好。

（5）髋关节的功能（图4-71）：髋关节功能障碍持续的时间较长，预后一般较差。

（6）手术时机的选择：Joseph等学者研究表明，儿童Perthes病手术时机是影响预后的重要因素，儿童Perthes病应尽早行手术包容治疗，一旦股骨头发生严重碎裂，新生骨受到畸形应力的作用，再行包容手术也不能阻止股骨头发生畸形变。及早发现并及时治疗的患儿，预后常较好。此外，有学者观察发现双侧受累患儿的预后比单侧受累者差。

长期随访结果提示，本病如不经包容治疗，其预后不良。疾病的转归为大部分在50岁后出现髋关节的骨关节病，而其中50%需要行关节成形术。

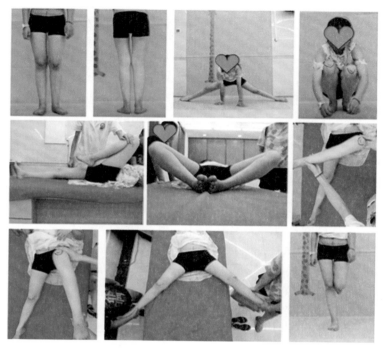

图4-71　股骨头坏死术后髋关节功能

近年来，北美小儿骨科学会Perthes病协作组对该病的治疗进行了多中心、前瞻性的研究，研究表明包容疗法优于无治疗，手术包容优于外展支具，骨盆截骨术与股骨上端截骨术比较无显著性差异。因此，对于发病年龄大于6岁，股骨头受累达Catterall Ⅲ、Ⅳ型或Herring C型以及股骨头畸形、头臼不对称或有半脱位征象者，应给予积极的手术包容治疗。

## 儿童股骨头坏死在生活上应注意什么？

本病的治疗遵循早期发现、早期诊断、早期治疗，越早治疗，效果越好。患儿饮食要以清淡为主，忌食辛辣刺激性食物，适当多吃含钙丰富的食物，多晒太阳，避免负重，能够有效地预防股骨头坏死。

## 第五章

# 下肢发育

## 什么是儿童"O型腿"和"X型腿"?

什么是"O型腿"和"X型腿"呢?"O型腿"就是老百姓平时所说的"罗圈腿",在医学上叫做"膝内翻"(图5-1 A),其外在表现为当孩子双踝并拢时,双膝不能靠拢,双膝之间存在距离越大,表明内翻越重,孩子走路摇摆,足趾向内侧偏。"X型腿"也叫"碰膝症",在医学上叫做"膝外翻"(图5-1 B),其外在表现为当双膝并拢时双踝不能接触,双侧内踝之间存在距离越大,内翻越重。孩子走路笨拙,走路时双膝相互碰撞,容易跌倒,足趾向外偏。

儿童膝内翻和膝外翻是较常见的下肢畸形,双侧膝外翻发病率占这类畸形总数的60%以上,双侧膝内翻约占25%,其他为单侧膝内翻和膝外翻。

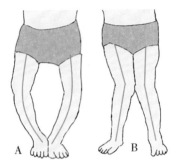

图5-1 儿童膝内、外翻

## 如何评估儿童"O型腿"和"X型腿"的严重程度?

膝内翻是指双侧下肢伸直位双侧踝关节并拢,双侧膝关节内侧并不拢;反之,膝外翻是指双侧下肢伸直位双侧膝关节并拢,双侧踝关节内侧并不拢。通常用膝间距和踝间距表示其程度(图5-2),0~5厘米为轻度,6~10厘米为中度,10厘米以上为重度。

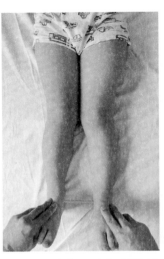

图5-2 膝外翻,测量踝间距

## 儿童"O型腿"和"X型腿"是怎么形成的?

儿童"O型腿"(膝内翻)和"X型腿"(膝外翻)的成因分为生理性和病理性两大类。大多数膝内翻、膝外翻是发育性改变属于生理性的。少数为病理性的,如佝偻病、外伤、炎症、先天性骨骼生长障碍性疾病、四型粘多糖病、肿瘤、脊髓灰质炎及脑瘫等,均可引起下肢力线排列的紊乱,造成膝内、外翻畸形。一般膝内翻的病变多表现在胫腓骨上端,而膝外翻病变多在股骨下端。

## 什么是"O型腿"(生理性膝内翻)和"X型腿"(生理性膝外翻)?

儿童正常生长发育过程的下肢形态变化称之为"O型腿"(生理性膝内翻)和"X型腿"(生理性膝外翻)。下面这幅示意图(图5-3)很好地显示了儿童正常生长发育过程中生理性膝内翻与生理性膝外翻的现象。

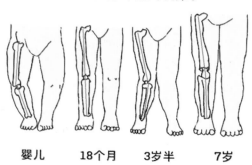

婴儿　　　18个月　　3岁半　　　7岁

图5-3　儿童正常生长发育过程

从图中可以看出,婴儿出生后呈"O型腿",也就是"膝内翻"。很多时候是在孩子学走路时家长才注意到孩子"O型腿",从而带孩子去儿童骨科门诊就诊,但这种情况是正常的,无需任何处理,随着孩子生长在1岁半~2岁时"O型腿"就会自然变直,这一过程称为"生理性膝内翻"。

但是随着孩子生长又会慢慢出现"X型腿",也就是"膝外翻",而且"X型腿"会逐渐加重,在3~4岁时最明显,之后随着孩子生长发育又会慢慢变直,在7~8岁时下肢的发育趋于稳定,这一过程称为"生理性膝外翻"。但下肢发育稳定后腿也不是完全直的,而是有平均6°的外翻,这是正常的,通常女性比男性外翻要稍大一些。

# 如何判断孩子的"O型腿"或"X型腿"是生理性的？

当孩子存在"O型腿"或"X型腿"时，我们如何判断孩子是不是"生理性膝内翻"或"生理性膝外翻"呢？我们可以从以下几个方面来判断：

（1）看孩子下肢的外观表现与年龄段是不是相一致，也就是说，2岁以内的儿童应该是"O型腿"，2岁以后的儿童应该是"X型腿"。

（2）看孩子有没有其他异常表现，比如身材矮小，面容异常以及有家族性遗传病等。

（3）无论是"生理性膝内翻"还是"生理性膝外翻"，其双腿都是对称的。如果以上几点都符合，基本就可以判断，再结合X线片的表现（双下肢站立位全长片）就可以明确是不是"生理性膝内翻"或"生理性膝外翻"了。生理性膝内翻及生理性膝外翻通常可以随生长发育逐渐自我纠正，不需特殊治疗，只需随访观察。但应注意尽量不要"W"坐（图5-4），不要趴着睡觉。

如果随诊过程中畸形加重，特别是对于有些中度以上膝内、外翻病例，尤其是肥胖儿童，踝间距和膝间距超过5厘米者可考虑佩戴支具和穿矫正鞋（图5-5）。夜间应用膝内、外翻矫形器，目的是保护膝关节，防止韧带不稳，对生长发育过程中自行纠正有一定的辅助作用。

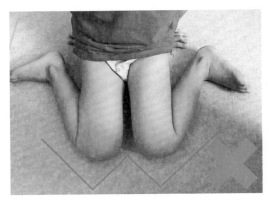

图5-4　W坐姿

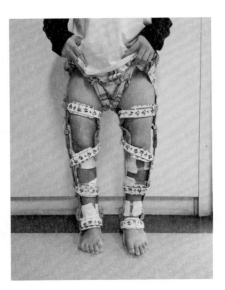

图5-5　膝内翻支具治疗

## 如何判断孩子的"O型腿"或"X型腿"是病理性的？

虽说大多数情况下儿童的O型腿或X型腿都是生理性，但有以下几种情况时必须警惕孩子的O型腿或X型腿是病理性，父母需要向专科医生进一步咨询并接受更细致的检查以明确诊断，以免错过治疗时机：腿型弯曲不对称，一条腿直一条腿弯，或者两腿弯曲程度差异较大；腿脚出现红肿、跛行；行走时有疼痛感；持续绊倒或摔倒；2岁半到3岁仍然存在O型腿；腿型弯曲的趋势是愈发严重而不是改善。

常见病理性O型腿或X型腿的病因：

（1）佝偻病：由于婴幼儿时期缺乏维生素D，导致钙、磷摄入和代谢异常，进而导致儿童下肢骨骼强度不足以承受自身体重，从而影响骨骼的正常生长发育，通常是发生病理性膝内翻（O型腿）（图5-6）。佝偻病是一种全身性的慢性骨骼病变，除了腿型问题，还会伴有其他症状，如身材相对矮小、鸡胸等。

（2）布朗特病（Blount病）：由于胫骨近端生长板内侧发育失常，导致胫骨生长弯曲，表现为膝内翻（O型腿）。布朗特病的致病原因不明，可能与肥胖和过早行走有关系。

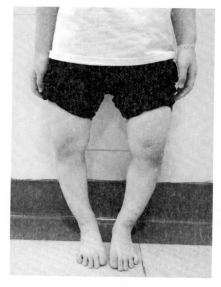

图5-6　佝偻病引起的O型腿

（3）创伤性膝内、外翻畸形：孩子生性好动，玩耍时磕磕碰碰、摔伤是经常发生的情况，这些外伤大多数情况下都不会导致不良的后果，但是如果是在受伤后半年左右出现膝内、外翻畸形，则要警惕是发生了创伤性膝内、外翻。

## 发现孩子"O型腿"时可以采用"捆腿"的办法吗？

很多家长觉得孩子出生后腿不直，呈"O型腿"，这时家长一般都比较担心、焦虑，甚至采用"捆腿"的办法使其变直，就是基于这种情况。其实这是一种正常的生理现象，即使不捆腿它，自己也会慢慢变直。且现在已经有证据证明"捆腿"（图5-7）是婴幼儿髋关节发育不良的危险因素，所以对"捆腿"这一行为是不建议的。通常在孩子学走路时家长才会注意到孩子"O型腿"这种情况，从而带孩子来儿童骨科门诊就诊，但这种情况是正常的。

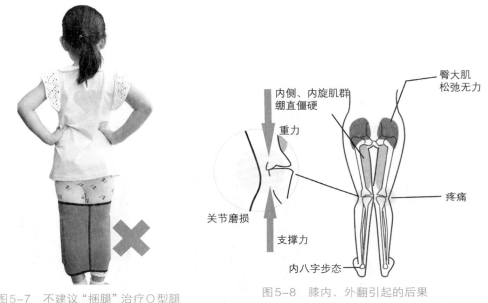

图5-7　不建议"捆腿"治疗O型腿　　　图5-8　膝内、外翻引起的后果

## "O型腿"及"X型腿"有哪些危害？

程度较重的"O型腿"或"X型腿"首先影响孩子的步态，比如会导致"内八字"步态（图5-8）或"外八字"步态，不但会影响孩子的形体美观，进而可能会让孩子产生自卑心理。"O型腿"或"X型腿"都是下肢力线异常，造成下肢负重力线的转移，这会影响孩子行走和运动能力，跑步时易摔倒，跑步的速度也是受较大影响。另外，长时间的下肢力线异常还将继发张力侧的韧带松弛、压力侧的韧带挛缩，将导致构成膝关节的髌骨、股骨及胫骨关节面局部磨损严重，过早发生骨性关节炎。"X型腿"还是诱发青少年髌骨脱位的危险因素。

## 病理性"O型腿"或"X型腿"有那些治疗方法？

佝偻病患儿首先应采取内科治疗，通过药物治疗，使血钙、磷、碱性磷酸酶正常。骨骼方面的畸形继续由骨科专科医生决定治疗方案。

内踝间距在3～6厘米者，可先采用非手术治疗：夜间应用膝内、外翻矫形器，适当补充钙和维生素D，并多晒太阳。

内踝间距在6～9厘米者，可考虑手术治疗，手术方法有："8"字钢板半骺板阻滞术，股骨髁上截骨术或胫骨上段截骨术，骨桥切除术等，具体选择哪种术式要结合病因来决定。

下图（图5-9至图5-11）为一位双侧膝外翻的14岁男孩行"8"字钢板半骺板阻滞术前后的X光片。

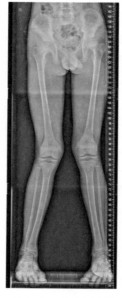 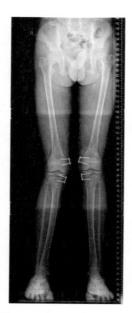 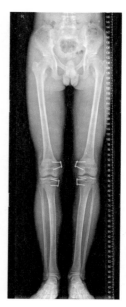

图5-9　术前X光片　　　图5-10术后三个月X光片　　　图5-11术后一年X光片

## 臀肌挛缩症是什么病？为什么孩子下蹲困难？

臀大肌挛缩症（图5-12）是指由于多种因素引发臀大肌的肌纤维症，出现纤维性结缔组织的增殖，由挛缩引起的肢体步行障碍、肢体畸形、功能限制等一系列表现，其中最重要的疾病因子是儿童期臀大肌的肌肉注射。臀中肌挛缩症轻度的患者没有明显的症状；中度的患者出现外八字，坐着时不能翘二郎脚，不能并腿下蹲。臀大肌挛缩主要影响髋关节的活动，生活有一定的困难，严重时生活自理受限，例如穿袜子、穿裤子、穿鞋、坐下或下蹲也会受到影响，走路时的姿势会变得难看。无疼痛，但具有一定的危害，如骨盆发育、骨盆畸形、出口变窄，对后续妊娠、分娩有一定影响。所以，孩子如果有这方面的问题，应及时到医院专科就诊，及时治疗。

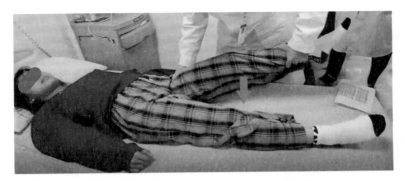

图5-12　左侧臀肌挛缩，左下肢不能内收

## 什么是儿童双下肢不等长？

儿童下肢不等长（leg length discrepancy，LLD），俗称"长短腿"（图5-13，图5-14），是比较常见的儿童骨科疾病。双下肢不等长是指下肢单个或多个骨短缩或生长过快导致双侧下肢不一样长。医生主要通过询问病史以及体格检查来了解双下肢是否一样长，会使用一些工具来确定下肢的长度，如利用皮尺测量肢体的长度或者利用已知厚度的木板垫高来判断下肢长度是否一致，再通过拍摄全下肢X光片来精确地了解肢体长短以及判断肢体不等长的原因。

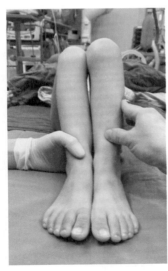

图5-13　Allis征

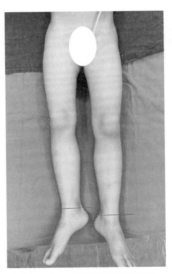

图5-14　右下肢短缩2厘米

## 儿童双下肢不等长有什么危害？

儿童双下肢不等长直接表现是跛行步态，会影响步态的发育，而且往往随着儿童年龄的增长，不等长畸形呈逐渐加重趋势。长此以往，还容易继发脊柱侧弯、骨盆倾斜、腰痛、关节过度磨损、患侧肢体肌肉骨骼发育不对称等。在青春期之前，由于脊柱的骨化不完全，脊柱侧弯是可逆的，但进入青春期后，随着骨骼的发育成熟、钙化，脊柱侧弯会成为不可逆的固定性脊柱侧弯。而随着儿童年龄增大，由此畸形导致患儿心理自卑、性格内向等问题也将越来越明显。总之，儿童双下肢不等长是严重影响儿童的生理和心理健康的疾病。

## 儿童双下肢不等长常见的病因有哪些？

儿童双下肢不等长的原因很多，有些是先天性的，有些是出生后在生长过程中逐渐产生的。因为儿童的骨骼处于发育中，炎症、肿瘤、先天性因素、外伤等等都会导致双下肢不等长的发生。

（1）髋关节疾病，包括先天性髋脱位、股骨头骨骺滑脱、股骨头骨骺坏死、先天性髋内翻、先天性股骨近端阙如、婴儿化脓性髋关节炎后遗症等。

（2）下肢骨骺损伤，很多患儿有幼时下肢受伤的经历，各种原因导致的下肢骨骨骺外伤，即可导致下肢的不等长，也会导致下肢畸形。下肢的长骨主要是股骨和胫骨，每个骨头的两头有生长板，又称为骺板，无论哪一个生长板受损（图5-15），随着儿童的生长，都会导致腿短或腿歪的现象（图5-16）。

（3）下肢受外源性的刺激，包括手术刺激，如腿部骨折，做骨折内固定手术后发现骨折侧下肢变长。下肢血管瘤，接受各种硬化剂的注射、放射治疗等，引起软组织挛缩、生长板受损，导致患侧变短。

（4）下肢骨骼肿瘤，各种各样的肿瘤，只要侵犯或者影响到生长板，也同样会导致腿的长短或者畸形，常见的侵犯骨骺的儿童肿瘤包括先天性多发性的

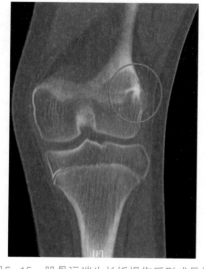

图5-15 股骨远端生长板损伤后形成骨桥

外生软骨瘤、多发的内生软骨瘤等。

（5）下肢神经纤维瘤、血管瘤，由于患侧肢体的营养超过正常，变得过长，这种情况也并不少见。如K-T综合征，患病的肢体不短反而长。而神经纤维瘤由于过分的神经支配，神经干粗大蟠曲，导致患肢变长变粗。

（6）单侧的先天畸形，如单侧的马蹄内翻足，因为患侧肌肉发育不全，足发育受损，小腿短而细，导致不等长。此外，先天性胫骨假关节、先天性胫骨弯曲症、先天性轴旁半肢畸形，包括先天性腓骨阙如症或胫骨阙如症，这些都是导致下肢不等长的常见的典型原因。

（7）长期的慢性儿童骨髓炎，局部炎症刺激，血供增强，如果临近骺板，或局部长期处于高血供、高代谢状态，患肢也会变得过度生长。而相反，由于骨髓炎导致骨质破坏，骨丢失或缺损，最后演变为骨不连，这样腿就会变短。

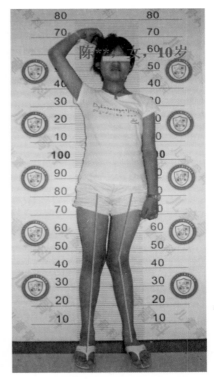

图5-16生长板损伤引起左下肢膝外翻

（8）神经损伤。儿童时期神经受损后，比如腓总神经损伤，肌肉营养不良，最终导致小腿细而短。脊髓灰质炎后遗症所波及的腿或胳膊，都是短的。肢体在发育中如果没有神经的支配，由于血管收缩功能和肌肉的发育没有充分的营养，最终导致神经肢体不等长。

（9）其他不明原因导致的特发性肢体不等长。

总之，儿童下肢不等长原因很多，而患肢可以过长，也可以过短，对造成的原因进行基本的甄别和分类，对制定治疗方案和治疗计划非常重要。

## 儿童双下肢不等长怎么办？

儿童双下肢不等长，首先是要针对导致双下肢不等长的原发病进行治疗，如髋关节脱位、肿瘤等都要进行相应的手术治疗。

如何应对双下肢不等长，首先需要由专科医生科学地测量出双下肢的长度差，当双下肢长度差别小于4厘米时，建议采用补高矫正鞋、补高短缩侧下肢，直至儿童骨骼发育停止为止，或在双下肢长度差别大于4厘米时可考虑改用其他方式。在此期间，通过补高矫正鞋能保持双下肢的相等长度，可以保持骨盆水平位、矫正脊柱侧弯、改善跛行步态（图5-17），避免继发畸形的发生。专业的补高矫正鞋能尽量地隐藏补高，有利于儿童的躯体发育和儿童心理的健康发育。

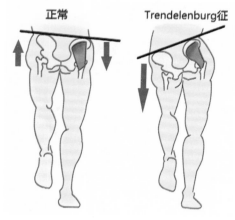

图5-17 臀中肌步态

## 儿童补高矫正鞋需要注意什么？

（1）确认补高高度（图5-18）：通过专业矫形医生的诊断、测量，计算出其双下肢的长度差。

（2）制定补高具体方案：根据需补高高度、踝关节活动度、足型、矫正鞋外观等综合因素，选择内补、外补、内外结合补高等方式。尽可能地隐藏补高，最大程度地有利于儿童的躯体发育和儿童心理的健康发育。

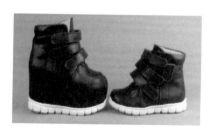

图5-18 儿童补高矫正鞋

（3）检验并修正补高的高度：由于身体存在各种代偿机制，外测量所反应出的高度差往往会被代偿所干扰。因此，在补高之前和补高后拍摄特殊体位的X线片，来确认骨盆和脊柱位置的变化情况，验证补高的高度是否合适，并依此进行补高鞋的修正。

（4）由于儿童处于不断的发育过程中，随着其发育，补高的高度和足的大小也在不断的变化，每6个月左右需要进行一次高度调整并更换补高鞋，直至其发育停止为止。

## 孩子什么情况下使用肢体延长术？

当双下肢长度差别大于4厘米时，可采用肢体延长手术延长短缩侧的下肢，达到双下肢的平衡。或骨骼发育期结束后采用肢体延长手术根治双下肢不等长。肢体延长手术根据短缩的长度不同，选择延长的部位也不同，一般选择胫骨上段或股骨下段，各医院报道的延长长度从1～10厘米不等。一般5厘米以下的延长可以通过一次手术来完成；由于神经和血管的过度牵拉会造成血管神经的损伤，所以，5厘米以上的肢体延长术选择分次手术来完成。

## 儿童肢体不等长的手术方式有哪些？

用于治疗肢体不等长的手术方式主要包括两个方面。

1. 长侧肢体短缩

通过暂时性骨骺阻滞或者永久性骨骺阻滞达到长侧肢体延缓生长或者停止生长的目的，从而达到双侧肢体长度平衡。还有就是骨部分切除术。

暂时性骨骺阻滞术：利用固定在骨骺两侧的金属内固定物（钢板或骑缝钉）来限制骨骺的生长，达到延缓骨骼生长的目的。当达到肢体等长后可以取出固定物，由于未破坏骨骺的生长，在取出内固定物后可能出现一定程度的复发，但由于手术创伤较小，因此可以在同一部位进行多次手术。

永久性骨骺阻滞术：提早融合长侧肢体的骨骺，使其不再生长。比较适合于肢体肥大的患儿。其主要并发症为估算不足而导致效果不佳。

骨部分切除术：主要适合骨骼生长已经停止的青少年，如果肢体长度差异不大的话，可以将长侧的骨切除部分以达到肢体等长的目的。

2. 短侧肢体延长

这是通过外固定支架对短侧肢体进行延长，从而达到双侧肢体长度平衡的目标。20世纪50年代末60年代初，俄罗斯的Ilizarov教授经过基础与临床系列研究，创造性地提出了张力—应力法则，从而开启了肢体延长的Ilizarov时代。在经皮微创截骨后3～7天开始延长，每日延长1毫米，分4次完成，即高频率小步骤牵张延长，在缓慢牵张的过程中，牵张区逐渐成骨，最终达到肢体延长的目的，恢复到两条腿完全一样长，待新生骨长好后把外固定架取掉，也可以再扶拐保护几个月以后下地走路，通常在治疗后走路不会有跛行，而且姿势也接近正常。Ilizarov技术具有创伤小、操作简便、效果明确等优点，显示了其与传统截骨矫形内固定技术无法替代的优势，是目前肢体延长最有效的方法。

病例图片（图5-19至图5-22）：5岁女童，不明原因右下肢较左下肢短缩4厘米，跛行明显。行右胫腓骨延长术，术后双下肢等长，步态良好。

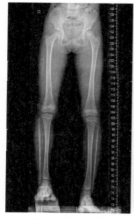
图5-19　术前

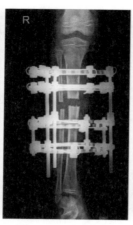
图5-20　延长3周

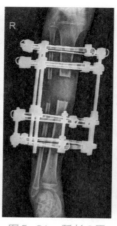
图5-21　延长6周

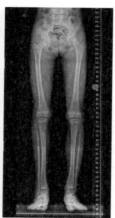
图5-22　术后2年
4个月

## 孩子肢体外固定架固定后如何护理？

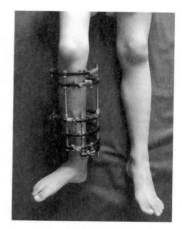
图5-23　右小腿外固定架治疗

外固定架（图5-23）通过加压、延长、成角、平移和旋转，完成改变骨内应力、增加骨长度、矫正成角等畸形的需要。儿童骨科常用的是Orhtofix和Ilizarov外固定架，用于治疗开放性骨折、肢体延长、关节融合、下肢畸形、骨不连、骨折伴肢体严重烧伤、骨折后需要进一步行皮瓣治疗的患者。外固定架固定后易发生针眼感染、关节僵硬和强直等并发症，需要注意以下几点：

（1）保持外固定架清洁，用0.5％碘伏消毒针眼处2～3次，用无菌敷料包扎固定，直至固定针周围有纤维包裹。在此过程中，有渗出时，及时更换渗湿的敷料直至出血停止。一旦敷料停止渗出，可以不再使用敷料。

（2）平躺时，患肢抬高15～20厘米，用软垫垫高，以促进静脉及淋巴回流，防止或减轻肿胀。注意外固定架有无松动，并向患者说明不可随意扭动调整。

（3）外固定架针道处，分别在上午、下午用生理盐水或温开水清洗渗出物，直至结痂为止。严禁应用软膏、中成药涂抹针道周围，避免针道内感染。

（4）观察患肢肢端的血液循环情况，包括皮肤颜色、温度、感觉、动脉搏动、毛细血管充盈情况、手足活动情况。定期观察患肢有无偏移、成角、扭转、不匀称等。如发现针道周围出现红、肿、流脓等现象，应及时到医院就医。

（5）坚持功能锻炼，术后开始行肌肉锻炼、随后行关节功能锻炼，根据复查情况逐渐负重。

## 第六章

# 足 部

### 什么是扁平足？什么是平足症？

扁平足，又称平足畸形，是指先天性或后天性病因导致的足内侧纵弓低平或消失，常常伴有后跟外翻，前足外展畸形。扁平足（图6-1）大多数无症状，少数伴有足踝部疼痛等症状，此时可称为平足症。

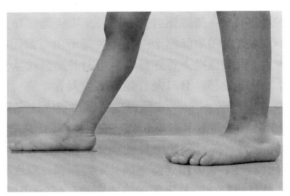

图6-1　扁平足

注：红线显示没有足弓

平足症是以足内侧纵弓塌陷为主要表现的足部畸形，同时伴有足踝部疼痛为主要症状的一组疾病的统称。

人正常的脚底是有自然的弓形，但有扁平足者，脚底基本是平的，没有明显的足弓，站立时，脚底内侧可直接触地。扁平足表现为足弓塌陷或消失，及因足弓塌陷引起的解剖异常：跟骨外翻，距下关节轻度半脱位，距骨头向内侧跖侧旋转，使站立位时出现前足缩短，距下关节及跟骨外翻，前足相对后足旋后，跟腱常挛缩，导致后足外翻等。长期足弓塌陷会增加足部及身体其他部位的压力，如：膝关节、臀部及腰背部下段。扁平足被认为是多种下肢骨关节疾病的致病因素，包括：足底筋膜炎、跟腱炎、膝关节炎等。扁平足的分类和定义仍存在争议，通常可以分为僵硬型和柔软型：非负重位有正常足弓者为柔软型扁平足；而非负重位足弓无明显改变者，则为僵硬型。儿童扁平足通常是无症状的柔软型扁平足，有症状的扁平足也称为平足症，表现为疼痛、步态异常及其他功能障碍。

## 何为内侧纵弓？ 何为外侧纵弓？ 何为横弓？

人体足弓分为内侧纵弓、外侧纵弓和横弓（图6-2），而足弓的维持离不开足骨、肌肉与韧带。Gould 等研究发现内侧纵弓的正常发育需要一个发育良好的载距突、健康的胫后肌腱、完整的三角韧带、无挛缩的跟腱，以及位置正确的跟舟下韧带。内侧纵弓由跟骨，距骨，足舟骨，第1、2、3楔骨及第1、2、3跖骨构成（图6-3），内侧纵弓曲度大、弹性强，因此有缓冲震荡的作用；外侧纵弓由跟骨、骰骨及第4、5跖骨构成，外侧纵弓较内侧纵弓曲度小、弹性弱，但较内侧缘坚固，主要作用是维持身体的直立。横弓由5个跖骨基底及跗骨的前部构成，与内侧、外侧纵弓共同维持步态稳定及平衡。维持足弓主要韧带有跟舟跖侧韧带、三

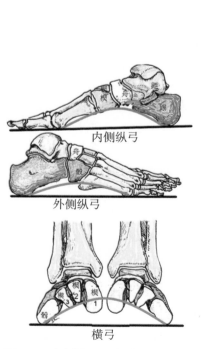

图6-2 内侧纵弓、外侧纵弓和横弓

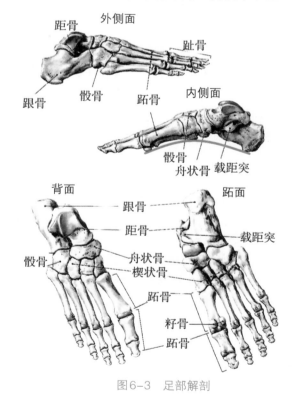

图6-3 足部解剖

角韧带、跖腱膜、跖侧长短韧带、骨间韧带等，它们主要位于足弓的凹面，主要作用是牵拉足弓前后端、维持关节稳定。维持足弓的肌肉主要有胫骨前肌、胫骨后肌、拇长屈肌、趾长屈肌等，其中胫骨后肌作用最重要。

## 幼儿足弓发育情况是怎样的？

研究表明，儿童足弓发育规律与年龄生长规律成正相关。0~3岁的婴幼儿足部骨骼70%为软骨，足底跖面脂肪堆积多，足纵弓形态无法呈现，该阶段幼儿几乎为平足，且大多属生理性扁平足，无明显病理性病症。3~6岁的幼儿足部骨骼开始骨化，足底跖面脂肪消退，生理性扁平足减少。但由于该年龄阶段的幼儿足部骨骼生长塑形未完全，足弓形态发展仍趋于不稳定状态，扁平足仍普遍存在。6~12岁的儿童足部骨骼生长塑形，足弓发育趋于成熟，足弓形态趋于稳定状态，扁平足率大幅下降。大于13岁的儿童足弓形态发育完全成熟，足弓形成。

## 幼儿足弓异常包括什么？

足弓异常包括高弓足和扁平足，扁平足是幼儿足弓异常的一种常见形态，也是影响幼儿足部功能的主要疾病。扁平足分为生理性扁平足和病理性扁平足。生理性扁平足是由于该时期幼儿发育未臻成熟，在幼儿生长发育的过程中，足部骨骼、肌肉、韧带力量无法满足幼儿运动的需要，活动中所带来的足底压力的压迫促使足弓变形，足弓形成可能滞后，这是人体生长发育所必经的过渡阶段。医学上认为生理性扁平足（图6-4）无需进行治疗，可通过物理性干预手段使其正常发育；病理性扁平足包括先天性或姿势性的，含有骨骼结构性特征。先天性平足

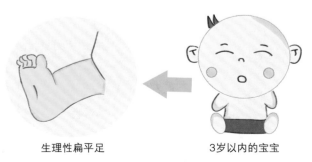

生理性扁平足　　　　　　　3岁以内的宝宝

图6-4　生理性扁平足

伴有舟骨结节过大、副舟骨或副骰骨未融合、跟骨外翻、垂直距骨、先天性足部韧带和肌肉松弛等现象；后天性平足则是由于多种外部后天因素造成的。

## 扁平足常见的危害主要有哪几方面?

（1）走路呈内八字状，脚趾朝外，脚跟很容易受伤，鞋跟外侧与鞋底内侧容易磨损。

（2）扁平足常见伴随症有：脚底疼痛、拇趾外翻、足底筋膜炎、阿基利斯氏肌腱炎等。

（3）扁平足的人因缺乏脚弓支撑，舟状骨塌陷，脚底韧带拉长，受压不均，从而可影响到脚后跟、小腿及膝盖，甚至髋关节和脊柱，进而可导致斜肩。

（4）有学者研究认为，30种常见病症与长期患有扁平足有关，如脚底筋膜炎、跟腱炎、膝关节炎、髌腱炎、腰痛甚至颈痛等。

## 扁平足的病因是什么? 儿童的足弓在什么年龄形成?

（1）遗传因素：调查研究发现，若父母有扁平足，其孩子患病的风险性会比其他孩子高。遗传因素在扁平足的发病中起重要作用，一般多为基因遗传。

（2）先天性足骨畸形：如舟状骨位置和形态异常、距骨和跟骨异常等，会影响足部正常结构。足内侧纵弓由跟骨、舟骨、距骨和内侧第1～3跖骨构成，具有较好的弹性，适于跳跃和缓冲震荡；足外侧弓由跟骨、骰骨和第4、5跖骨组成，主要与直立负重姿势的维持有关。因先天性足骨畸形，会导致足侧弓结构不正常，出现足侧弓塌陷或弹性消失，而引起扁平足。

（3）足部外伤或慢性劳损：足部外伤会引起足骨出现骨折，破坏了足部正常结构，导致足侧弓出现异常，继而诱发扁平足；足部长期负荷过重，或长时间从事站立工作，均会使足部软组织及关节出现慢性劳损，可诱发扁平足。

（4）足部肌肉异常：如胫前肌、腓骨肌止点异常，足内、外侧肌柔软等。这些因素致使足部在负重时，出现肌肉、韧带受力不平衡，长时间就会诱发扁平足。

扁平足可以是先天的，也可以是后天获得的。儿童的足弓常常在4～6岁形成，大部分儿童及青少年平足是先天性的。成人平足可以是儿童平足的延续，也可能是其他原因继发引起，导致足弓塌陷造成的。有症状的成年人继发性扁平足称为成人获得性平足症。引起继发性足弓塌陷的原因有很多，如关节退变、创伤、糖尿病、类风湿关节炎、神经性病变、肿瘤、胫后肌腱功能不全等。

　　足弓是由跖骨与跗骨借助韧带、肌肉及关节组成的拱形结构，婴儿出生时由于相关骨和韧带结构尚未发育，即表现为扁平足，由于生理性韧带的松弛，足弓塌陷的现象甚至会在童年时期持续存在，在非负重位时足弓可能会出现，但在足部承重的时候，扁平足会呈现。生理性的韧带松弛会随着年龄的增长而恢复，在儿童10岁左右足弓将恢复正常，因此，年龄越小扁平足的发生率越高。副舟骨、垂直距骨等足部骨性结构异常可造成患儿持续性平足畸形，甚至可以成为僵硬型扁平足的病因。还有研究指出，肥胖儿童更容易出现扁平足；此外，扁平足的相关因素还包括性别（男孩要比女孩更易出现扁平足）、下肢关节松弛、坐姿不端等。但目前尚缺少扁平足相关风险因素的研究，需要做更多的相关调查。

## 儿童扁平足与成人扁平足的区别在哪里？

　　成人扁平足也可分为柔软型和僵硬型，柔软型扁平足表现为无负重时足弓出现，负重时足弓消失，多数无明显症状的柔软型扁平足无需治疗；僵硬型扁平足是指非负重情况下足弓存在的塌陷或消失现象，部分病例需要治疗，这与儿童扁平足是一致的。成人扁平足多为获得性，其最常见病因为胫后肌腱功能不全及足骨关节韧带损伤，治疗方法包括保守治疗和手术治疗，手术治疗多采用软组织手术和骨组织手术，就手术而言，成人与儿童扁平足的部分手术方式是重叠的，但并不能单纯地将儿童扁平足看作是成人扁平足的缩小版，由于发育的不成熟，儿童扁平足具有独特的性质，例如软组织和足骨的发育不完全，使其具有较大的可塑性和自我调节能力。因此，对儿童扁平足采用手术治疗时，需要充分考虑其生长潜能。

## 扁平足的足弓塌陷可引起哪些病理变化？

　　足弓塌陷可引起下述足的结构改变：

　　（1）跟腱挛缩：内侧纵弓塌陷后，跟腱作用于踝关节的力矩减小，跟腱的牵拉力不能有效地通过坚硬的足弓传达到前足部，为了推动身体向前，抬起足跟，跟腱需要变得更短、更紧、更有力。

　　（2）中足的松弛。致使中跗关节不能锁定。

　　（3）前足移位：内侧纵弓塌陷后，距骨跖屈，跟骨向后半脱位，跟骨前结节不再支撑距骨头。为了适应这种位置，前足和中足均围绕着距骨向背侧和外侧移位。前足外展，足的外侧柱缩短。

（5）胫后肌腱应力加大，易发生胫后肌腱劳损。严重者可有足内侧韧带的损伤。

（5）距下关节旋前，跟骨外翻。

（6）中足的不稳定使距下关节和距舟关节长时间处于异常位置，久而久之，这些关节发生退变，成为固定性畸形。这样会使踝关节承受更大的应力，最后导致踝关节退变。

### 足弓塌陷可引起哪些临床表现？

（1）疼痛：通常位于足底内侧（后足后内侧疼痛）（图6-5），且于长期站立或行走后加剧，常可以出现进行性加重的现象。偶尔疼痛也可位于踝关节外侧外踝附近。这是足弓塌陷造成后足外翻，继而腓骨与跟骨相撞击的结果。

（2）肿胀：疼痛关节外肿胀，以足舟骨结节处为甚。

（3）步态异常：患足疼痛及足弓塌陷可造成跑步甚至行走能力下降，步态异常，如外八字步态。

（4）疼痛及异常的步态：可对身体的其他关节造成影响，如因患足的过度外翻（图6-6）及内旋，造成膝关节代偿性外翻及髋关节代偿性外旋等，继而可能引发膝、髋、下背等部位的疼痛和关节炎。个别平足的患者可能以下背痛为惟一的症状。

（5）严重的平足畸形：可见足踝部其他关节受累，如距下关节和跗横关节的柔韧性降低甚至僵硬。

（6）平足症：可同时伴发有跖筋膜炎、跗骨窦综合征等。

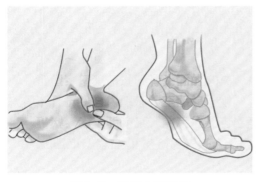

图6-5　足底内侧疼痛

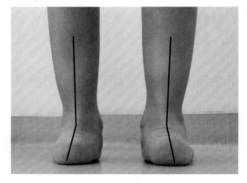

图6-6　双侧跟骨外翻

## 扁平足如何进行检测与评估？

要评估及测量扁平足，足印分析、足底压力测试、X线摄片、3D激光扫描、足姿势指数（FPI）均是评估儿童平足的有效方法。

（1）足印分析：足印分析收集足印的方法是让受测者赤足蘸水或滑石粉，然后让受测者站立在干燥的地面上，得到足印；也可让受测者先踏上浸有3%的三氯化铁溶液的脱脂棉，再站在浸有3%的亚铁氯化钾溶液的试纸上，烘干试纸后获得足印。然后依靠比例法、三等分划线法等分析足印，对扁平足进行诊断及严重程度进行分级（图6-7）。

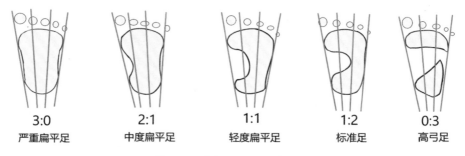

| 3:0 | 2:1 | 1:1 | 1:2 | 0:3 |
| 严重扁平足 | 中度扁平足 | 轻度扁平足 | 标准足 | 高弓足 |

图6-7 扁平足严重程度分级

（2）足底压力测试：足底压力测试主要通过相应的仪器进行足底压力的测试及分析，测试方式可分为静态和动态足底压力测试。其中，静态足底压力测试是让受测者光脚自然站立于测试仪器上，多次取平均值；动态足底压力测试是让受测者光脚自然放松，正常步态及速度行走于测试仪器上，以取得左右足底压力分布及相关数据。最后通过专业数据分析系统进行扁平足评估。

（3）X线摄片：负重位侧位X线片上常规评估平足的四个角度，包括距骨-第一跖骨角度（TMTA）、跟距角、跟骨角和跖骨角。根据距骨-第一跖骨角度分型：1°～15°为轻度畸形；16°～30°为中度畸形；大于30°为重度畸形。近来有研究报道称，利用计算机辅助测量跟骨第五跖骨角（CA-MT5）方法具有比常规方法更高的灵敏度和特异性，节省了时间和人力，大大减少了人为误差。

（4）3D激光扫描：3D激光扫描仪通过高速激光扫描测量，利用激光测距的原理，可快速复建出被测目标的三维模型及线、面、体等各种图件数据。有利于扁平足的快速筛查和疗效评价。

（5）足姿势指数：足姿势指数包括以下6个项目——距骨头触诊、外踝曲率、跟骨内翻或外翻、距舟关节区域、内侧纵弓一致性、前足外展或内收。每个项目

以 –2，–1，0，+1，+2 的等级评分，将最终评分相加，总评分范围为 –12～+12，负值越大表明高弓足越严重，正值越大表示扁平足越严重。它可以量化脚的旋前或旋后的程度，是一种相对简单快速的方法，具有良好的可靠性。

### 扁平足的诊断标准是什么？

（1）体格检查：发现足内侧纵弓塌陷，足底扁平，前足背伸、外展，后足外翻，甚至出现活动相关后疲乏、疼痛等症状即可诊断。

（2）若是病理性扁平足：需结合病史，CT 是诊断跗骨联合的金标准，若需进一步了解骨与组织间关系还可行 MRI。

（3）足印分析：可依靠比例法、三线划线法等对扁平足进行诊断及严重程度进行分级。

（4）测量指标包括 Chippaux–Smirak 指数（CSI）、Staheli 指数（Arch In－dex，AI）、Clark 角（CA），若 CSI >62.70%，AI > 107.42%，CA ≥ 14.04°，则可诊断扁平足，特别适用于学龄前儿童的诊断，其中 CSI 的准确率超过 90%。

（5）根据负重位 X 侧位片距骨–第一跖骨角度（TMTA）可分型：1°～15° 为轻度；16°～30° 为中度，大于 30° 为重度。FPI 可分型：0～4 分为轻度，5～8 分为中度，9～12 分为重度。

### 儿童柔软型扁平足需要治疗吗？

大多数柔软型扁平足不需要治疗，只有那些产生持续疼痛或影响正常步态的较少病例需要接受干预，多数患者通过治疗通常可以获得满意的效果。穿戴传统矫形器如矫正鞋、矫正袜等曾是无症状扁平足的首选治疗方案，早期的学者也认为其对于矫正患儿的足部畸形有帮助。然而近年来越来越多的研究指出，这类传统矫形器并不能逆转塌陷的足弓，甚至对矫正其他畸形的效果也微乎其微。有随访研究表明，大多数儿童无症状扁平足会随着年龄的增长而自行恢复，不需要治疗。无症状的扁平足即使是畸形严重也没有证据表明矫形器或者手术治疗可以减少以后发生并发症的风险。对于伴有疼痛或者功能障碍的病例，及时干预将有助于患儿生活质量的提升，甚至避免其他退行性病变的发生。

## 对有症状的柔韧性扁平足的初始治疗如何进行活动锻炼？

对儿童来说，柔软的平足被认为是一种生理偏差而不是一种疾病，足弓随着儿童的身体发育而发育。且足扁平与否对于简单运动并无明显影响，因此，不是所有的扁平足都需要治疗，特别是对于柔韧性扁平足的患儿家属，医务工作者有必要教导家属认识生理偏差与疾病的不同。因骨、韧带、肌肉在维持足弓中起着至关重要的作用，在临床治疗中需特别注意对于足部足弓及韧带、肌肉发育的运动锻炼。一般认为，对有症状的柔韧性扁平足的初始治疗选择活动锻炼。活动锻炼方法多样，主要目的为强化儿童足部肌肉及韧带，加强足弓发展，如赤脚走路、拉伸足底筋膜和跟腱、抓趾运动（图6-8）训练足部小肌群等。文献报道，赤脚活动的儿童，足弓发育明显优于长期穿鞋的儿童，遂鼓励柔韧性扁平足孩子赤脚走路以加强足部肌肉和足弓的发育。此外，不良生活习惯如W坐姿等，对于扁平足的发生发展亦有着不可忽视的作用，因此对于扁平足的早期治疗还必须包括生活习惯的纠正。

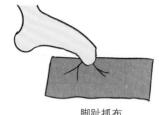

脚趾抓布

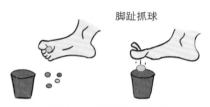

脚趾抓球

图6-8　脚趾抓趾训练

## 为什么扁平足的发生率居高不下？

城市中扁平足的发生率居高不下，严重影响青少年的身体健康，引起很多足踝及生物力学专家的高度关注。近几年国内外的研究发现，赤足、穿最低限度的鞋（仅含鞋底和极少绑带，如凉鞋）有利于发展足内肌的功能，如屈趾短肌、蹑展肌等，这些足内肌对足弓的动态支撑有很大作用，体现在使卷扬机制有效激活、在步行的蹬离期稳定前足、使足刚性增强等。但需要注意的是，这些研究的对象都是欠发达国家和地区的成人，长期赤足在山地、泥地、沙地、草地步行和劳作，成就了更为强壮的足内肌，足弓系统刚性更好。现代城市，路面多为水泥路和石板路，比较硬，没有弹性，赤足走在上面，对足的冲击力很大，往往损害孩子的双足，也会让我们通过压低足弓去适应这种地面，不利于足弓的形成。这也是目前扁平足发生率高的主要原因。

## 为了减少儿童扁平足的发生及其造成的危害，生活中应当注意哪些方面？

（1）避免不正确的姿势，家长应留意小孩的坐姿，避免双膝内向、外向W形或跪坐姿势。

（2）进行适当的运动，例如弹跳性运动、抓趾运动、尖运动、拉小腿后肌运动及手力按摩运动。

（3）穿合适的健康鞋及足弓垫，并且从小开始定期做足部检查，了解足部情况，再依据结果选择处理方法。

## 矫正鞋垫的作用是什么？如何制作？

对于有症状的柔韧性扁平足患儿，短期使用定制的足部矫形工具可显著改善患者足部疼痛和平衡的能力。这些足部矫形工具包括各类鞋垫、矫正鞋、内侧足弓支撑器等。但也有文献报道，柔韧性扁平足的矫正鞋被发现对脚弓的发育无效。扁平足矫正鞋垫在扁平足的治疗中有较好效果，但反对者认为，站立相舟骨的外展对向外拉动距骨颈起非常重要的作用，它可以减少距骨颈向内扭转的角度。所以，矫正鞋垫因为阻碍了中跗关节正常的旋前而不应该使用。

矫正鞋垫的作用不是矫正骨性排列异常，而是防止内侧纵弓的塌陷，常用方法是使用带有内外侧群边和跟围的高分子聚乙烯鞋垫。成功的鞋垫制作应在小孩非负重位下，各部位保持在中立位时取模，再通过阳模获得聚乙烯鞋垫。Subotnick建议将鞋垫塑形为脚处于最舒适的位置，再用恰当的前足或后足垫使足弓在步行时维持，Bordelon等证实，坚持穿鞋垫，可以使距骨－第一跖骨角（TMTA）每年减少5°。有研究称矫正鞋垫亦可抑制跟骨的外翻（图6-9，图6-10）。

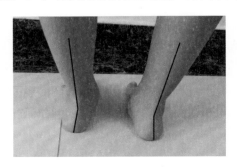 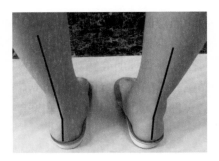

图6-9　双足跟骨外翻　　　　　　　图6-10　跟骨外翻减轻

## 儿童扁平足药物治疗的作用是什么？

因发育迟缓的儿童扁平足发病率较正常儿童高，故药物治疗主要为促进生长发育、补钙、补充维生素或非甾体类抗炎药等，但暂没有资料证明药物治疗是必须的，不用药物的情况下，扁平足症状随年龄增长能否改善亦属未知。

## 对于有症状的柔软型扁平足，首选治疗方式是什么？

对于有症状的柔软型扁平足，首选治疗方式是非手术治疗（图6-11），包括休息、理疗、服用抗炎类止痛药、下肢相应肌肉的锻炼，以及穿戴矫形器。

（1）多数柔软型扁平足都伴有跟腱挛缩，对于这类患儿，可以先通过理疗，缓解跟腱挛缩，再进行康复训练，增强腓肠肌的力量。

（2）足底肌肉的锻炼，可以增加足底的感觉敏感性，提高足部的平衡调节能力，可一定程度上恢复足弓的高度，效果甚至优于穿戴矫形器。

（3）对于不伴有跟腱挛缩的有症状柔软型扁平足，穿戴矫形器可作为首选治疗方案，和无症状扁平足的治疗相反，特制的矫形器如矫正鞋及支撑带对于缓解疼痛及步态的纠正可起到很大帮助，传统的矫正鞋可以用来矫正足部外翻，鞋垫提供了合适的接触面使得足部在承重时的稳定性提高，防止足部外翻或内旋，并能一定程度上提高足纵弓，增加足底的感觉灵敏性，改善足部的功能，对于疼痛的减缓及步态的纠正都有帮助。

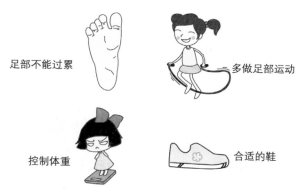

足部不能过累　　多做足部运动

控制体重　　合适的鞋

图6-11　柔软性扁平足保守治疗

## 目前临床上针对不同程度扁平足的治疗方法有几种？

（1）利用矫正装置进行治疗：拱形支架、矫正鞋、矫形鞋垫等矫正装置可以帮助缓解扁平足引起的疼痛，减轻患者的痛苦。

（2）伸展运动：做适当的伸展运动可以锻炼拉伸足部的跟腱。伸展肌腱可以帮助缓解扁平足带来的痛苦，而且有助于矫正扁平足。

（3）石膏固定：对于僵硬性扁平足可以采用石膏固定的方法进行治疗，主要的治疗原理是制动，减缓扁平足给患者带来的痛苦，但是石膏固定不具有矫形的作用。一般来说，石膏固定的时间通常为四周到六周。

（4）手术疗法：对于扁平足的治疗通常建议先采用非手术治疗方法，但在某些情况下仍然需要手术疗法。如形状异常或连接在一起的骨骼可能需要手术矫正或分离，而由结缔组织问题引起的扁平足则可以通过手术延长或修复受影响的组织来治疗。进行手术治疗可以消除扁平足引起的功能性障碍疼痛，但是手术后患者可能失去足内翻或足外翻的运动功能。

## 扁平足的手术治疗有哪些方法？各有什么适应证？

若扁平足保守治疗仍无效后，可以考虑手术治疗。外科手术治疗主要目的是缓解症状和预防永久性畸形的发生，以及提供更好的生活质量。用于矫正扁平足的外科技术分为三类：软组织手术、截骨术和关节制动术。关于柔软型扁平足的手术时机目前尚未达成一致，通常对于有症状的柔软型扁平足，只有在保守治疗无效且症状持续存在的情况下才会推荐手术治疗。而手术方式的选择对于外科医生也是一种挑战，目前仍没有明确的指南指导扁平足手术方式的选择。

（1）软组织手术：由于长期的平足畸形，使得患儿下肢力线改变，造成下肢各种软组织的结构改变，这些软组织包括跟腱、腓肠肌、胫后肌腱以及腓侧的肌腱等，而进行软组织手术的目的是通过重塑这些组织来矫正下肢的力线，使其处于较好的受力状态。手术包括重建术、软组织松解术和肌腱延长术等，但由于骨性结构的畸形持续存在，单独实施软组织手术的效果并不理想，通常需要结合骨性手术来纠正平足畸形。

（2）截骨术：截骨术主要是跟骨截骨术，可以解决潜在的平足畸形，通常包括跟骨内移截骨术、外侧跟骨延长截骨术等。

①跟骨内移截骨术：可以通过转变跟骨内外侧的高度，有效改善跟骨外翻的情况，使得跟腱的受力得到纠正，并能缓解距胫关节和距下关节所受压力。术后

足部的形态得到有效的改善，对于明显跟骨外翻以及足部易疲劳的患儿可以得到较好的效果。

②外侧跟骨延长截骨术：外侧跟骨延长截骨术最早是由 Evans 在1975年阐述，并由 Mosca 改进，通过截骨并延长跟骨外侧柱，可以有效减少距舟关节的活动，维持距骨的稳定，并矫正后足外翻以及前足外展。除神经肌肉性疾病导致的扁平足（可影响足骨的质量及降低足骨的柔韧性）外，外侧跟骨延长截骨术可用于多种有症状扁平足的治疗，且对于大多数严重足部畸形患儿效果较好。该手术的缺点是可能出现术后足部疼痛，且术后恢复所需时间较长。也有研究指出，跟骨截骨术后跟骰关节半脱位及植入髂骨脱出的风险较高，认为应该同时固定跟骰关节及植入的髂骨来避免该风险的出现。

总的来说，对于畸形严重且症状明显的患儿，截骨术的效果是值得肯定的，多项中短期研究表明，接受截骨术的患儿术后足踝部功能恢复较好，大多数患儿甚至可以参加体育运动。但是目前大多数研究缺乏长期的随访结果，特别是患儿长大到青少年时期的随访，需要研究者们继续完善。

（3）关节制动术：关节制动术是一种非融合性手术，是通过限制关节的活动来达到稳定关节的目的。目前应用最多的是距下关节制动术，该手术通过在跗骨窦置入内固定物，增加距下关节的稳定性，限制后足内旋，恢复距跟关节和距舟关节的正常解剖位置。对于扁平足患儿，可单独使用该术式，也可联合软组织手术或截骨术。临床上用于因平足畸形引起的活动时或活动后疼痛、行走后足部疲劳、易抽筋等症状，该手术也被建议用于步态异常及运动减少的儿童。

## 平足症的微创治疗是用什么螺钉？常见的并发症有什么？

平足症的微创治疗可以用距下关节制动器，因置入的跗骨窦螺钉种类不同可分为三种：

（1）改变力线型螺钉：垂直固定在跗骨窦正前方的后关节面，与距骨外侧凸相接，用于改善距下关节的受力方向，并限制跟骨内旋。

（2）阻断冲击型螺钉：与前者类似，但由于该类螺钉置入的位置更靠前，使其对距骨外侧凸的作用更明显，能有效防止距骨的滑动及内旋。

（3）自锁型螺钉：沿跗骨窦主轴线置入，支撑距骨颈并避免距骨外侧和跗骨窦之间的接触，从而限制了距骨内收跖屈。

虽然种类不同，但三种螺钉的主要目的都是为了维持距下关节的稳定。该手术简单易行，手术方式较为固定，没有截骨后骨折处延迟愈合或不愈合的风险，术后恢复快。虽然该术式用于成人获得性扁平足的疗效尚存在争议，但在儿童病例中，单独行距下关节制动术的患儿术后5～10天即可下地行走；短期内就可获得一定程度的疼痛减轻及步态恢复，甚至能参加体育运动。而当联合其他术式如截骨术时，术后需要6周左右才能恢复。距下关节制动术通过重塑距下关节各关节面间的空间结构，限制了跟骨的外翻及距骨的内收和跖屈。中短期随访结果表明距下关节制动术的术后效果值得肯定。但长期的研究仍缺乏，需要将来进一步完善。

距下关节制动术的最常见并发症是跗骨窦处的持续性疼痛，主要是由于置入的螺钉引起，有些患儿甚至需要再次手术取出内固定螺钉以缓解疼痛。近年来有研究指出，使用可吸收稳定器（吸收需要2年时间）可以避免取出稳定器的二次手术，且手术方式并没改变，并能同时联合其他治疗扁平足的术式，如经皮跟腱延长术、副舟骨切除术等，但在吸收的过程中有可能会造成跗骨窦处的持续疼痛及炎症。距下关节制动术用于儿童柔软型扁平足的治疗具有排异性低、矫正效果理想、副作用小等方面的优势，已被广泛接受，但目前仍缺乏统一的适应证，长期的随访研究也较匮乏，将来仍需更多的临床研究来完善。

## 如何给孩子选择合适的鞋子（美国骨科足踝社团）?

（1）不同品牌和类型的鞋尺码不一致。不要根据鞋上所标注的尺码来选择鞋。要用是否合脚来判断。

（2）选择最接近足部形状的鞋。

（3）定期测量足部的长度。随着年龄的增长，脚的尺码会变化。

（4）要测量两只脚的长短。大多数人会有一只脚比另一只脚大，按照大的那只脚选鞋。

（5）在一天将结束，足部体积最大的时候来选鞋。

（6）站着试鞋，并检查最长的足部趾和鞋的最前端之间是否有充足的空间。

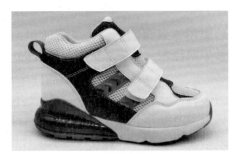

（7）确保足部在鞋子最宽处很舒适。

（8）不要购买太紧的鞋，不要期待鞋子会变宽松。

（9）脚跟在鞋里的活动度应当很小。

（10）穿着鞋走以确保鞋子合适（图6-12）。

图6-12 选择合适的鞋子

## 如何科学地给扁平足的孩子选一双合适的鞋子（南方医科大学第三附属医院）？

现代城市，路面多为水泥路和柏油路，地面硬，没有弹性，赤足走在上面，对足的冲击力很大，缓冲余地不大，对孩子的双足造成危害，只能通过压低足弓去适应这种地面，不利于足弓的形成，因此需要穿鞋去保护足。如果选择的鞋子不合适，不但不能保护双足，还可能延误足弓的形成。选择鞋子需要注意以下事项：

### 1. 尺码合适

选择鞋子时不宜过大，一般家长在小朋友穿好鞋子后，在鞋子和脚之间能放进一到两根手指，认为这样合适。其实不然，这样选出的鞋子对扁平足可能过大。正确的选择是以穿好鞋子，足跟抵住鞋帮，脚趾头离鞋头5～6毫米为宜。这样对扁平足有一个相对限制的作用。扁平足都比较长而宽，如果一味地选择大码的鞋子，脚容易在鞋子里滑动或脚底与鞋底错开，并不利于足的塑形。

### 2. 鞋跟杯较硬

给孩子选择后跟杯比较硬（图6-13）的鞋子，可以限制后足在鞋子内的晃动不稳，稳定住后跟，减轻后足过度外翻。选鞋时可以用手指捏压鞋跟杯，要有一定的硬度，不会轻易变扁。尽量不要让小朋友踩着鞋跟杯穿、脱鞋子，使鞋跟杯变形，失去对后足的保护固定作用。

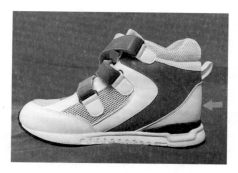

图6-13 鞋子的后跟杯较硬

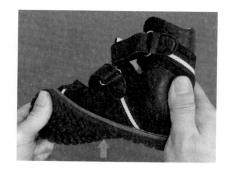

图6-14 鞋底有弹性，不能太软或太硬

### 3. 鞋底硬而且有弹性

鞋底的硬度合适也是非常重要，一般标准是比较硬实而且富有弹性（图6-14）。硬实是为了给予足弓足够的支持，有一定的支撑作用。而富有弹性，是为了给足弓减震，降低冲击力，以保护足。鞋底的材质以橡胶或者EVA材料为佳，挑选鞋子的时候，可以双手分别握住鞋头和鞋跟进行扭转，以稍有变形为适度。能够轻易地完全扭转则太软，完全不能扭动则太硬。

4. 配有足弓承托垫

4岁后的儿童至青少年时期是足弓形成的关键期，容易出现不同程度的扁平足、后足外翻等足部问题。倘若给孩子穿一双没有足弓承托的鞋子，就有可能让扁平足更严重。此外，长期穿着后跟杯软，缺乏足弓承托的鞋以及长时间不运动都会加剧扁平足的恶化速度。配有足弓承托垫（图6-15）的儿童鞋，有助于舒缓足部疲劳，同时降低扁平足或后足外翻等后遗症发生的几率。

5. 一定要注意鞋的反折点

扁平足蹬地的力较小，所以需要检查鞋底的前部是否可以向上反折，反折的位置与足的跖趾关节（足第一趾突出部位）是否重合（图6-16）。如果反折部位在鞋子的中部，鞋底前部屈曲的方向与脚掌弯曲的方向不相同，由此鞋子会阻碍脚步前进，不利于足的蹬离动作，从而影响足弓的发育。

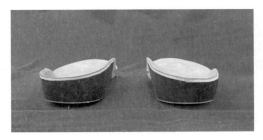

图6-15 足弓承托垫

注：红箭头处加高

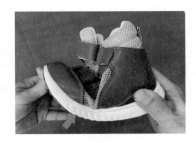

图6-16 鞋底的反折部位

6. 选择有鞋带或粘扣的鞋子

在给孩子选择鞋子的时候，要选择系鞋带的鞋子或者带粘扣的鞋子，要求每次穿鞋子应该绑紧鞋带或拉紧粘扣带（图6-17），以脚不能直接甩开鞋子为度。如果年纪小的孩子不懂系鞋带可以使用鞋带防滑扣。这样才不致于鞋子过大、过松，可以对足有限制作用。

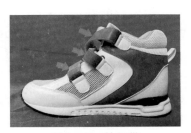

图6-17 粘扣带

7. 建议到鞋店给孩子试鞋子

建议给孩子买鞋子时到鞋店试一下大小、硬度。按照上述介绍的方法进行捏后跟杯、扭鞋身、折鞋底等方法，试出最适合孩子的码数及款式。因为即使同样码数和款式的鞋子，由不同的厂商生产出来会有差异。即便是同一个厂商，不同款式的鞋楦也不一样，因此生产出来的鞋子也有差异。孩子的表达能力有限，有时候鞋子不舒服也不会向家长诉说，会适得其反。

## 孩子穿鞋不当，主要有什么危害？

1. 影响脚部发育

孩子的脚不同于大人的脚，无论是结构上还是功能上。孩子的脚正在发育过程中，十分娇嫩，脚部骨骼主要成分是软骨，软骨容易发育变形。如果穿鞋不当，很容易造成脚部畸形。

2. 增加扁平足的可能

扁平足，就是足底扁平，足内侧的纵弓塌陷。一般孩子的足弓在4～6岁逐渐形成，如果孩子穿的鞋子不合适，就会增加患上扁平足的可能。

3. 导致甲沟炎

孩子的脚部还处在发育阶段，如果鞋子过小，会加剧脚趾甲与周围软组织的反复摩擦，造成甲沟的隐形损伤，感染后会导致甲沟炎。

4. 造成畸形足

鞋子在一定程度上会束缚脚部的发育，合适为好，不能太大也不能过小。如果穿鞋不当必然会使脚部畸形。鞋子过大，易引起足内翻或者足外翻畸形发育，也还有可能影响孩子以后走路的姿势，比如内八字、外八字。

## 如何区分内八字脚与外八字脚？有什么危害？

外八字脚和内八字脚的区别在于方向是相反的（图6-18），外八字脚（图6-19）是走路时脚尖向外偏，内八字脚（图6-20）是双足尖向里面扣，与正常步态（图6-21）的角度有明显的区别。正常幼童足踝关节轻微向内旋，因此出现八字脚，而内旋情况一般会在四岁后改善。持续八字脚情况之成因可能由多种情况引起，如下肢肌肉力不平衡，不良姿势（如双脚向外W形坐、跪坐姿势或俯卧睡）使股关节向外旋。其他原因有维生素D缺乏性佝偻病，此时小儿骨骼因钙质沉着减少、软骨增生过度而变软，加之小儿已开始站立学走路，变软的下肢骨就像嫩树枝一样无法承受身体的压力，于是逐渐弯曲变形而形成"八字脚"。内八字会导致走路摔跤、走路疼痛和疲劳。内八字脚走路的时候，因为重力作用的影响，会使膝关节受到的压力增大，使得骨骼出现变形，很容易形成"O"型腿，严重的时候会使骨盆出现倾斜，对女性的生育有很不利的影响。

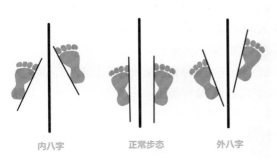

内八字　　　　正常步态　　　　外八字

图6-18　内八字与外八字区别

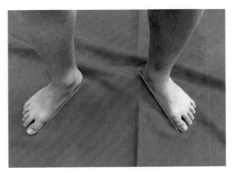

图6-19　外八字步态

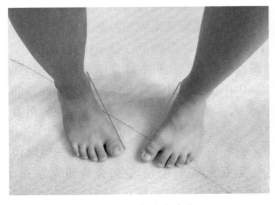

图6-20　内八字步态

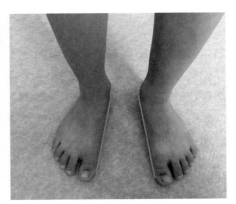

图6-21　正常步态

## 孩子内八字的矫正方法有什么？

（1）步态矫正：如果发现孩子有内八字的情况，应早期进行纠正练习。可以通过走直线的方法来训练，如果是年龄较小的孩子，在训练时，家长在孩子背后帮助孩子练习，将两手放在孩子的双腋下，帮助孩子沿着一条较宽的直线行走。在行走的过程中，家长要注重的是让孩子的脚离开地面时，重心要在足趾上，当孩子屈膝向前迈步时，就可以让两膝之间有一个轻微的碰擦过程。每天最少要练习2～3次，一定要长期坚持才会有效果。年龄较大的孩子，可让孩子自己在地板上每天沿着一条直线走，也是每天最少走2～3次。练习时，要求孩子注意脚背和脚尖的动作，只要反复练习，久之便可纠正"八字脚"姿势。

（2）手术矫正：通过手术的方法进行治疗，根据人体生物力学原理设计，科学矫正儿童不规则的足部受力，可以帮助足部骨骼健康成长。除非有髋关节问题或重度膝内翻影响孩子的发育，否则一般不采用手术。

（3）矫正鞋矫正：这种鞋子根据孩子脚的内旋情况定制，鞋帮高，能固定住孩子的踝关节，底部根据孩子脚的病因制做成一定的坡度，随着孩子步态的变化，一般半年换一双鞋。一般也较少采用，效果不肯定。

（4）姿式矫正（图6-22）：可以尝试以下姿式来矫正内八字。如鼓励盘膝坐、蛙泳、踩单车等姿式；避免跪坐，避免俯卧，避免W型坐。

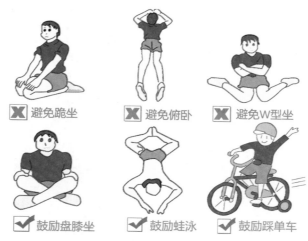

图6-22　姿式矫正内八字

（5）运动矫正：踢毽子可以矫正八字脚。外八字脚用脚外侧拐踢毽子，内八字脚用脚内侧拐踢毽子，一定要注意两脚交换进行。

### 孩子外八字的矫正方法有什么？

（1）步态矫正：要纠正孩子外八字的走路习惯，可以时刻提醒孩子在走路或跑步时注意膝盖与脚尖是否对着前方，如果发现不正确，及时矫正；在沙土上走一走，然后观察自己的脚印，看看脚尖是否朝正前方，如果不是朝着前方，及时改正。为了更好地矫正，可以进行过度矫正，比如外八字脚，关键的是要练习脚尖朝内走跑；内八字脚练习脚尖朝外走路，练习一段时间后，可以检查一下走路的脚印看是否已改正过来。

（2）跳跃练习：可以让孩子并脚向前跳。无论是内八字脚还是外八字脚，脚尖都要朝前练习。练习一段时间后再观察脚印有没有恢复。

（3）踢毽子：也是可以矫正八字脚的练习。内八字脚用脚内侧（图6-23）拐踢毽子，外八字脚用脚外侧（图6-24）拐踢毽子，一定要注意两脚交换进行。

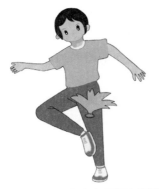

图6-23　内八字用脚内侧踢

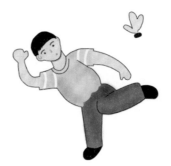

图6-24　外八字用脚外侧踢

## 什么是先天性马蹄内翻足？

先天性马蹄内翻足（CCF）（图6-25，图6-26），是常见的先天性足畸形，由足下垂、内翻、内收三个主要畸形综合而成，以后足马蹄、内翻、内旋，前足内收、内翻、高弓为主要表现的畸形疾病。先天性马蹄内翻足发病原因尚不清楚，占全人口的0.1%～0.3%，男性发病较多。可为单侧（图6-27）发病，也可双侧。双侧发病约占45%。畸形明显，一出生就能发现，因此疏忽的病例较少见，多能及早治疗，效果也较好，但畸形也易复发，应定期随访至骨骼成熟，约在患儿14岁后。先天性马蹄内翻足无特殊药物治疗。患者可以伴有其他畸形，如先天性髋关节脱位、并指、肌性斜颈等。

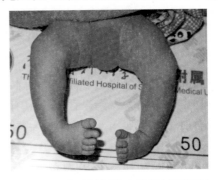

图6-25　先天性马蹄内翻足（正面观）

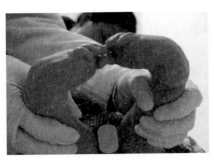

图6-26　先天性马蹄内翻足（足底观）

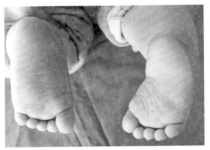

图6-27　单侧马蹄内翻足（足低观）

引起马蹄内翻足的原因还不清楚，最大的可能是基因的混乱。多数学者认为该畸形为胚胎发育早期受内、外因素的影响导致发育异常或肌肉发育不平衡所致，也可能与胎儿足在母体子宫内位置不正有关。如果患马蹄足的孩子在其他方面正常，只要他们得到专业医生的诊治，父母应相信孩子的足会重新获得基本的功能和外观。治疗好的马蹄内翻足，孩子可免于马蹄内翻足引起的残疾，能够过正常的生活。

## 先天性马蹄内翻足包括哪些畸形？

先天性马蹄内翻足的畸形有：

（1）前足内收内旋。

（2）后足内翻。

（3）踝关节下垂。

（4）胫骨内旋。

病变主要在跗骨，尤以距骨的变化最为明显，从而导致畸形。久之则使软组织发生挛缩，使畸形较为固定。在继续发育过程中，骨在受压力小的部位发育旺盛，而在受压力大处则发育受阻，逐渐形成骨性畸形（图6-28）。

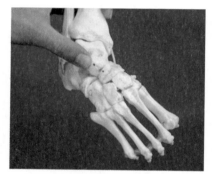

图6-28　马蹄内翻足骨骼畸形

## 先天性马蹄内翻足的国内外流行病学是什么情况？

全球每年约有15万婴儿受CCF的折磨，发病率约为1‰，其中80%病例发生在发展中国家，给社会和家庭带来很大负担。许多研究报道，CCF的发病可能与性别、孕妇年龄、婚姻状况、孕妇的文化程度及其吸烟有相关，并证实具有一定遗传性。2001年至2005年美国出生婴儿确诊6139例CCF患儿，总发病率约为1.29‰，其中非西班牙裔白人约为1.38‰，西班牙裔约为1.30‰，非裔美国人约为1.14‰。瑞士的调查结果表明，CCF男女患病率比例约为2:1。有学者调查显示，孟加拉国2009年至2011年出生的婴儿，CCF患病率为900:1，全国每年约有5000例特发性CCF。学者研究发现，秘鲁的CCF男性占61%，远高于女性的发病率，其中11%有遗传家族史。我国2001年至2010年出生的婴儿中，4233例被确诊为CCF患儿，全国CCF发生率为0.51‰，10年内发病率没有变化趋势，男女患病率比例约为1.12:1。

## 先天性马蹄内翻足的病因是什么？

关于马蹄内翻足的病因，有两种基本的理论：

（1）距骨内的原始胚浆缺陷引起距骨持续性跖屈和内翻，并继发多个关节及肌肉等软组织改变。

（2）多个神经肌肉单位内的原发性软组织异常引起继发性骨性改变。该病与神经肌肉病变、遗传、骨骼发育异常、软组织挛缩、血管异常及宫内发育阻滞有关。也有一些研究认为，受孕月份及出生季节与该病有关。最近大多数学者均支持神经肌肉病变说。

其他病因因素如下：

（1）神经、肌肉病变：一些学者认为，肌力的改变是以神经异常为基础的，骨骼肌只有在相应神经的支配下才能发生、成熟，实现特定的功能，神经纤维为骨骼肌提供了必须的营养物质并发放骨骼肌运动的指令。研究发现，先天性马蹄内翻足小腿肌群中普遍存在腓骨肌肌力持续减弱，小腿内后方肌肉挛缩，造成肌力不平衡。

（2）遗传因素：先天性马蹄内翻足畸形的患者其同胞患病几率增加30倍。在单卵双生中的几率为33％，而在双卵双生中仅为2.9％。近亲中发病危险率显著增高，这说明患病率至少部分受到遗传因素的影响。近年来发现的HOX基因可能是马蹄内翻足的相关基因。HOX基因家族是成簇存在的同源异型盒基因。

（3）血管发育异常：有些学者认为，血管发育异常可能是先天性马蹄内翻足的原因，有学者发现大部分马蹄内翻足病足有胫前动脉发育不良或缺失，足背动脉消失，粗大的胫后动脉成为主要的血管。

（4）骨骼及软组织异常（图6-29）：有学者发现，距骨骨化中心比正常小，偏前外侧，骨化中心前面和表面的软骨被不成熟的血管分割使增殖软骨细胞区受干扰，头和颈生长受阻，相继跟骨、舟骨及骰骨发生改变。由于挤压舟骨呈楔形，骰骨肥大内移。有学者证实了距骨畸形，并且距骨颈向内成角，距骨体内倾及内旋，同时伴有跟骨的内倾和内旋，这

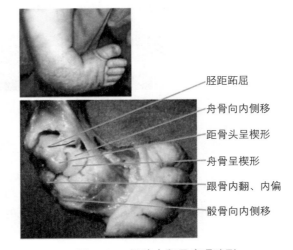

胫距跖屈
舟骨向内侧移
距骨头呈楔形
舟骨呈楔形
跟骨内翻、内偏
骰骨向内侧移

图6-29 马蹄内翻足病理畸形

样就导致了后足内翻畸形，随后引起前足旋后。

（5）其他因素：最早有学者认为，马蹄内翻足畸形是由于宫外压迫和羊水过少而导致足被挤压在马蹄内翻足的固定位置引起的。最近有些学者认为马蹄内翻足的发生与早期羊膜穿刺术有关。孕期吸烟与畸形比率为1.2:1.7，男性胎儿较女性易感。有学者认为，夏秋季正是肠道病毒感染的高发季节，病毒感染引起宫内胎儿脊髓前角受损，从而导致马蹄内翻足畸形。

综上所述，目前先天性马蹄内翻足的病因研究取得了一定的进展，多数观点趋向于神经肌肉病变。有关的研究从大体形态到细胞、分子水平以及显微结构都取得了相当的进展，但神经肌肉病变是否为长期马蹄内翻足所致继发性病变尚待进一步研究。至于遗传基因是否为神经肌肉病变的根本原因也还需继续探讨。

## 先天性马蹄内翻足是不是胚胎畸形？

马蹄足不是胚胎畸形，由正常足演变成马蹄足，一般发生在孕期的第4～6个月，超声检查很少见16周以前的胎儿有马蹄足。因此，像先天性髋关节发育不良、先天性脊柱侧弯一样，马蹄足是一种发育性畸形（图6-30）。

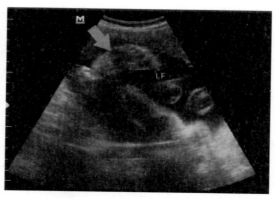

图6-30　超声显示马蹄内翻足

## 先天性马蹄内翻足的组织学特点是什么？皱折是什么？

马蹄足的胫后肌似乎在腓肠鱼目肌、胫前肌和趾长屈肌的协同下产生过度的拉力；这些肌群比正常的短小，腓肠鱼目肌的远端有许多含丰富胶原的结缔组织增生，容易向跟腱和深筋膜蔓延。马蹄足的踝关节内侧面、后面的韧带，跗骨关节韧带非常厚且张力高，因此它们将舟状骨、跟骨限制在内翻、内收位。小腿的肌肉大小与马蹄足的畸形程度成反比。极严重的马蹄内翻足可见腓肠鱼目肌的上三分之一缩小。韧带、肌腱、肌肉的胶元过度合成，可能会持续到3～4岁，这会导致马蹄足的复发。

在显微镜下看新生儿的韧带富含胶原纤维和细胞，成束的胶原纤维呈现波纹状称为皱折，返折皱折使韧带容易被牵拉，对婴儿韧带的缓慢牵拉不会引起任何损害。数日后皱折会重新出现，允许进一步被牵拉。这就是手法矫正马蹄内翻足的可行性原理。马蹄足患儿的胶原生化研究显示：其胶原结构与其Dimeglio分型，即足部畸形僵硬程度有关，马蹄足含有更少的胶原含量，马蹄足胶原的结构不同与其矫正的难易程度相关。

### 先天性马蹄内翻足分为哪些类型？

（1）姿势性马蹄内翻足：可能是妊娠晚期宫内体位造成，畸形足的柔韧性好，经按摩或支具外固定，多能较快治愈。

（2）特发性马蹄内翻足：病因为多因素，呈典型马蹄内翻足表现，中等僵硬度。①瘦长型（松弛型）足外形瘦小，畸形较轻，易于用手法将足置于中立位，小腿周径与健侧相似，非手术治疗效果佳；②短肥型（僵硬型）足肥而短，足跟小，畸形严重，小腿周径较健侧为细，畸形不易用手法扳正，常需辅以手术治疗。

（3）神经肌肉型：神经肌肉疾患相关的足踝畸形，如脊髓脊膜膨出（MMC）或脊柱裂伴发马蹄内翻足畸形。

（4）综合征型：伴随已知综合征出现的足踝畸形，如多关节挛缩（AMC）伴发马蹄内翻足畸形。

### 马蹄内翻足需要做哪些辅助检查？

马蹄内翻足根据临床表现均能做出诊断，一般不需要辅助确诊。

（1）X线检查：对于诊断马蹄内翻足畸形程度和治疗疗效的客观评价。足前后位和极度背伸侧位片，双侧足部进行对比，马蹄足患儿的正位片示——跟骨距骨重叠，且均朝向第五距骨，跟距角度消失。

（2）B超检查：是可以用来诊断婴幼儿马蹄足的常规检查，对于观察软骨的情况具有X光片无法替代的作用。

（3）MRI和CT扫描也被推荐用于先天性马蹄内翻足畸形的术前及术后评估，但大多数患儿没有必要进行这些检查。

## 发现孩子患了马蹄内翻足怎么办？

如果孩子发现不幸患了马蹄内翻足，首先不要慌张、不用恐惧，争取一周内找到专业的儿童骨科医生或有治疗婴儿马蹄内翻足经验的医生诊治。对于很多稍偏远的地区来说，当地可能没有相关的医生可以为孩子诊治而需要到外地医院去诊治，家长也不要因为孩子小怕麻烦、或因为有些地区认为孩子没出月子不宜出门的观念而影响带孩子到有治疗条件的外地医院就诊。切不要听信个别人或医生所说的等待孩子长大再治疗的观点。在找到专业的医生诊治之前，家长可以适当以轻柔手法牵拉及按摩孩子的足踝部。

## 先天性马蹄内翻足的保守治疗首选什么方法？为什么被广泛应用？

先天性马蹄内翻足的保守治疗首选Ponseti（潘赛缇）治疗法。

1948年，Ponseti教授（图6-31）提出了具有里程碑意义的治疗方法。Ponseti发现手术治疗的患者常常会残留畸形和疼痛。通过对正常足和马蹄足的功能及病理解剖的深入研究，Ponseti提出了该种方法。其步骤主要包括：手法矫正、系列石膏外固定、经皮跟腱切断、足外展支具。其过程是将一手拇指顶在足背外侧凸起的距骨头处，另一手在保持旋后位上将前足外展，以纠正足内收、高弓畸形，并使距骨复位。然后石膏固定。第一次石膏固定是在马蹄状态下纠正前足内收及高弓畸形，并使距骨头部分复位。以后每周更换石膏，通过4～8次的连续矫形，使距舟关节复位，跟骨内翻畸形随之纠正，跟骨在距骨下方外展时会自然背伸。随着足内收、内翻畸形的纠正，跖屈逐渐得到改善。然后予以经皮跟腱切断，背屈15°～20°外展60°位长腿屈膝矫形石膏固定3周。最后是足外展支具治疗。前3个月全天穿戴，以后睡眠时使用，持续2～3年。

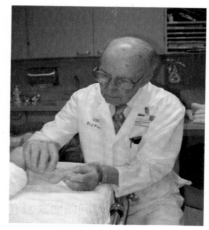

Ponseti最初报道优良率可达83%，后来进一步报道优良率可达98%，仅有11%的患者复发。Herzenberg等报道优良率可达97%。Lehman等报道优良率可达92%。总体来说，Ponseti法治疗先天性马蹄足的优良率可达

图6-31　Ponseti教授为孩子治疗

90％以上，这些患者中仅7％～10％需要进一步手术治疗。Ponseti法不仅可以用于先天性马蹄足的治疗，而且对于多关节挛缩、脊髓脊膜膨出，以及一些遗传综合征和神经肌肉病变引起的马蹄足畸形，甚至对广泛软组织松解术后复发的患者仍有一定疗效。由于Ponseti疗法便于术者理解、操作简单、疗效显著、花费较少。因此，Ponseti法目前已作为马蹄内翻足的主要保守治疗方法在全世界广泛应用。

## Ponseti（潘赛缇）的治疗原则是什么？

2014年的统计数据显示，193个联合国成员国中有113个国家采用Ponseti疗法治疗先天性马蹄内翻足。其基本治疗原则包括：

（1）除跖屈畸形外，马蹄内翻足的所有畸形必须同时矫正。

（2）前足相对于后足旋前导致的高弓畸形，可通过旋后前足来矫正。

（3）将足外展时应稳定距骨头，通过拇指按压距骨头外侧避免踝穴中发生旋转。

（4）当跟骨充分外展，与距骨的相对位置正常时，才能矫正除踝关节跖屈外的所有畸形。

（5）治疗踝关节跖屈畸形常需行经皮跟腱切断术。

患儿通常在出生后1周内开始接受治疗，经过4～6次的手法矫正、长腿石膏固定（图6-32）及经皮跟腱切断术后，畸形初步矫正率可达95％以上。治疗后需每天穿戴支具23小时以上并持续至少3个月，随后每天的穿戴时长调整为12～14小时，持续至4～5岁，以防止畸形复发。

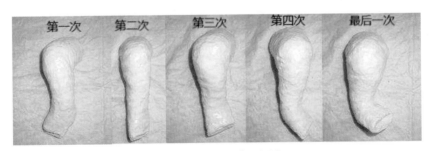

图6-32　左足系列石膏矫正

## Ponseti(潘塞缇)治疗方法适用于多大的孩子?

　　Ponseti方法即早期连续石膏矫形加经皮跟腱切断术,辅以足外展矫形支具。该方法优点是同时矫正先性马蹄内翻足的所有畸形,是目前最受关注的保守治疗方法,适用于新生儿及6个月以下婴幼儿。不少文献报道,该法治疗先天性马蹄内翻足成功率较高,且长期回访复发率很低,可以减少矫正手术。Hemo等研究发现,Ponseti方法治疗效果与治疗时机有关,一般对出生不到9个月的患儿采用Ponseti方法治疗效果较好,在出生后9~28个月进行治疗仍可得到部分纠正。一般建议,在出生后1周开始治疗,疗效比较显著。Ponseti方法对于僵硬性马蹄足、脊髓发育不良马蹄足及其复杂性马蹄足效果不佳,需要联合其他方法(如经皮跟腱切断术),才能达到治疗效果。也有报道认为,由于操作者不注重Ponseti方法的操作细节导致该方法复发率和再次手术率较高。

## Ponseti(潘塞缇)治疗方法成功率有多少? 治疗效果取决于哪些因素?

　　潘塞缇( Ponseti)方法由美国著名医生Ponseti总结几十年治疗马蹄内翻足的经验发展而来的方法,在最近几十年已经在全世界进行推广,证明是一种非常有效、经济并且远期疗效好的治疗方法。该方法操作相对简便,基层医务工作者和外科医生经过相应的专业训练都能掌握这种治疗方法和打石膏的技巧,是目前我国主流的治疗方法。该方法的治疗目标是完全消除或减少马蹄内翻足畸形的所有因素,以获得功能正常、灵活、无痛、有力,外观正常、以脚底着地的能正常穿鞋的脚。通常成功率(在没有其他疾病的婴幼患儿中)可以超过95%。治疗效果取决于:

　　(1)先天性马蹄内翻足的严重程度。

　　(2)有无其他神经肌肉疾病(例如:神经肌肉疾病综合征)。

　　(3)孩子开始治疗时的年龄和身体发育阶段。

　　(4)医生或其他医务工作者的经验。

　　(5)家长的配合程度。

　　(6)是否正确使用支具,佩戴支具的时间是否足够。

## 什么时候开始用Ponseti方法治疗？通常需要打多少次石膏？

若有可能，应在出生后（7~10天）即开始用Ponseti方法治疗。在9个月龄之前用Ponseti方法治疗，大多数马蹄足都能得到矫正。如果在9~28个月之间开始治疗，仍然可以矫正全部或多数畸形。每周一次手法矫正，接着打上石膏，一般4~6周就能矫正大多数的马蹄足畸形。若6~7次石膏后仍未得到矫正，这表示此方法很可能效果不佳。

### 马蹄内翻足的矫正通常分为几个步骤？

多数马蹄足只须经简单的手法矫正，然后打石膏固定在矫正位置，就能逐渐矫正。一般4次石膏后，内偏及足弓就得到矫正；几乎所有的病例都要经皮跟腱切断术以彻底纠正马蹄足畸形；然后打最后一次石膏并保持3周；拆除石膏后再穿戴足外展支具以保持矫正效果，支具早期全天佩戴，后期夜间佩戴，夜间支具通常需要用到孩子4岁左右。使用这处理方法矫正过的足灵活、有力并无痛，生活几乎完全正常。如图所示（图6-33至图6-41）：

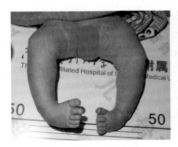

图6-33　5月男婴

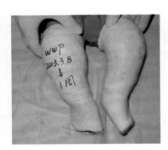

图6-34　Ponseti第一次石膏

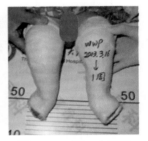

图6-35　第二次石膏

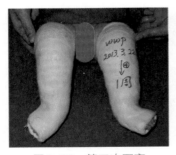

图6-36　第三次石膏

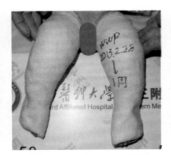

图6-37　第四次石膏

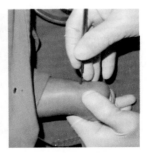

图6-38　跟腱松解

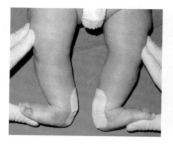
图6-39　背屈良好

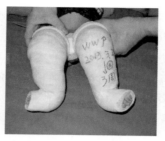
图6-40　石膏固定三周

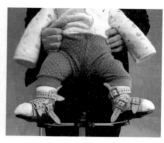
图6-41　外展支具固定

## 石膏的家庭护理要注意哪些事项？

**1.检查血液循环**

打上石膏（图6-42）的6小时内，每小时检查足部血液循环1次，然后每天检查4次。检查的方法是：轻柔捏一下脚趾，观察血液回流情况；如果血流情况良好，脚趾会先变白，然后很快恢复成粉红，这叫做变白反应。如果脚趾发黑发冷，没有变白反应（由白到粉红），是因为石膏太紧，这时，需要立即联络医生，请他们检查石膏情况。若没办法及时到医院，则需要家长在家先将石膏拆除，以免造成严重后果。

**2.注意脚趾尖与石膏边缘的位置**

如果脚趾缩回到石膏里，可能是石膏滑动了，无法保持矫正效果；这时，需要马上联络医生，告诉医生看不到孩子的脚趾了。

**3.保持石膏干爽清洁**

石膏弄脏后，可以用湿抹布擦干净。

**4.石膏未干**

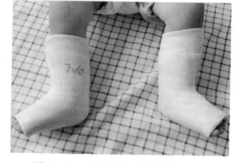
图6-42　双足高分子石膏固定后

当石膏未干时，要将其放在枕头或软垫上，直至石膏干了和变硬。孩子睡觉时，在石膏下方放置一个枕头，以抬高下肢。脚跟刚好伸出枕边，避免压迫脚跟，引起疼痛和压疮。

**5.尿布**

经常更换尿布，以免弄脏石膏；石膏上端不要紧贴尿布，以防粪尿漏进石膏；给婴儿穿上带弹力腿圈的尿布比较好。

如果发现以下任何情况，马上通知医生或护士：

（1）从石膏发出任何腐烂的气味或石膏流水；石膏边缘的皮肤发红、疼痛和发炎；脚趾血液循环差；石膏滑脱；

（2）孩子发烧至38.5℃或以上，而且并非由其他原因如感冒、感染等引起。

## 如何拆除宝宝腿上的石膏？

每7天左右更换石膏一次，对于软的纤维石膏，在下一次打石膏前1～2小时，从纤维石膏的边缘，开始拆开石膏，取出棉垫，用温水轻柔给清洗孩子的整个下肢。如果是传统石膏，护士会用特制的石膏刀去掉石膏，因此，拆开之前要先把石膏软化，方法是把孩子打石膏的腿放入澡盆或水盆，用白醋：温水＝1：1的液体浸泡石膏15～20分钟，然后用湿毛巾包裹石膏，外罩塑料袋，再过10分钟左右就可以比较轻易拆除石膏了。

## 为什么需要佩戴外展支具？

有研究表明马蹄内翻足患儿对佩戴支具的不依从与畸形复发密切相关，可直接影响治疗成功率。有报道显示，患儿对支具的非依从性为23％～61％，畸形复发率为14％～41％，且二者之间存在正相关关系。Haft等研究表明，患儿对支具依从不良者畸形复发率为支具依从良好者的5倍，Avilucea等报道为120倍，而Dobbs等的研究显示达183倍。Ponseti最初建议支具佩戴时间为2年，其研究结果显示畸形复发率为56％；将支具佩戴方案延长至4周岁，畸形复发率明显下降。畸形复发通常发生在5岁以内，大多数畸形发生的时间与足的快速生长时期相对应。Anderson等研究发现患足在2周岁时可以达到成人足1/2长度，推测婴幼儿期足的快速生长率可能是畸形复发的风险因素。马蹄内翻足的病因仍不清楚，关于足外展支具有效性的原理仍倾向于一些假说。Ponseti认为，马蹄内翻足畸形复发最主要发生在后足，可能与踝部后内侧肌肉、韧带纤维挛缩密切相关，这可能与原发畸形有相同的病因。因此，畸形初始矫正后需要佩戴足外展支具，以维持获得的矫正，同时预防畸形复发。

按照Ponseti治疗方法的原则，马蹄内翻足畸形矫正后需要佩戴带连杆的足外展支具（图6-43）维持获得的矫正和预防畸形复发。该类型支具基本构型应为：

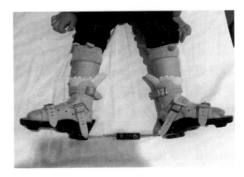

图6-43 带连杆的足外展支具

（1）一双高帮、露趾、穿戴服帖的鞋子。

（2）与肩同宽，凸面向外弯曲5°～10°固定连杆。

（3）连杆与鞋子固定方式为：患足外展60°，正常足外展30°。

佩戴时间：前3个月全天佩戴，之后每天14～16小时直至患儿3～4周岁。如前上述，患儿对支具的依从性与畸形复发密切相关，且延长足外展支具佩戴时间可明显降低畸形复发率。

## 常用的外展支具有哪些类别？各有什么特点？

马蹄内翻足畸形矫正后需要佩戴带连杆的足外展支具预防畸形复发，Ponseti教授最初建议使用带有高帮鞋的Denis-Browne（DB）夹板来预防畸形复发，之后逐渐演变为后来的标准的足外展支具。目前，临床上通常使用的支具有：Markell支具、Mitchell Ponseti支具（俗称MP支具）、Dobbs支具、Steenbeek支具等。考虑到支具依从性的影响，多项研究报道试图从改善支具的构型来提高患儿对支具的依从性，进而降低畸形复发率。支具分类及特点如下：

（1）改善鞋子舒适性的足外展支具，如目前临床上最常用、相对比较舒适的Mitchell Ponseti支具。

（2）轻便型的足外展支具，如Yamamoto等设计的支具。

（3）连杆可活动的足外展支具，如Dobbs设计的支具、Kessler支具。

（4）单侧膝踝足支具，如Saetersdal支具、George支具。

（5）踝足支具。

既往研究表明，所有改善的支具类型均提高了支具的依从性，降低了畸形的复发率。Perry等研究距下关节各个肌肉对距下关节的作用，结果表明人体足后内侧肌群（腓肠肌、姆长屈肌、胫后肌等）的相对有效肌力及内翻、外翻的相对有效性强于足前外侧肌群（腓骨长短肌、趾长伸肌、姆长伸肌等）。足外展支具效能模型研究表明，标准连杆固定的足外展支具较连杆可活动的足外展支具、单侧膝踝足外展支具以及单纯的踝足支具对足踝内后侧的肌肉及肌腱牵伸作用更强。鉴于此，临床实践中建议使用连杆固定的足外展支具，能获得良好的临床效果。

## 使用外展支具有哪些注意事项？

（1）头2天孩子很可能不喜欢戴上支具，这并不是因为支具引起疼痛，而只是因为多了一个新的不同的东西，让孩子还不适应。

（2）戴上足外展支具后，与孩子玩，这是尽快克服不适感的关键。戴上支具后，孩子不能分开两条腿活动，要教孩子戴着支具并同时踢和摆动两腿。可以推拉支具的杆，轻轻屈伸孩子的膝关节，教会孩子活动并同时曲伸膝关节。

（3）养成习惯。如果把支具治疗变成生活的常规，孩子会适应得比较好。只要孩子一去睡觉，就给他戴上支具，孩子就会明白，一天之中，什么时候是戴支具的时间。如果把使用支具变成了日常生活的一部分，孩子就不会抗拒穿戴支具。

（4）把横杆包裹起来，可用自行车的把手套，这样可以保护孩子、自己和家具，以免被杆碰坏。

（5）不要给皮肤发红的部位抹润肤油，因为润肤油会使问题加重。有时皮肤发红是正常的，当出现鲜红点或水疱，尤其是足后跟部位，这表示鞋穿得不够紧。一定要将脚跟穿进鞋里面，如果发现皮肤发红或水疱，请联络医生。

（6）如果孩子的脚总是从支具里滑出，原因是脚跟没有穿进鞋里面，可以尝试把鞋带系紧一个孔或尝试从上到下系紧鞋带。

（7）定期加固杆上的螺钉。

## 宝宝佩戴外展支具的时间如何安排？

开始是全天（昼夜）穿戴支具3个月。之后，穿戴时间可缩短至夜间12小时，白天2~4小时，每天共要戴14~16小时，这样一直维持到孩子4岁。在佩戴支具的第1，2个晚上，由于双足被固定在一起，患儿会有哭闹不适。此时，不要因为患儿哭闹随便将支具去除，如果因为支具不合适而发生皮肤磨损或者疼痛除外。如果不按照医嘱佩戴支具，马蹄足的复发率高达60％以上。使用支具不会影响到患儿运动系统的发育，也不会对患儿的独坐爬行或者行走造成影响。请家长们注意，千万不要因为孩子哭闹就脱去支具，必须知道，不按照医生建议佩戴支具和定期复查，是马蹄内翻足复发最常见的原因！

表6-1　九个月龄以下婴幼儿开始穿戴支具时间表

| 全天佩戴期 | 每天23小时（除了洗澡） | 3个月 |
|---|---|---|
| 每月缩短时间 | 每天20~22小时 | 1个月 |
| | 每天18~30小时 | 1个月 |
| | 每天16~18小时 | 1个月 |
| 夜间及休息时间 | 每天14~16小时 | 若干个月直至行走 |
| 夜间 | 每天12~14小时 | 持续至4岁 |

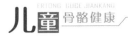

表6-2　九个月龄以上儿童穿戴支具时间表

| 多数时间 | 每天18~30小时 | 2个月 |
|---|---|---|
| 每月缩短时间 | 每天16~18小时 | 2个月 |
| | 每天14~16小时 | 2个月 |
| 夜间 | 每天12~14小时 | 持续至4岁 |

表6-3　四岁以上儿童穿戴支具时间表

| 多数时间 | 每天18~30小时 | 2个月 |
|---|---|---|
| 每月缩短时间 | 每天16~18小时 | 1个月 |
| | 每天14~16小时 | 1个月 |
| 夜间 | 每天12~14小时 | 持续至6岁 |
| | 每天12~14小时 | 持续1~2年 |

目前，对于畸形矫正后足外展支具佩戴时间尚未充分研究，且不同研究中心对佩戴支具时间的要求存在较大差异。相对比较统一的足外展支具佩戴时间为畸形矫正后的前3个月，大多数研究中心认为应该佩戴23小时以上或全天佩戴。既往文献对足外展支具佩戴的年限从2周岁到5周岁均有报道（表6-1，表6-2，表6-3）。Abdelgawad等认为患儿年龄超过3周岁后，佩戴支具影响夜间睡眠，进而佩戴时间难以保证。

## 马蹄内翻足会复发吗？如果复发应该怎么办？

患儿的足逐渐出现旋后和马蹄畸形。婴儿期的复发表现是：脚不能外展及（或）不能背屈，及（或）跗横关节出现内收。幼儿期的复发可以通过观察孩子走路做出诊断。从正面看前足旋后，说明胫前肌力量过强，腓侧力量太弱；从后面看足跟内翻；孩子坐下时，检查踝关节活动度，和其背屈角度受限程度。应仔细评价距下关节活动的范围。

复发最常见的原因是跟腱切断术后不能按医生要求穿戴支具，有学者研究表明能够按要求穿戴支具的复发率为6％，而不按要求者复发率为80％；按要求穿戴支具而复发的原因是肌肉失衡和韧带僵硬。

复发是不能忽视的问题！一旦出现复发的表现就要考虑再做1~3次石膏进行纠正。打石膏的原则与婴儿期的石膏是相同的。石膏矫正后同样需要按要求穿戴支具。

对1岁甚至2岁的孩子，有时可能需要再做经皮跟腱切断术。手术后应该打4周的屈膝长石膏，使脚处于外展位，之后夜间戴支具。少数病例的年长儿可能需要做切开跟腱延长术。

跟骨内翻复发比跖屈更常见，可以通过观察孩子的站立姿诊断。应该在孩子12～24个月龄时再次进行石膏矫正，之后严格按要求穿戴支具。

## 马蹄内翻足的手术治疗方法有哪些？

对于错过非手术矫形时机的患儿或矫形后由于未按照医嘱要求佩戴矫形支具造成畸形复发的患儿，则根据其不同情况，进行相应的对症手术治疗。

（1）软组织松解术。

（2）跟腱延长术：对于错过跟腱松解手术年龄的患儿（一般2-3岁）需要切开延长跟腱，使跟骨下移，将跟腱行"Z"字切开缝合。术后石膏固定6周。

（3）胫前肌外移术：适用于马蹄足早期轻度复发，或治疗后残留前足内收畸形的儿童。

（4）外固定支架：对于大龄僵硬性马蹄内翻足患儿（一般5岁以上），足部骨骼已经骨化，单纯通过软组织无法矫正畸形，可以使用Ilizarov外固定支架技术（图6-44至图6-48），术后需要定期调节支架，外观基本满意，但可能会残留足踝关节僵硬。

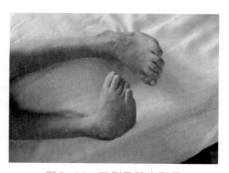

图6-44　双侧马蹄内翻足

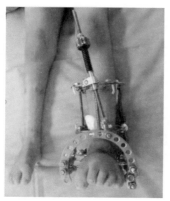

图6-46　外固定架治疗右侧马蹄内翻足

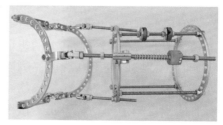

图6-45　外固定架

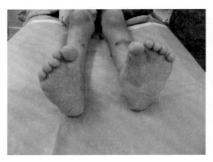

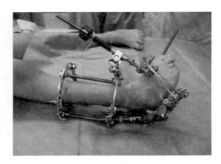

图6-47　外固定架治疗左侧马蹄内翻足　　　　图6-48　拆除外固定架后

（5）足部截骨矫形术：有很多手术方式，一般患儿年龄大于5岁，根据其畸形情况选择不同部位的截骨，可以与外固定支架联合矫正马蹄内翻畸形。

（6）三关节融合术：适应证为10岁以上儿童，合并跖骨内收、后足内翻、跖屈三种畸形，可以考虑行此手术。

## 胫骨前肌肌腱转位手术的指征是什么？最佳年龄是多大？

Carcean学者用胫前肌外移术时认为，肌腱移位前，足部畸形必须完全矫正。国内学者陆裕朴等在此基础上采用肌力平衡术，治疗先天性马蹄内翻足3个月至2岁589例，足手术优良率为93.5%，疗效最佳。2岁以后手术者，疗效略有下降趋势，即便是年龄稍大的儿童，应争取在完全纠正畸形的前提下行肌腱转移肌力平衡手术。临床上松软性马蹄内翻足可以被动矫正，对不能自主矫正的畸形多数用肌力平衡手术治疗。6～12个月患儿采用此术式效果好，最佳手术时间为出生6个月。此手术方法简单、创伤小，术后无须长时间石膏固定即可下地负重行走，有利于足部骨骼的发育和关节功能的恢复，但肌力平衡术一般不作为单独治疗，常须与其他手术方法一起实施。其缺点为肌腱附着点选择不当，行径不直接，固定不牢，肌力不足，易致矫形失败等。

但目前国内最流行的Ponseti治疗方法认为胫骨前肌转位（图6-49）的指征是：孩子行走时，持续脚内翻和旋后，脚底外侧皮肤增厚，手术之前，必须打2～3次石膏，确定所有的固定畸形都已经矫正，做手术的最佳年龄是3～5岁。需要做转移手术，通常显示对使用支具的依从性很差。

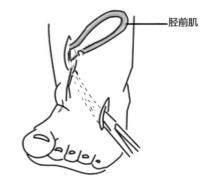

胫前肌

图6-49　胫前肌转位示意图

## 先天性马蹄内翻足常与哪些疾病相鉴别？如何鉴别？

本病确切的病因尚无定论。现已了解遗传因素起一定的作用，环境因素对异常基因的表达起调控作用，可能与胎儿的足在子宫内的位置不正有关。出生时即有一侧或双侧足部出现程度不等的马蹄内翻畸形：跟骨内翻、前足内收、后足下垂。患侧足和小腿较健侧细小，即使是双侧患病，其二侧的严重程度也不一样。出生后即出现明显畸形者诊断不难。若年龄较大，病史不明确者，要与以下疾病相鉴别：

（1）先天性多发性关节挛缩症：累及四肢多个关节。畸形较固定，不易矫正。早期已有骨性改变。

（2）大脑性瘫痪：为挛缩性瘫痪，肌张力增加，反射亢进，有病理反射，以及其他大脑受累的表现等。

（3）脊柱裂、脊髓灰质炎所致的神经异常：肌肉有麻痹和萎缩等现象，肌电图可确定肌肉的麻痹。

## Ponseti治疗方法与传统Kite治疗方法有什么不同？哪种治疗方法为首选？

先天性马蹄内翻足的治疗目标是尽可能恢复足的外观和功能，使患足能够用足底着地行走，行走时无疼痛产生。Ponseti系列手法矫正加石膏固定的治疗方法，是治疗先天性马蹄内翻足的首选方法。传统的Kite方法是先纠正前足的内收，再矫正后足的内翻，最后纠正马蹄畸形，三个步骤按顺序完成。Kite强调，在前足外展时，术者要握持后足，拇指顶压在跟骰关节上。Ponseti技术则是顶压在距骨头外侧。Ponseti认为，这种Kite方法是"错误"的（图6-50，图6-51）。因为在前足外展时，如果将后足固定，拇指施压在跟骰关节上，会阻挡跟骨的外翻和外旋，不能纠正后足的畸形。此外，在前足外展时，若第一跖骨仍处在跖屈位（前足旋前），可加重中足的高弓畸形，导致跖侧和内侧的软组织更加挛缩。Kite的外固定采用小腿石膏管型，不利于控制踝的旋转，易致石膏脱落，而且治疗时间长达22个月。

小于12月的患儿采用Ponseti治疗通常效果较好。Morcuende等学者认为，2岁以下的儿童若未经治疗可以首选Ponseti治疗。治疗越早越好，由于其治疗效果优于以往其他保守治疗方法，且远期效果也优于手术治疗，具有治疗时间短、效果好、费用低等优点。一般认为，保守疗法效果不满意，或畸形复发者，可考虑手术治疗。随着Ponseti方法的推广应用和技术的提高，需要接受手术的只是极少数患儿。

**Ponseti 旋后外展**　　　　　**Kite 旋前外展**

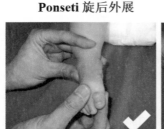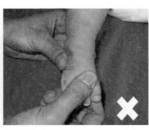

图6-50　两种手法矫正效果

**旋后外展**　　　　　　　**Kite 旋前外展**

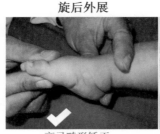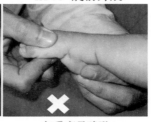

高弓畸形矫正　　　　　　加重高弓畸形

图6-51　两种方法对畸形的矫正效果

## Ponseti治疗选择什么外固定材料为宜？普通石膏还是聚酯绷带？

Ponseti推荐使用普通石膏，认为普通石膏比玻璃纤维经济并且容易成型。国内有学者认为聚酯绷带材质轻、塑型快、固定牢固、应用方便等，对于年龄较大的儿童更适合，可减少石膏靴损毁、移位和脱落，可保证治疗效果。Pittner等学者研究表明系列石膏治疗结束后，普通石膏组DimOglio-Bensahel得分显著低于玻璃纤维组。认为玻璃纤维组具有更好的石膏顺应性、持久性、家长满意度高。外固定材料只是将患足维持在一个矫正后的位置，石膏或聚酯绷带、玻璃纤维等都能满足维持需要的强度，普通石膏花费低．而聚酯绷带、玻璃纤维则费用较高。采用何种外固定材料，可以根据医生对材料的熟悉程度，患儿家庭的经济条件等多方面考虑。

## Ponseti方法更换石膏的时间间隔是多长？

Ponseti方法矫形更换石膏的时间间隔一般为一周更换一次。从儿童生长发育的角度考虑，年龄越小，生长发育越快，塑形的速度也越快。因此，对于幼儿，尤其是3个月以下的可以将更换石膏时间减短为5天一次，而大于6个月的，可根据患儿足的僵硬程度，相对柔软的一周更换一次，相对僵硬的可延长为10天一次，2周甚至3周一次。这样可以减少石膏固定次数，减少花费，还能取得更好的治疗效果。

## 什么是非典型马蹄足？如何治疗？

约2~3%的马蹄足难于矫正，被视为非典型马蹄足，成功治疗这类马蹄足需要特别注意。常有如下特点：

（1）检查：多数非典型马蹄足短而粗，皮肤软而皮下组织松。脚后跟严重僵硬性马蹄和内翻，在脚后跟有一个深的凹，跟骨面覆盖一厚的脂肪垫，所有跖骨明显跖曲，造成足僵硬性高弓和脚底很深的横行凹陷。大脚趾短小而且极度背伸。

（2）触诊：舟骨内移位，舟骨结节靠近了内踝，跟骨前结节在外踝前凸出，很容易错误视为跟骨上的距骨头。

（3）运动：距下关节僵硬，跟腱非常紧和宽，纤维化到了小腿中份。

（4）三头肌：腓肠鱼目肌小，成束到了小腿上的三分之一，单侧的患儿，病足较健侧短（1.5~2厘米）

对非典型马蹄足的治疗，需要对标准的方法进行修改。矫正步骤如下：

（1）识别：一手握着前足，另一只手拇指和示指感觉踝关节。拇指和示指向前滑动，紧握距骨头，在一边感觉到舟骨，另一边感觉到跟骨的前结节。

（2）运动：当足慢慢的发展，跟骨在距骨头下向外侧移动，距下关节就可以感觉到，在非典型马蹄足，这种活动度在开初很小，甚至在两三次石膏后才感觉的到。

（3）打石膏：打石膏时，将示指放在外踝后方，同一只手的拇指在距骨头的外方相反加压，而不是在跟骨的前结节。使踝关节在距骨下外展塑形。

（4）外展：打第一次石膏时，足掌旋后最少60°，这样使跟骨在距骨下分开，纠正前足旋前，减轻跖骨跖曲（尤其是第一跖骨），矫正第一趾过伸。

（5）石膏位置：为防止石膏滑动，在大腿成型时，膝关节要曲120°。

（6）腱切断：当跖骨过曲改善后，马蹄仍然很硬，跟骨在距骨下不能外展，在局麻下经皮跟腱切断术。术后每4～5天更换石膏，直到足能够外展和背曲，必须在踝关节处握住足，两手拇指加压使足背曲，避免距骨过度外展。

（7）支具：标准鞋不适合短和胖的非典型马蹄足，由于脚非常滑出，引起脚跟水疱和皮肤破裂，这会导致依从性差和加快畸形复发。

要改善依从性，用预制好的支具，对非典型马蹄足石膏后的治疗很有效，这种支具有三条软皮带和已成型好的塑料软鞋底，能将脚固定在鞋子里，通过调整塑料底，鞋固定在一条横杆上，鞋的后跟有两个开口，让父母能看到脚后跟穿到了位，这种支具使孩子感到舒适，减轻父母的麻烦，而且能防止复发。

## 马蹄内翻足手术治疗前后，家长应该注意什么？

马蹄内翻足是常见的儿童足部畸形，手术治疗主要应用于Dimeglio分型IV型及部分III型，或保守治疗失败的马蹄内翻足患儿。家长需要注意以下几点：

（1）术前为患儿每日温水泡脚3次，每次20分钟，以清洁皮肤皱褶，防止感染。

（2）术后患儿石膏外固定（图6-52，图6-53），翻身困难，需要2～3小时协助翻身，更换体位并保持床单干燥整洁，预防皮肤压疮。观察石膏松紧度，是否有周围循环障碍，垫高下肢，促进消肿。

（3）在医生的指导下协助功能锻炼，鼓励患儿进行主动活动。外固定解除后看护患儿在床上训练2周，活动关节，做抬腿及肌肉收缩训练。康复期间，每日泡脚的同时加用手法活动关节和挤捏腓肠肌，以增加患肢的血运，改善腓肠肌的营养，对增加关节的活动度，降低腓肠肌的疲劳，坚持为患儿患肢进行按摩和功能锻炼，但勿过早负重行走，以防畸形复发。

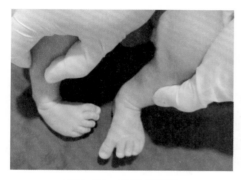

图6-52　马蹄内翻足

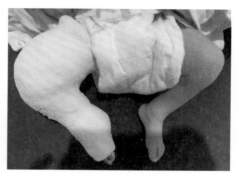

图6-53　马蹄内翻足石膏外固定

## 什么是高弓足？

高弓足是指以足纵弓异常增高为主要改变的足部畸形。少部分为先天性发病，多数为3岁后发病，系神经系统疾患所致，如脊髓栓系综合征、脊髓空洞、遗传性神经疾患等。在患高弓足的人群中，儿童群体较为常见，一般是由于神经肌肉性疾病，导致患儿的前足固定性跖屈，使得患足的足纵弓增高（图6-54）。有些患者还会合并足内翻畸形，使得足弓发育异常，出现高弓足。当然，也有少部分患者，高弓足出现的原因不明，则称这种情况为特发性的高弓足（图6-55）。而在医学上，会根据患者的高弓足严重情况，是否有伴随其他畸形进行分型，由此制定不同的治疗方案。高弓足是足部常见畸形之一，它严重影响了患者的站立和行走功能，并且部分病例是进行性加重的。

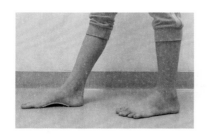

图6-54　右足足弓增高

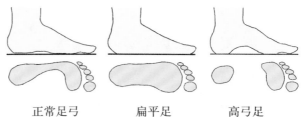

正常足弓　　　　扁平足　　　　高弓足

图6-55　扁平足跟高弓足的区别

## 高弓足平时要注意什么？有办法纠正吗？

（1）选择鞋子要合适，也可以定制鞋子（图6-56）。定制的可以支撑足弓，分散足底的压力。为缓解跖骨头受压，使体重呈均匀性分布，在鞋内相当跖骨头处加厚1厘米毡垫，并在鞋底后外侧加厚0.3～0.5厘米，以减轻走路时后足出现的内翻倾向。但是这些措施只能减轻症状，既不能矫正高弓足畸形，也不能防止畸形加重。

（2）高弓足症状较轻者可穿定制鞋垫（图6-57），因一般现成鞋垫足弓位未必有接触患者的足弓位高。鞋垫可填补过高足弓，平均分布足底压力，避免因压力局部集中而形成病变。

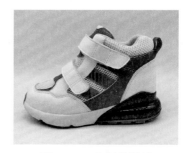

图6-56　定制的鞋子

（3）早期于轻型的高弓足患者可以采取被动牵拉足底挛缩的跖筋膜（图6-58）、短缩的足底内在肌。可以多做伸展小腿及足弓的拉筋运动，可改善因筋腱过紧而引致的足部问题。

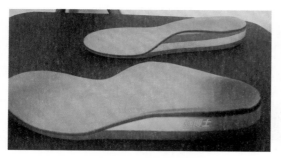

图6-57　定制的鞋垫

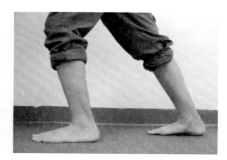

图6-58　被动牵拉足底跖筋膜

## 高弓足的危害有哪些？

形成高弓足的原因主要是由于先天性的遗传或因肌肉不平衡或挛缩及不正确的行走步态而导致。足弓内外侧有明显的高形足弓（图6-59）。其危害主要有：

（1）步态上容易有外八字足、"O"型腿以及爪形趾，容易造成腿部肌肉的疲劳。

（2）行走时，因足跟骨向内翻转，跟腱拉力的不平衡，而有重心前倾；尤其当脚底肌腱拉力不均匀，在走路、站立及跑步时感到横弓疼痛、足底筋膜抽痛等状况。

（3）高弓足站立时，可以感觉到身体的重量大都集中在双脚的前、后端，脚底内侧的足弓明显异常过高，脚背上的韧带过紧或骨骼变形，导致跟骨与脚趾间的足弓弧度逐渐变高。

（4）高弓足会因膝盖骨向外侧角度变大，造成膝盖关节外侧张开，引起膝关节病变，使得下坡及下楼梯容易产生疲劳和疼痛。

（5）高弓足也容易伴随产生肩颈酸痛的现象，甚至造成假性长短腿、脊柱侧弯、足底筋膜炎、跖骨炎、脚底跟骨处及跖骨处长茧及脚底韧带发炎。

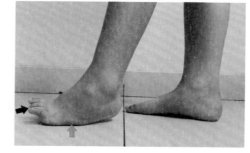

图6-59　高弓内翻足

注：黑箭头为爪形趾，红箭头为足外侧缘着地

## 高弓足的分类如何？

**1.单纯性高弓足**

该类型的高弓足患者其足内外侧纵弓呈一致性增高，但是足跟依旧保持着中立位，有些患者会有轻度的外翻。而前足有固定性跖屈畸形，第一和第五跖骨均匀负重。

**2.内翻型高弓足（图6-60）**

这个类型通常只有前足内侧列，也就是第一、二跖骨的跖屈畸形，导致的内纵弓增高。患者的外纵弓依旧很正常，不过第五跖骨在不负重的情况下，很容易被抬高至中立位。而第一趾骨由于固定性跖屈，无法被动背伸至中立位，还会有20～30°的

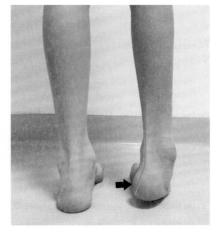

图6-60　右足高弓内翻足，跟骨内翻

内旋畸形。该类患者在行走时，会增加第一跖骨头承受的压力，为了减轻这种压力，患者多会使用足内翻姿势来负重。长期以往，患者在晚期多有出现后足固定性内翻畸形。此类型患者的足部多有爪形趾，也就是第一跖骨头向足底突出，而足底负重区软组织增厚，形成胼胝体出现疼痛。

**3.跟行型高弓足**

主要是由于小腿的三头肌麻痹引起，跟骨处于背伸状态，前足固定在跖屈位。该高弓足类型多见于脊髓灰质炎、脊膜脊髓膨出。

**4.趾屈型高弓足**

此型不仅前足呈固定性跖屈畸形，患者的后足、踝关节也有明显的跖屈畸形。这个类型的高弓足患者，一般继发于先天性马蹄内翻足手术治疗之后。

患有高弓足一定要及时诊治、矫正，患者在病情早期足部都较为正常。但是随着病情的发展，足趾、趾间关节都会出现不同程度的畸形。严重影响患者的行走能力，而且治疗也相对复杂，一些有高弓足倾向的人群最好尽早检查诊治。

## 高弓足的临床表现有哪些？

由于畸形的程度不同，患者表现出轻重不等的症状和体征：

（1）典型的畸形表现为高弓、马蹄、爪形趾畸形。足纵弓较高，足长度变短，可见跖趾关节背伸，趾间关节跖屈。跟腱挛缩，跖腱膜挛缩，胫前肌无力。足底

跖骨头部皮肤可有胼胝形成，甚至发生坏死。

（2）患者大多不能持久行走，足易疲劳，感觉酸痛。

（3）足部无弹性，踝背伸受限。

（4）足底接触地面的面积减小。但畸形轻者，站立负重时畸形减轻甚至消失，足印呈正常形态。

## 高弓足如何治疗？

对于高弓足（图6-61），可以采取如下的治疗：

（1）对于一些年龄较小或者是发现较早的此类患者，可以首先尝试进行保守治疗。此时需要对患者的足部进行相应的正骨推拿治疗，而且在此基础上，需要指导其进行相应的功能锻炼。当然，对于年龄较小的患者，则主要以推拿治疗，并且配合支具固定为主。

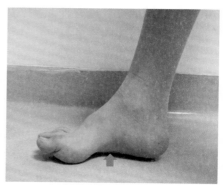

图6-61　右足高弓足外观照

（2）对于一些病变相对较重，或者是已经发病时间较长的患者，以手术治疗为主。此时医生有可能会对足部的相关软组织进行松解。而在术后，需要指导患者进行相应的功能锻炼。另外，对于一些出现了特别严重骨性畸形的患者，有可能需要在软组织相关手术治疗的基础上，进行截骨相应的治疗。比如需要对足部的小关节做相应的截骨和融合手术。

## 高弓足保守治疗与手术治疗有哪些方式？

大多数高弓足需要手术治疗，但对于轻度、关节活动度仍较灵活的患者可以先尝试规范的保守治疗，主要包括牵张运动训练、矫正鞋、矫形支具等。根据Coleman木块试验结果，可以选择针对不同部位（前足或后足）的矫形器。腓肠肌张力过高的患者可能会因此导致前足弓形足，可以有针对性地开展腓肠肌伸展锻炼。保守治疗在一定程度上可以延缓病程发展、改善症状。但疗效往往暂时，复发率较高。长期使用矫形器和支具会导致肌力不平衡（图6-62，图6-63），会进行性加重畸形，甚至造成肌腱和关节不可逆的损害。所以，经过正规保守治疗无效，或僵硬高弓足患者仍需要手术干预。目前主要的手术方式包括软组织手术、截骨矫形术和关节融合术等，复杂的畸形有时需要联合使用多种术式行多次治疗。针对畸形部位不同，可选术式也不尽相同。手术治疗的要求是，不仅要纠正现有畸形，还需兼顾抵抗其潜在的变形力，尽可能降低复发率。

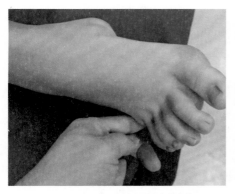 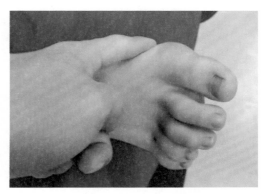

图6-62　右足外翻肌力测试　　　　　图6-63　右足内翻肌力测试

## 高弓足手术治疗的原则是什么？手术目的是什么？

1．手术原则

先纠正高弓状态，再纠正伴发畸形；先进行软组织手术，再进行骨性手术；先进行截骨矫形，再进行关节融合术。

2．手术目的

恢复足及踝部的解剖相对关系，平衡维持足部功能的肌力，恢复改善患者行走功能。

## 高弓足的治疗方案需考虑哪些？

（1）纠正异常的三点负重，如第1跖列下沉、跟骨内翻，这一方面能使踝关节及足部各关节受力均衡，降低关节退变速度，另一方面能缓解因足倾斜而导致的压力性疼痛。

（2）降低足弓，能够增加足底受力面积，缓解压力性疼痛。

（3）纠正伴发的畸形，如爪形趾、前足内收等。

### 柔性中足高弓足如何进行手术治疗？

柔性中足高弓足的手术治疗根据畸形的僵硬程度，一般对于柔软的中足高弓足（图6-64，图6-65），施行跖腱膜松解结合跟骨或跖骨截骨术可以足够矫正畸形，形成跖行足。然而对于中足的轻、中度僵硬的高弓足畸形，需辅以中足骨性手术。

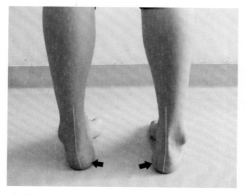

图6-64　双足高弓内翻足，跟骨内翻

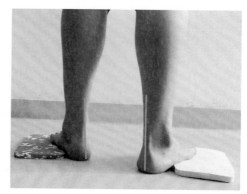

图6-65　木块试验跟骨内翻消失，为柔软性

### 什么是CMT高弓内翻足？其病因如何？

Charcot-Marie-Tooth（CMT）病是最常见的遗传性神经功能障碍性疾病，主要表现为非代谢紊乱的遗传性神经疾病，发生率为1/10 000～4/10 000。1886年，法国神经病学医生Charcot及其学生Marie最先报道了下肢远端的肌肉废用及萎缩，称之为腓骨肌萎缩症。Tooth于1886年报道了同样的症状，称之为腓骨肌进行性萎缩，并最先将此症状与神经功能障碍联系起来。后来此病称为 Charcot-Marie-Tooth病。

CMT常累及足部，导致严重畸形和功能障碍。在高弓足患者中，超过50％的高弓足患者患有CMT。Wines等报道，CMT儿童中有66％存在高弓内翻足畸形，CMT是儿童高弓内翻足最常见的原因。而Nagai等通过神经传导测定（NCS）或DNA检测报道，78％的高弓内翻足患者为CMT。

1. CTM病因

1968年，基于病理生理学标准，CMT被分为两型：CMTl和CMT2，后又在遗传学基础上进一步细分，据统计有30多种基因突变与不同类型的CMT相关。CMT发病原因：①CMT的电生理或病理学可表现为脱髓鞘或轴突退变，以外周神经改变为主。在遗传学可表现为常染色体显性、隐性和X染色体遗传；②脱髓鞘病变患者最显著的电生理改变为神经传导速率减慢；轴突病变患者的神经传导速率常不受影响；部分变异者同时存在脱髓鞘和轴突退变，神经传导速率介于前两者之间，常为X染色体链锁遗传。

2. CMT高弓足病因

CMT的进展缓慢，且为进行性过程。有学者报道，CMT患者从5岁起，足部形态开始由正常向高弓内翻畸形发展。肢体远端至近端的肌肉均可能累及。最常见为胫前肌和腓骨短肌，使腓骨长肌和胫后肌丧失正常拮抗作用，此不平衡会导致第一跖骨过度跖屈和后足内翻（图6-66）；同时，常伴有踝关节背伸功能障碍，加之足内在肌功能障碍，成为引起足严重高弓内翻畸形的协同因素：①CMT并发高弓内翻足患者的畸形被归因于运动失衡，胫前肌肌力减弱导致足下垂；②腓骨长肌（图6-67）和趾长屈肌代偿性强大加之足内在肌功能障碍，导致前足旋后、内侧柱增高和单纯伸直型爪形趾；③后足内翻被认为是继发于第一跖列跖屈所致的前足弓形以及强大的胫后肌和减弱的腓骨短肌之间的肌力失衡所致；④高弓内翻足的足弓僵硬，前足旋后在行走时能提供的缓冲极小，可造成负重时跖骨痛和挫伤型足跟疼痛。

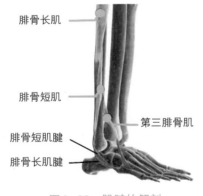

图6-66　肌腱的解剖

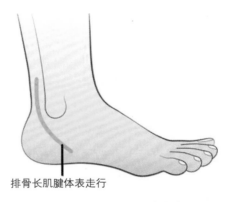

图6-67　腓骨长肌腱的体表走行

## CMT高弓足有哪些病理特征？

（1）距骨周围内侧或跖内侧半脱位、后足内翻、踝关节和距下关节内旋（内翻力矩）。

（2）对抗内翻无力的外翻肌和踝关节、距下关节外侧韧带，会导致踝关节不稳定。有报道，72%的CMT患者存在踝关节不稳定。

（3）在疾病的进程中，由于踝关节非同心力作用，最终导致胫骨远端内侧关节面磨损及外侧副韧带牵拉松弛并最终断裂。

（4）软组织挛缩或异常使畸形加重，并阻碍骨性畸形矫正以及关节力线恢复。

（5）如果未经治疗，晚期骨骼将产生适应性改变，这些改变与软组织挛缩程度和负重行走相关。

（6）疾病晚期，某些关节可能自发融合，或因继发于挛缩、受力异常而产生退行性变。

（7）CMT高弓内翻足在下肢都会表现出异常，如踝关节、距下关节、前足、中足后足和足踝部韧带结构。

## CMT有哪些临床表现？

CMT患者常发病于幼年，临床表现有：

（1）最常见的畸形为高弓内翻足，畸形可累及后足、中足、前足和足趾，如任其自由发展，可出现足部胼胝、疼痛以及肌力减弱和骨骼畸形导致的步态不稳。

（2）其他足踝部表现还包括踝关节不稳、足部瘢痕、跟腱挛缩、爪形趾等，因下肢肌力减弱及不平衡，常出现失足跌倒。

（3）随病情进展，可出现足内在肌萎缩及腓骨肌肌力减弱，导致高抬步态；可呈上升性腱反射消失，常起于跟腱反射，但感觉异常少见。

（4）很多患者由于症状较轻而适应良好。

# 第七章

# 创　伤

## 儿童常见外伤有哪些？如何处理？

孩子成长过程中受伤是很正常的事情，家长不用太担心。主要的是要知道如何处理，如何及时到医院就诊，不要耽误病情。

1. 运动伤

孩子的天性就是爱运动，所以运动伤是不可避免的。比如最常见的就是爬滑梯摔伤肘关节（图7-1），踢足球扭伤踝关节，打篮球导致肢体骨折。扭伤和拉伤是最常见的儿童运动损伤，而踝关节扭伤则最为常见。约85％的踝关节扭伤有外侧副韧带损伤。小学生运动伤中生长板损伤（会导致骨骼发育畸形）较韧带损伤更为常见。这时候家长就在检查受伤部位是否肿胀明显，有无畸形，有无瘀斑，压痛明不明显或有无异样的声音。若有上述情况，则需要送到医院X线拍片或CT检查以明确有无骨折。

2. 表皮擦伤

擦伤（图7-2）仅仅是表皮受伤，所以伤势比较轻微，可以在家治疗，家长不用担心。但有以下几种情况应好好处理：①对于很浅、面积较小的伤口，可在附近药店买些碘伏或红药水涂抹伤口及周围的皮肤（注意不要用酒精直接去涂擦伤口，对伤口刺激较大），然后用干净消毒纱布包扎好；②如果找不到消毒用水，

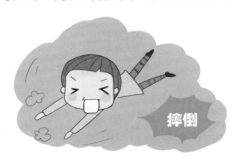

图7-1　摔伤

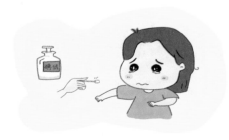

图7-2　擦伤

可用清洁的水清洗伤口，然后涂上抗菌软膏，比如百多邦，再贴上创可贴。只是临时处理，还是需要到医院进行消毒和无菌包扎处理；③如果擦伤面积较大（超过半个手掌），或伤口有污染（粘有沙粒、污物），或受伤部位肿胀、严重疼痛，或软组织擦伤较深、流血较多，或受伤位置很重要（如脸部受伤处理不当会有瘢痕），建议还是带孩子及时到医院急诊科或儿童骨科就医。对于大而深的伤口，更应及时带孩子去儿童骨科做局部清创处理，并在24小时内注射破伤风针剂。

3．深部裂伤

深部裂伤（图7-3）是指伤口较深，一般需要在8小时内处理，最迟不超过24小时，否则感染的机率会大大增加。所以，家长要及时带孩子到医院儿童骨科就诊，需要对伤口内有无神经、血管的断裂进行检查，如有则需要及时缝合修复。如果是晚上，可以先到急诊科就诊。由于孩子的皮肤娇嫩，容易生成瘢痕，需要进行美容缝合，最好由儿童骨科医生来处理伤口，细针细线，刺激小，瘢痕小。尤其是面部伤口，很容易留下大的瘢痕。处理完伤口需要注射破伤风抗毒素，最好是24小时内完成。

4．锐器刺伤

如果孩子被钉子、针、玻璃等锐利的物品刺伤（图7-4），一般会有少量血流出，因为伤口窄、深、细菌不易被排出，所以容易引发细菌感染。假如被刺伤，无论伤口多小，都有患上破伤风的危险，所以务必要及时就诊。一般步骤如下（不建议家长在家处理）：①去除锐利物品，如果是铁钉，在拔除后（顺着铁钉扎入的方向外拔出，拔出时用力要均匀，不要左右晃动，以减少对周围机体组织的损伤），涂碘伏消毒，加压包扎伤口后送医院做进步诊治。要注意如果是玻璃碎片，有可能在去除的时候损伤血管、神经，不建议在家处理，需要送到医院紧急处理；②如果铁钉断在皮肤浅层，可用火焰消毒缝衣针，或将其放在消毒酒精、消毒水中浸泡几分钟。在异物所处的皮肤部位放一块冰，使皮肤有些麻木，再用消毒过的针轻轻挑开皮肤，使异物暴露出来，用消过毒的镊子将异物夹出来。碘

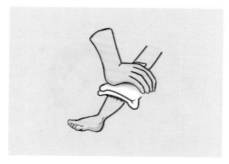

图7-3　裂伤

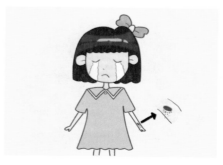

图7-4　锐器刺伤

伏消毒伤口后，包扎后送医院就诊；③如果铁钉断在伤口深处，并将取出的部分钉子与孩子一起送到医院，让医生在透视下寻找铁钉后手术拔除；④一定要注射破伤风抗毒素，以免发生严重后果。

5．刀割伤

刀割伤是刀、剪、玻璃片或锋利的器具造成的损伤，一般伤口较深，出血也较多。被刀割伤的时候，用碘伏消毒后用清洁物品压迫几分钟止血，再用绷带加压包扎固定（图7-5，图7-6）。

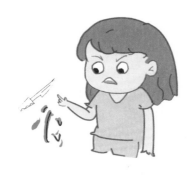

图7-5　刀割伤

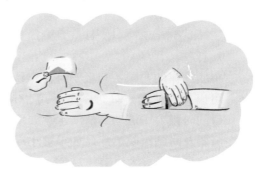

图7-6　伤口包扎

如果是手指出现割伤，而且伤口流血较多，应紧压手指两侧动脉，在施压5～15分钟后，一般便可止血。如果是其他部位割伤，均要加压止血。如果实在止不住血，可用较粗橡皮筋在出血处以上部位（一般在上臂或前臂加压止血）扎紧（图7-7），阻断血流，并及时到医院处理。需要注意每次橡皮筋止血扎紧的时间不宜超过30分钟，否则会导致肢体的缺血坏死。

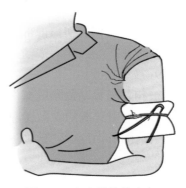

图7-7　左上臂结扎止血

6．皮下瘀血

皮下瘀血（图7-8）多是由于外力导致皮下毛细血管破裂，血液从毛细血管破裂处渗至皮下，在完整的皮肤上可以看到瘀血斑，皮下神经丰富，因此疼痛感较明显。如果皮肤有瘀血，24小时内需要冰块冷敷消肿。如果受伤部位是在四肢部位，可以将四肢抬起，帮助肢体消肿。如果发生瘀血24小时后，可以用温水热敷患处，以促进局部血液循环，加速瘀血消散。一般来说，皮下瘀血都能被机体慢慢吸收，时间大约需要2周。如果瘀血较多，机体吸收不了，会形成血肿，需要到医院处理，抽出血肿后加压包扎。

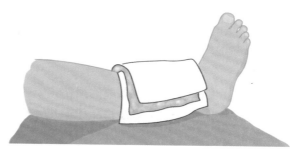

图7-8　皮下瘀血冰敷

7. 抓伤

小朋友在幼儿园一起玩耍时，容易被小伙伴无意抓伤，一般都不会有太大问题，可以用碘伏消毒处理一下即可，几天就会自然痊愈。需要注意的是，在清洗伤口的时候要用流动的清洁水。如果抓得比较深或出现发烧，考虑有感染的可能，需要及时到医院治疗。如果被小动物抓伤，需要到医院处理伤口，同时注射破伤风抗毒素及狂犬疫苗（7-9）。

8. 重物砸伤或挤压伤

在门诊经常会遇到孩子被门缝夹伤手指或坚硬的重物砸伤脚趾，严重的时候会出现变形，有时会伴有皮肤裂伤，受伤后要注意用冷敷，以防进一步肿胀。这种砸伤或夹压伤，伤口内部会因充血呈现紫色，有可能出现了骨折，应尽快到医院拍片确诊。

9. 被动物咬伤

被狗、猫等动物咬或抓伤后，需要如下处理：

（1）可用清洁的水彻底冲洗伤口，后用肥皂水、清水反复彻底冲洗伤口至少10分钟（图7-10）。

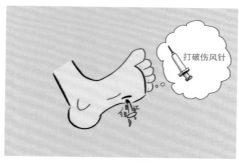

图7-9　打破伤风针

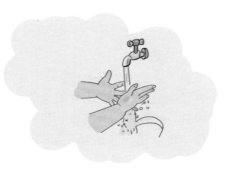

图7-10　清水冲洗

（2）在彻底冲洗后，用碘伏（注意一般不用75％酒精，软组织刺激太大）涂抹伤口，以清除或杀灭局部的病毒。

（3）没有大出血的伤口尽量不要缝合，也不用包扎，可以让感染的组织及时引流出伤口。

（4）对需要缝合的较大伤口或比较严重的面部伤口，应在清创消毒后先用狂犬病免疫血清或免疫球蛋白浸润伤口（图7–11），数小时后（不低于2小时）再予以缝合和包扎。

（5）如果伤口比较深或大，可放置引流条，并使用抗生素和破伤风抗毒素及狂犬疫苗注射，以控制其他感染（图7–12）。

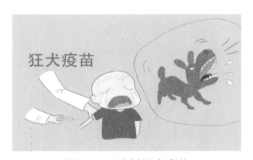

图7–11　注射狂犬疫苗

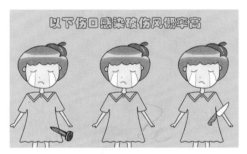

图7–12　伤口感染率高

10.被蚊虫咬伤

孩子在夏天经常会被蚊虫叮咬，一般可用冰块冷敷消肿，也会让皮肤的血管收缩，避免蚊虫分泌的毒素扩散，也有止痒的作用。一般来说，大部分蚊虫叮咬导致的外伤都不太严重，一两天就愈合了。但是一定要注意，不要让孩子抓挠蚊虫叮咬处，一是把蚊虫叮咬的部位挠破，毒素就会扩散到周边机体组织，可能引发脓疱疮；二是手指甲的细菌会加重叮咬处的感染。如果孩子被叮咬的部位出现奇痒难，可以试用下面两个妙方：①被蚊子叮咬后，可用肥皂（或香皂）蘸水在被叮咬处涂擦，稍等片刻即可止痒；②被蚊子叮咬后、奇痒难忍时，可将1～2片阿司匹林研碎，用少量凉开水调成糊状，涂于被叮咬处，即可消肿止痒。

11.烧烫伤

冲、脱、包、泡、送等五个步骤，是烧烫伤意外的第一处理原则（图7–13）。烧伤可以初步分为一度、二度及三度烧伤（图7–14）。

冲：以流动的自来水冲洗烫伤面15分钟，在快速冲洗掉致热源的同时可以降低皮肤表面热度；

脱：充分泡湿降温后，再小心除去衣物，可以用剪刀剪开衣服，或暂时保留粘连部分，尽量避免将水泡弄破，可以保护创面不受污染；

包：用清洁干净的床单或布条或毛巾等轻轻包住受伤部位，不需要加压包扎，以免跟创面粘在一起。更不要在受伤部位涂抹酒、牙膏、草药、药膏等，这些物品对创面的处理没有太大益处，还影响医生对创面的判断与处理；

泡：将肢体放在冷水（加冰块）中持续浸泡15~30分钟，可减轻疼痛，也可以稳定孩子的情绪。需要注意：平时可在冰箱中准备一些冰块，孩子扭伤也可以用到。若烧烫伤面积太大或孩子年龄较小，则不必浸泡过久，以免体温下降过多或延误治疗时机；

送：拨打120，送往就近的医院进行进一步的救治。

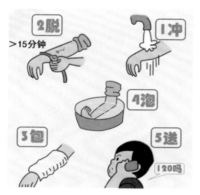

图7-13　烧伤后处理的五个步骤

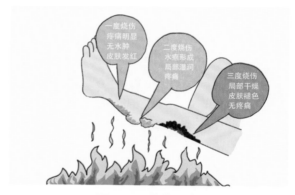

图7-14　烧伤分度

## 儿童骨折有哪些类型？

在暴力的冲击下，骨骼的连续性被折断，称为骨折。骨折是很常见的疾病，多见于儿童和青少年群体。但儿童最常见的骨折类型是青枝骨折，青枝骨折是儿童特有的骨折，成年人不会有，主要是因为儿童骨质柔软。儿童正属于生长的旺盛阶段，其骨质内蛋白质含量较为丰富，钙质相对较少，所以儿童的骨质柔韧性更强，但脆性不足。因此在受到外力损伤后特别容易形成青枝骨折，也就是骨折的一部分属于完全性骨折，但是另一侧的骨皮质可能不断裂，或者即使断裂也是轻微断裂，像柳枝被折弯一样。

临床上有多种表现形式，可导致局部疼痛、肿胀、活动障碍等症状，严重时会发生畸形，一定要根据不同的骨折类型尽快接受治疗。儿童骨折类型有很多（图7-15），但常见的类型有以下几种：

（1）青枝型骨折。青枝型骨折是最常见的儿童骨折类型，主要发生在10岁以下的儿童，患处的骨膜及骨皮质都发生断裂，骨折端移位并不明显，比较容易修复，预后较好。

（2）竹节型骨折。如果是纵向外力作用造成的骨折，通常是竹节型骨折，多表现为压缩性挤压骨折。患者接受X线检查，可发现两侧的骨皮质发生病变，呈喙嘴样改变。

（3）弯曲型骨折。这是一种特殊的青枝骨折，多见于婴幼儿群体，其主要特点是无骨痂生成。这种骨折的治愈能力不如其他骨折类型，容易遗留弯曲变形，处理难度较大。

（4）病理性骨折。病理性骨折通常是由其他疾病引起的，比如内分泌疾病、甲状腺功能亢进、废用性肌萎缩等。这种骨折疾病多见于儿童群体，与先天发育不良有关，必须以病因治疗为主。

（5）虐待骨折。虐待骨折多见于三岁以下的幼儿，这类幼儿的健康状态非常差，营养及发育都严重低于正常标准，常常伴有皮下瘀血、陈旧性骨折等现象。

以上骨折严重程度不一，可通过X线检查和CT检查确诊。不管是哪种骨折，都应该尽快接受复位治疗，必要时进行手术。要预防骨折，平时要避免各种外伤，做好必要的防护措施。

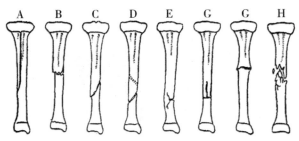

图7-15　儿童骨折类型

A. 纵形骨折；B. 横形骨折；C. 短斜骨折；D. 螺旋形骨折；E. 青枝型骨折；F. "T"形骨折；G. 竹节型骨折；H. 粉碎性骨折

## 儿童最常见的骨折部位是哪里？哪些运动容易引起骨折？

儿童骨折的流行病学与成人骨折不同，骨折风险随着年龄的增加而增加。绝大多数由运动损伤所致，男孩发生率高于女孩。最常见的骨折部位是上肢。此外，越来越多的研究表明，儿童肥胖发生率增加与骨折风险增加相关。导致儿童和青少年（年龄≤19岁）运动损伤排名前10的运动包括橄榄球、篮球、足球、棒球、垒球、摔跤、啦啦队、排球、体操和田径。

儿童患者可出现特殊类型骨折。该类患者骨灵活性增加，骨密度降低，韧带和肌腱增强，和生长板发育可导致特殊类型的骨折，需特殊治疗。有研究报道，需住院治疗的最常见的损伤是股骨和肱骨骨折（图7-16，图7-17）；治疗成本最高的为脊椎和骨盆损伤——主要由机动车事故（MVAS）所致。

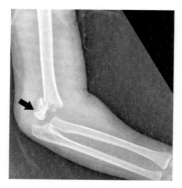

图7-16　右肱骨髁上骨折X线侧位片

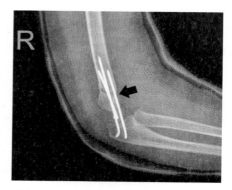

图7-17　右肱骨髁上骨折术后X线片

## 儿童锁骨骨折如何处理？

儿童的锁骨像柳条一样容易折，但是比较容易愈合。儿童的锁骨骨折（图7-18），一般保守治疗就可以，比如骨折之后，可以进行骨折的复位，八字绷带的固定，锁骨骨折在3～4周之后就可以逐渐愈合，骨折愈合后可在骨折端形成一个骨痂包块，随着时间可逐渐修复（图7-19）。如果儿童的锁骨骨折移位严重，手法复位不能

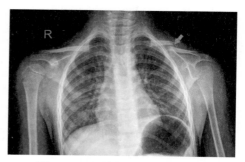

图7-18　左锁骨中段骨折X线片

复位成功或者是有血管神经损伤的症状，就需要手术治疗。手术一般可以用弹性钉进行微创治疗。大龄儿童可以应用钢板固定，同时可以进行损伤血管和神经的修复治疗。所以，儿童锁骨骨折，一般保守治疗就可以达到临床治愈（图7-20，图7-21），而极少数患儿需要手术治疗。锁骨骨折有一个严重的并发伤就是气胸，儿童锁骨骨折如果移位明显，断端会压迫到胸膜，导致气胸，需要胸科医生会诊，放置胸腔负压引流。

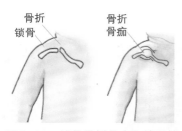

图7-19 锁骨骨折骨痂包块形成

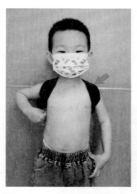

图7-20 锁骨带外固定

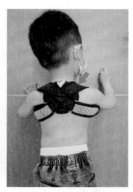

图7-21 锁骨带外固定

# 什么是儿童肱骨髁上骨折？严重吗？

儿童肱骨髁上骨折是最常见的儿童肘关节骨折，占所有儿童骨折的3%，最常见的受伤年龄是5～12岁。骨折多为间接暴力引起，分伸直型（图7-22至图7-24）和屈曲型两种，但几乎都（98%）是伸直型骨折，由于儿童活动多，通常是由于跌倒时肘关节过伸引起的。虽然屈曲型骨折少见，然而复位却相当困难，预后不佳，并伴随尺神经损伤。5%～10%的儿童伴有同侧桡骨远端骨折。本病的辅助检查方法主要是X线检查：对患者使用X线检查时，除正、侧位X线摄片外，还应根据伤情拍摄特殊体位相，还应酌情行体层片或CT检查。本病需要及时治疗，一般不会有严重的后果，但如果治疗不及时或不正确，会有严重的并发症，包括缺血挛缩、肘内翻等并发症。本病的治疗需根据病情的不同给予相应的治疗：

1. 青枝型骨折

骨折端无移位，若前倾角消失，不需复位；前倾角增大，在臂丛麻醉或全麻下，轻柔手法复位，长臂石膏固定于功能位3～4周。

2. 有移位的骨折，闭合复位微创穿针

在臂丛或全麻下手法复位，经皮微创穿针固定，对于有移位骨折，这是目前公认的治疗肱骨髁上骨折金标准。长臂石膏固定4～6周。

3. 牵引治疗

适用于骨折超过24～48小时，软组织严重肿胀，已有水疱形成，不能手法复位，或复位后骨折不稳定者。

4. 手术治疗

适用于手法复位失败者；开放性骨折；骨折合并血管损伤者；骨不连；骨折

畸形连接或肘内、外翻畸形严重者，可行截骨术矫正。

5. 缺血性挛缩

关键是早期诊断和预防。对出现5"P"征者，首先复位骨折、解除压迫因素。仍无改善者，即应早期探查、修复血管，必要时行筋膜间室切开减压。

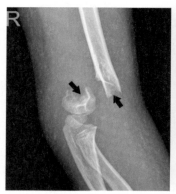 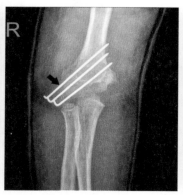 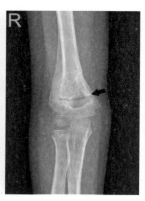

图7-22　右肱骨髁上伸直型　　图7-23　肱骨髁上骨折术后　　图7-24　拆除钢针后，
　　　　骨折　　　　　　　　　　　　　　　　　　　　　　　　　骨折愈合

注：黑箭头表骨折端分离

## 什么是肱骨远端骺分离？是肘关节脱位吗？

肱骨远端骨骺分离（图7-25至图7-27）是指经肱骨下端骨骺线水平，肱骨小头和滑车骨骺一起与肱骨干分离。因其位置较低，又称为低位肱骨髁上骨折，是髁上骨折发生在幼儿发育阶段的一种特殊类型，不常见。

初生婴儿的肱骨远端系由软骨组成，其后随年龄的增长而逐渐出现骨化中心，与干骺端之间为骺软骨板，在结构上较为薄弱，故幼儿时偶因外伤引起骨骺分离。其临床特点与肱骨髁上骨折相似。

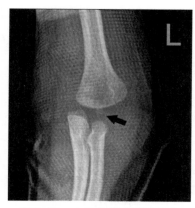

图7-25　左肱骨远端骨骺分离

注：箭头为肱骨小头骨骺移位

在5～6岁以下的儿童，肱骨髁上骨折应注意与肱骨远端全骺分离相鉴别。因肱骨小头的骨化中心在1岁左右出现，而滑车的骨化中心在10岁左右才出现，故骨骺分离在X线片无骨折线，桡骨纵轴线与肱骨小头关系不改，但与肱骨下端关系改变，肘部肿胀，环周压痛。单纯肱骨小头骨折，则在X线片上可以发现桡骨纵轴线不通过肱骨小头而确诊。在诊断中应注意桡动脉搏动及正中神经的功能。

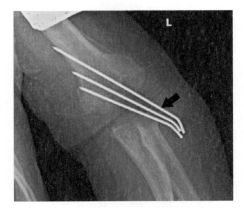

图7-26 复位后克氏针内固定

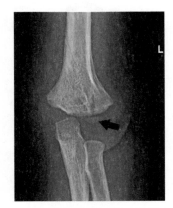

图7-27 拔除克氏针后，骨折愈合

注：黑箭头为克氏针

## 儿童肱骨髁上骨折会留后遗症吗？

儿童的肱骨髁上骨折并发症多，早期严重合并症是前臂的缺血挛缩，一旦发生会造成终生残疾。因而在诊治过程中应时刻加以警惕、注意观察判断血运情况，及时处理，防止不良后果的发生。晚期并发症主要是肘内翻畸形，伸直型骨折其远折端有内收者晚期肘内翻畸形发生率最高。

1. Volkmann缺血性肌挛缩（图7-28）

Volkmann缺血性肌挛缩是肱骨髁上骨折最严重的并发症。其早期症状为剧烈疼痛，桡动脉搏动消失或减弱，末梢循环不良，手部皮肤苍白发凉，被动伸直屈曲手指时引起剧痛等。应立即将肘伸直，松解固定物及敷料，经短时间观察后血运无改善者，应及时探查肱动

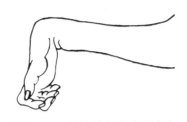

图7-28 前臂缺血挛缩后遗症

脉。痉挛的动脉可用温盐水湿敷，动脉用普鲁卡因封闭。确有血管损伤者，应行修补手术。前臂肿胀加重，骨筋膜间室压力高者，应切开骨筋膜室减压。

2. 肘内翻

肘内翻是常见的髁上骨折晚期畸形，最高发生率可达30%，目前由于微创治疗的及早干预，肘内翻的发生率降到1%～5%以下。肘内翻畸形一般不影响肘关节的伸屈活动，但影响外观及患者心理。畸形超过20°以上，伤后1～2年畸形稳

定则可行肱骨髁上外侧楔形截骨术矫正（图7-29，图7-30）。

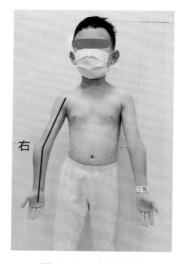

图7-29　右肘内翻

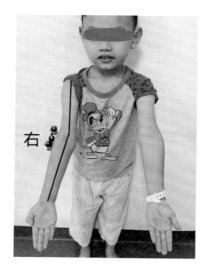

图7-30　右肘内翻矫正术后

### 3.肘外翻

肘外翻（图7-31，图7-32）很少发生，可见于肱骨外髁骨折复位不良病例。严重时引起尺神经炎，应及早行神经前移或截骨矫正术。

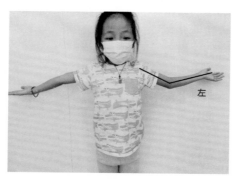

图7-31　左肘外翻伸直位

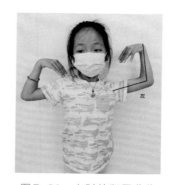

图7-32　左肘外翻屈曲位

### 4.神经损伤

正中神经损伤较多见，桡神经及尺神经损伤少见，主要因局部压迫、牵扯或挫伤，断裂者少见。随着骨折修复，大多数于伤后数周内可自行恢复，若伤后8周仍无恢复，可考虑手术探查并做适当处理。

### 5.骨化性肌炎

在功能恢复期，强力被动伸屈肘关节，可导致关节周围出现大量骨化块，致使关节肿胀，主动屈伸活动逐渐减少。遇此种情况，应制动数周，以后再重新开始主动练习关节屈伸活动。对于儿童，很少有手术切除增生骨性组织的必要。一般通过孩子的主动锻炼可以恢复关节的活动度，不需要强力的拉伸。

## 为什么牵拉下孩子手就脱位了？如何治疗？

牵拉孩子手臂引起不能活动，称为牵拉肘（图7-33），医学名为桡骨小头半脱位。本病多为间接暴力所致。如用双手牵拉幼儿腕部走路中跌倒；穿衣服时由袖口牵拉幼儿腕部；在床上翻滚时，身体将上肢压在身下，迫使肘关节过伸等外力造成。好发于5岁以下的孩子，因为5岁之前的孩子环状韧带没有发育好，轻轻地提拉孩子的手，牵拉之后稍微有内旋，桡骨小头就很容易从环状韧带滑落出来，致半脱位。半脱位时肘部疼痛，患儿哭闹，肘部半屈曲，前臂中度旋前，不敢旋后和屈肘，不肯举起和活动患肢，通俗地描述为不敢伸直、不敢弯手、不敢抬手。查体可触及桡骨头部位压痛，X线检查阴性，肱桡关系正常。复位之后孩子的手立马可以活动，前臂上举无任何障碍，复位成功时可感觉到肱骨桡关节处的弹跳感。轻微的不用固定，如果症状比较重，可以给他做悬吊、制动，两三天以后基本上都能恢复，无需石膏固定。桡骨小头半脱位伤势虽然不重，但同样影响肘关节功能，绝大部分患者均需复位才能获得痊愈。

家长应注意：

（1）避免提拉患儿手臂上楼梯或走路。

（2）发生半脱位后及时到儿童骨科专科医生进行手法复位。

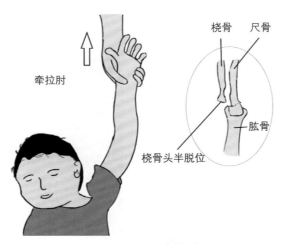

图7-33 牵拉肘

## 儿童颈椎损伤类型有哪些？如何治疗？

儿童颈椎损伤（图7-34）常发生于颈椎1～3节段，除非暴力特别大，儿童颈椎损伤很少造成颈椎骨折-脱位。儿童颈椎损伤的类型有以下几种：

（1）新生儿创伤或产伤：可引起严重的，甚至是致命的脊髓损伤。

（2）特发于儿童的"X线片无异常脊髓损伤"：多见于8岁之前，发病率占颈椎损伤的7%～66%。该损伤一半为脊髓完全损伤，大龄儿童多为枢椎以下的不完全神经功能丧失，检查期间应给与颈托固定。

（3）寰枕损伤：此种损伤并不常见，部分原因是由于存活患儿的寰椎损伤少见，也可能是寰枕脱位，一般来诊是虽自行复位但已致颈髓致命损伤，造成患儿就诊时死亡。此种损伤成活率很小，即便成活，存在颈髓损伤可能性极大，故而建议轻柔复位、小重量牵引，而后选择适当时机行后路寰枕融合。

（4）寰椎骨折：在儿童不常见，为头部所承受的压缩暴力经双枕骨传导至寰椎侧块，造成骨折。选择保守治疗，以Minerva石膏或头盆环牵引固定，常可获得满意效果，较少采用手术内固定。

（5）寰枢椎损伤（图7-35至图7-37）：主要发生于儿童寰枢椎关节损伤，包括创伤性韧带撕裂、旋转半脱位、齿突骺分离。继发于炎症的寰枢椎半脱位，解剖复位及固定后即便原发炎症持续，亦可达到牢固愈合。合并斜颈或寰枢关节旋转畸形时则治疗困难、愈合不佳，

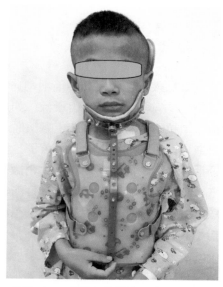

图7-34　儿童颈椎损伤颈胸托外固定

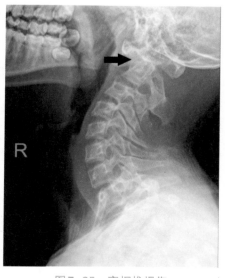

图7-35　寰枢椎损伤

治疗可通过后伸位枕颈牵引或颅骨牵引2～4周，而后继以Minerva石膏或头盆环固定6～8周。寰枢椎旋转半脱位常可自愈或经过简单治疗即可痊愈。

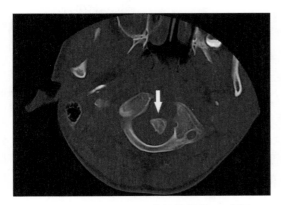

图7-36 寰枢椎损伤CT断层

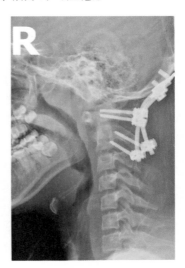

图7-37 复位后内固定术后

注：黑箭头为枢椎脱位

## 儿童胸、腰段脊柱骨折如何治疗？

儿童胸腰段骨折根据不同的骨折类型，有不同的治疗方法：

单纯压缩骨折（图7-38，图7-39）：对轻型压缩骨折患儿，短期卧床休息或给予支具乃至石膏固定，同时对症治疗常很有效，一至两周患儿症状均可消失，

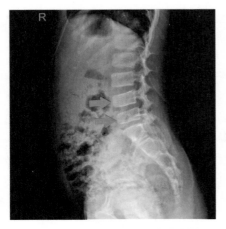

图7-38 第4、5腰椎压缩性骨折

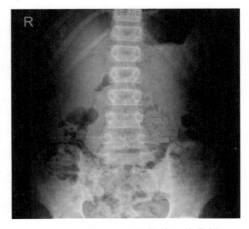

图7-39 第4、5腰椎椎体压缩骨折

多数儿童无须住院治疗。对于椎体软骨终板损伤导致的后凸畸形必须经过手术处理才能矫正。

骨性损伤的Chance骨折：需要闭合复位恢复腰前凸，石膏固定。韧带损伤类型由于会遗留不稳定，需要手术复位、椎体融合。

椎体半脱位或骨折-脱位：必须复位。患儿宜置于翻身床完全卧床休息、精心护理，至急性期症状消失后考虑手术复位内固定。神经损伤患儿的脱位需要立即复位，尤其是涉及圆锥及神经根的下腰段损伤。

爆裂型骨折（图7-40）：由于容易导致

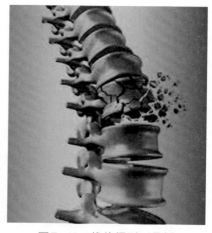

图7-40　椎体爆裂型骨折

脊柱后凸和II度以上的椎管狭窄，应早期应用Harrington及Lugue棒使脱位复位并维持骨折端稳定，同时必须行骨折椎体上下至少一个椎体水平的脊柱后路融合。

## 儿童骨盆骨折有什么特点？如何治疗？

儿童骨骼具有柔韧性，关节结构有较多软骨，具有较大弹性，可以吸收损伤能量，故儿童骨盆具有较大的顺应性，不容易骨折。发生儿童骨盆骨折（图7-41），往往是非常严重的创伤，常合并有失血性休克、神经血管、腹部脏器、泌尿生殖系统等致命性损伤，可危及生命。即使X线片上没有或只有轻微的骨与软骨损伤迹象，同样可以发生严重或致命的软组织损伤。骨盆的骶髂关节、耻骨联合有弹性，可以缓冲较大的移位，从而使最终的骨折至局限于一处，而不是成人骨盆骨折的两处或以上部位的断裂和移位。儿童经髋的骨折可导致生长停滞，肢体不等发育畸形，如经过Y形软骨的骨折，继发骨桥形成，最终导致髋臼发育的欠缺。由于软骨性连接的脆弱性，常发生骨凸撕脱骨折、髋臼三角软骨骨折。

治疗儿童骨盆骨折首先处理影响生命的合并损伤，然后及时地进行骨折处理。详细观察和检查患儿的生命体征，发现危及生命的主要问题，边救治、边检查，及时发现通气障碍、低血容量、心泵衰竭和心脏骤停，发现问题立即进行心肺复苏。在急救复苏的基础上进行必要的检查，多学科会诊，制定治疗方案，救治骨盆骨折的多发伤是一个多学科协同合作的诊疗过程。

骨盆骨折合并大出血，需要迅速止血，采取抗休克措施，开放伤口采取压迫止血，尽快送入ICU进行监护治疗。儿童骨盆骨折很少需要切开复位内固定，由于儿童骨盆的塑形潜力，大多数可采取保守治疗，并有较好的结果，但对于移位明显，不愈合的骨盆骨折需要手术治疗（图7-42至图7-44）。

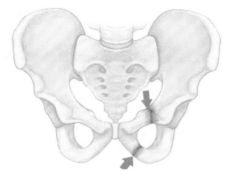

图7-41 儿童骨盆骨折示意图（红箭头）

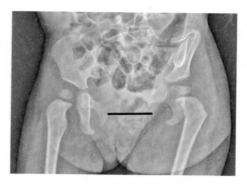

图7-42 耻骨联合分离（黑线）伴骶髂关节分离（红线）

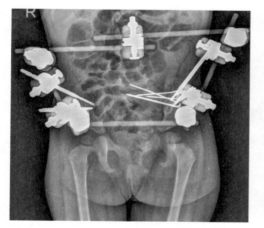

图7-43 骨盆骨折术后

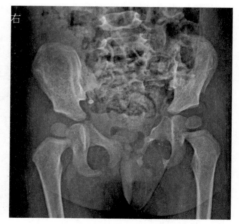

图7-44 一年后拆除外固定及内固定后愈合良好

## 踝关节扭伤后如何应急处理？

儿童的踝关节损伤比较常见，尤其是还处于生长发育期的儿童更是多见。在生理上，儿童骨骼、关节、韧带等组织还没有发育成熟，韧带的强度比骨骺强，容易出现骨骺的损伤。一旦出现踝关节损伤，家长应当足够重视并进行有效的处理，这样才不至于影响踝关节功能的恢复。那么，儿童踝关节损伤如何应急处理？

（1）垫高：儿童发生踝关节扭伤时，先让孩子坐下，停止继续运动，以免造成二次损伤。然后立刻把孩子的鞋子和袜子都脱掉，用枕头、衣服或书包等把孩子的患处垫高（图7-45）。若踝关节损伤严重，出现踝关节肿胀明显的情况，可以用剪刀剪鞋子和袜子。

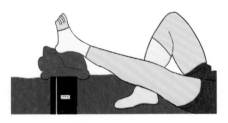

图7-45　下肢垫高

（2）冰敷：如果踝关节刚开始损伤时还在出血，这个时候可以拿毛巾包裹冰块进行冰敷，可以用冰袋或冷毛巾每小时冷敷10分钟。这样可以帮助血管收缩，从而使患处的血止住，冰敷的时候可以用毛巾包裹一下，以免冻伤孩子皮肤同时观察局部皮肤颜色，出现发紫、麻木时立即停止。24小时后，可以进行热敷，帮助消除患处的肿胀和瘀血。要家长引起注意的是，踝关节损伤后不能马上热敷，会加重出血和肿胀，当疼痛和肿胀趋于稳定，患脚即使低垂时也不会感觉胀痛，且伤处皮肤温度恢复正常，可以考虑使用热敷帮助消散瘀（图7-46）。

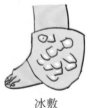
冰敷

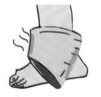
热敷（24小时后）

包扎

图7-46　踝关节扭伤后处理方法

（3）包扎：可以用绷带或比较干净的衣服剪成条状，然后对踝关节进行包扎。要注意不能包扎得太紧（图7-47），可以多包几层，保证踝关节部位的血液可以正常流通。

（4）固定：如果踝关节损伤比较严重，有畸形，可疑有骨折，一定要进行临时固定，可用高温支具固定（图7-48，图7-49），然后用绷带包扎好。或者是用弹力绷带把患处扎紧。若包扎时出现剧烈疼痛，那说明有骨折的可能，要尽快到医院处理。

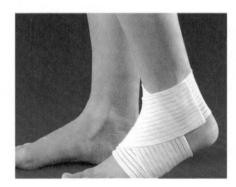

图7-47　左踝部弹性绷带包扎

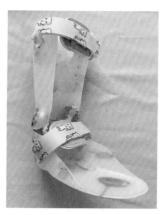

图7-48 踝关节固定支具

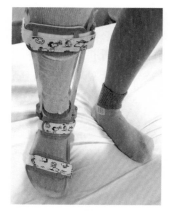

图7-49 支具固定踝关节骨折

（5）卧床休息：踝关节扭伤后要多注意卧床抬高下肢，不能久站或行走，避免加重病情。受伤最初两天，最好不要活动。等到肿胀和疼痛逐渐减轻时，增加一些轻柔的运动，例如抬高腿时，做足部前伸、后屈、左右伸展、顺（逆）时针旋转的活动，以帮助局部肿胀的吸收。

## 孩子大腿骨骨折的治疗原则是什么？需不需要手术？

孩子的大腿骨骨折也称股骨干骨折，特点是愈合能力强、生长再塑形能力突出、骨折愈合后具有一定过度生长（腿会变长）能力的特点。因此传统的治疗并不要求解剖复位，只要能保证骨折在良好的对线下愈合，没有明显成角与旋转错位，短缩不超过1.5厘米，最终是不会残留任何功能障碍的。

从大量病例的长期随诊观察证实，下面情况都是可以接受的，最终不会造成任何外观与功能的障碍：

（1）新生儿至2岁骨折愈合后内、外翻小于30°，向前后成角小于30°，短缩小于1.5厘米。

（2）2～5岁骨折愈合后侧方成角小于15°，前后成角小于20°，短缩小于1.5厘米。

（3）6～10岁骨折愈合后侧方成角小于10°，前后成角小于15°，短缩小于1.5厘米。

（4）11～14岁骨折愈合后侧方成角小于5°，前后成角小于10°，短缩小于1厘米。

传统的治疗方法是牵引，髋"人"字石膏制动或短期牵引后髋"人"字石膏制动。随着内固定、外固定技术的改进，可以行解剖复位，治疗期间不再长期卧床，减少住院时间。手术治疗有逐渐扩大的趋势，可直接切开复位钢板内固定，也可不切开骨折端闭合复位，髓内穿入弹性髓内针内固定或带锁髓内钉内固定；以及外固定架复位的方法已愈来愈多地应用于儿童股骨干骨折的治疗。

### 孩子大腿骨骨折后有哪些治疗措施？

孩子的大腿骨骨折（股骨干骨折）的治疗取决于患儿的年龄及体重的大小。此外，还考虑损伤机制、伴发损伤、软组织条件和经济状况。治疗措施如下：

（1）新生儿及半岁以内的小婴儿：由于骨膜很厚，骨折端一般是比较稳定的，对上1/3或中段骨折可以用Pavlik挽具治疗（图7-50），疗效满意，平均5周愈合。对不稳定骨折，短缩大于2厘米者，成角大于30°可以先Bryant牵引2～3周后再髋"人"字石膏制动。

（2）8个月～5岁：初始短缩小于2厘米的稳定或不稳定的股骨干骨折，即刻或早期石膏裤固定为首选的治疗方法。初始短缩大于2厘米或成角超过30°骨折，可先行皮牵引或骨牵引14天（图7-51），待有骨痂生长后，给予石膏裤固定。多发伤患儿，需对骨折进行坚强固定，一般采用外固定架或弹性钉内固定。

（3）5～10岁：可以先行骨牵引，然后给予石膏裤外固定（图7-52）。外固定适用于开放性骨折。目前国内外多倡导用钛制弹性髓内钉内固定。

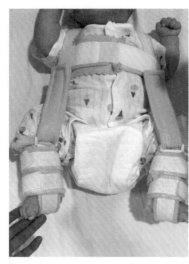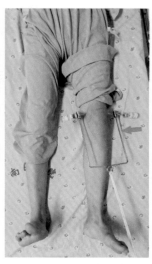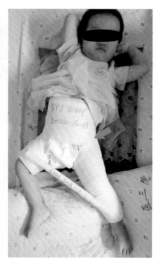

图7-50　Pavlik挽具治疗股骨干骨折　　　图7-51　左下肢骨牵引　　图7-52　股骨干骨折髋"人"字石膏固定

（4）11岁～骨骼成熟：骨折稳定者，可行弹性髓内钉固定（图7-53至图7-55）。此年龄由于骨骼硬度大，可以行坚强锁定固定，但近端进针点应置于大转子处，以减少股骨头缺血性坏死的危险。

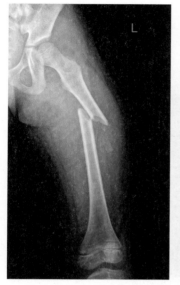 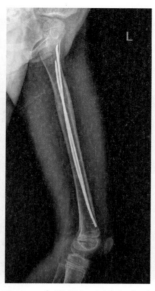 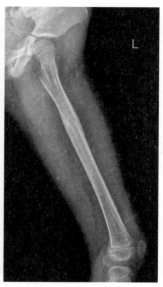

图7-53 左股骨干骨折　　图7-54 弹性钉内固定术后　　图7-55 半年后骨折愈合，
　　　　　　　　　　　　　　　　　　　　　　　　　　　　　　拔除弹性钉

## 儿童大腿骨远端骨骺骨折有后遗症吗？

　　孩子大腿骨远端骨折往往伴有骨骺损伤，遗留下来的常常是下肢不等长（图7-56），膝内翻或外翻畸形，膝关节活动受限及股四头肌萎缩，而最主要的是下肢不等长，即使没有明显的骺早闭，损伤也会对生长速度造成影响。股骨远端骨骺提供股骨纵向生长的70%及下肢长度的40%，任何损伤完全或部分地妨碍其生长潜力时，可导致明显的肢体短缩或成角畸形，受伤时年龄越小，发生这些畸形的可能性越大。

　　股骨远端的骺板具有波浪状轮廓，这使得对骺板的任何损伤不论是内翻、外翻，还是前后滑动，在施加剪式应力的同时必然还有一种研磨应力作用

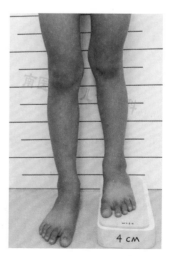

图7-56 双下肢不等长

于骺板不光滑的部位。如果有一个大的干骺端骨块伴随骨折，对生长板压缩损伤的可能性，要比越过整个骺生长板横向的剪式应力损伤小一些。

股骨远端骺损伤一旦合并血管损伤，有造成缺血挛缩，甚至肢体坏死的可能，此种情况多见于过伸型损伤。

## 儿童膝关节韧带损伤如何诊断？如何治疗？

膝关节韧带损伤主要多见于青少年或者成人，对于儿童膝关节损伤，儿童的骨骼比较软，处于发育状态，而韧带相对于骨骼比较强韧。那么韧带的损伤出现断裂比较少见。最常见是韧带牵拉，骨端引起骺骨折或撕脱骨折，尤其是在膝关节韧带损伤。因为膝关节的韧带比较多，特别是在关节内部还有膝关节的十字韧带，这个损伤会对关节的稳定性造成非常明显的影响，儿童的膝关节十字韧带损伤比较少见，除非有直接暴力导致韧带断裂。但是一旦出现，处理起来非常棘手。建议如果有韧

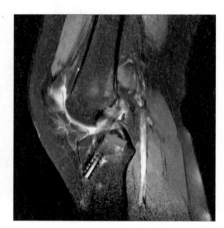

图7-57　前交叉韧带重建术后

带断裂，还是要到医院儿童骨科处理，需要韧带重建（图7-57）。因为处理方法和成人有明显的不同。

## 儿童小腿骨骨折损伤机制是什么？

儿童小腿骨骨折，也称胫骨骨折，是儿童较常见的骨折，仅此于股骨、桡骨及尺骨的骨折。胫骨干及干骺端骨折多数是由于间接暴力而引起，旋转扭曲暴力导致的骨折是斜形或螺旋形。直接暴力引起骨折较少，骨折多为横形或粉碎形。

不同的年龄组可引起不同的骨折。1～4岁的儿童摔伤及自行车辅条伤多见。4～8岁的儿童运动伤或交通事故多见（图7-58）。骨折多发生于学龄前、后年龄段。随着年龄的增大骨质愈加坚固，骨折的发生率降低。30%的胫骨骨折合并有腓骨骨折，50%的胫骨骨折一般位于在下三分之一处，年龄小于4岁的儿童骨折多发生于中、下三分之一，以螺旋形多见。

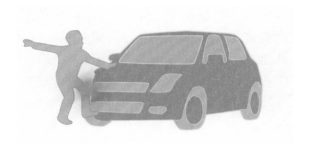

图7-58　交通事故

## 儿童小腿骨骨折如何治疗？

儿童小腿骨近端干骺端骨折的治疗，尽管采取了合适的治疗方法，仍可出现成角、过度生长的问题。这也是困惑医生跟家长的主要问题。

无移位骨折，通常用屈膝10°位的长腿前、后石膏托制动。有移位的骨折，可以在麻醉下闭合复位，对位至少要达到50%以上的复位，对线任何方向的成角不能大于5～10°，可接受的短缩量一般为1～5岁儿童5～10毫米，5～10岁儿童0～5毫米。骨折复位后，用长腿前、后石膏托固定。对于不稳定性骨折，石膏固定时应使膝关节固定在45°的屈曲位以控制旋转，此位置同时有利于防止患儿早期负重。对于多发骨折、不稳定性胫骨骨折、粉碎性骨折或难复位的骨折需要手术治疗，复位后微创弹性钉内固定（图7-59，图7-60）。也可以用外固定架固定骨折（图7-61）。

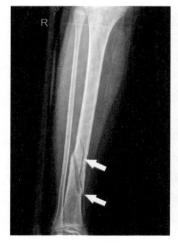

图7-59胫骨骨折

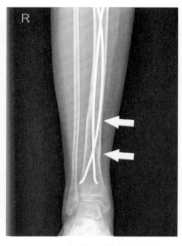

图7-60　复位后微创弹性钉内固定

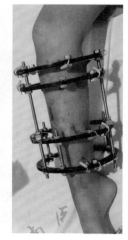

图7-61　胫骨骨折环形外固定架固定

石膏固定24小时内观察足趾血液循环，防止缺血挛缩的发生。固定期间必须密切随访，随访时间可安排在石膏固定后的1周和2周。如果骨折的位置在石膏内发生改变并有外翻的倾向需要再次闭合复位和重新更换石膏。6～8周骨折愈合后可拆除石膏，练习膝、踝关节活动，伤后8～10周开始部分负重。如果通过闭合方法不能矫正外翻畸形则应手术治疗。

## 为什么儿童外伤后需要石膏外固定？

石膏外固定（图7-62）在儿童骨科是非常重要的治疗手段，是任何其他治疗方式都不能完全取代的。

当骨折或者脱位时，石膏可以维持固定，保持患者的特殊位置，减轻或消除患部的负重，以保护患部，可做患肢牵引的辅助设施。可以在骨折整复后进行固定，尤其是小夹板难以固定的骨折，关节脱位复位后的固定损伤关节。对于儿童骨折，儿童代谢旺盛，骨膜血管丰富，生长愈合能力很好，自我塑型能力很强，如果不是骨骺、关节内骨折，均可采用石膏外固定治疗。

当肢体严重软组织创伤，肢体烧伤后、冻伤后肉芽生长不良时，以及当周围神经、血管、肌腱断裂或损伤手术修复后，均需石

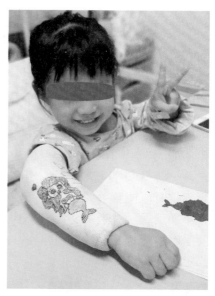

图7-62　右前臂石膏外固定

膏固定。儿童天性活泼好动，术后石膏固定可防止骨折发生移位及内固定松动。石膏还可用于畸形预防矫正治疗。

## 上、下肢石膏固定后，家长应该注意什么？

（1）预防压疮：石膏未干时禁止翻动患儿及用手指压迫石膏，担心石膏凹凸不平对肢体产生压迫造成压疮。禁止将细碎物品塞入石膏内，防止造成压疮。对石膏边缘及骨凸出处皮肤进行观察，注意有无红肿、摩擦伤等早期压疮症状。石膏上禁止加盖任何物品。石膏内出现瘙痒时，别用硬物伸入挠抓，可用一条绷带穿入石膏内，来回拉动止痒。当患儿主诉石膏压痛时，不要轻易使用止疼药，否

则会造成皮肤溃疡甚至坏死，必要时应开窗检查。如石膏内有臭味，提示石膏内压疮已形成溃疡或有感染，应告知医生及时进行拆除后更换石膏。

（2）预防骨筋膜室综合征：平躺时患肢垫高20厘米，促进消肿。密切观察肿胀程度，如出现肢体末端颜色变化或典型被动牵拉痛，应立即通知医生给予石膏松解，若松解无效，紧急行手术切开减压。

（3）预防神经损伤：当出现垂指、垂腕、垂拇时，可能是桡神经损伤。出现环指、小指爪状畸形、各手指不能内收外展、拇指和示指不能对捏，可能是尺神经损伤。出现拇指不能对掌、不能与手掌平面形成90°角、不能用拇指指腹接触其他指尖、握拳时拇指和示指不能屈曲，可能是正中神经损伤。足下垂，可能是腓总神经损伤，应告知医生及时处理。

## 家长如何判断石膏过紧或过松？

石膏过紧可影响肢体的血液循环，在肢体肿胀期，由于肢体持续肿胀和造成石膏过紧，造成肢体末端血运障碍，出现皮肤颜色青紫、皮温低，感觉障碍或消失，动脉搏动不可触及，胸骨部石膏过紧可以引起呼吸不畅、憋气，进食后出现腹胀腹痛，要及时通知医生拆除石膏。

石膏过松则不能起到固定效果，尤其是在肿胀明显消退后，可造成石膏的松脱，观察手指及足趾与石膏的位置，手指

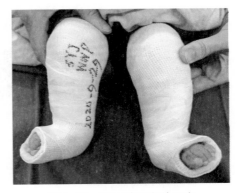

图7-63 双下肢石膏外固定

与足趾有无回缩可以画线标记，尤其是低龄患儿极易出现回缩现象，如出现松脱现象，也要及时通知医生给予更换石膏（图7-63）。

## 如何给小孩佩戴颈腕吊带？

颈腕吊带悬吊患肢（图7-64），促进肢体静脉回流，减轻肿胀，作为手术后一种固定保护措施，托护患肢、保持患肢的稳定性。佩戴流程为查看颈腕吊带是否完好，患儿坐于椅子上，保持患肢略高于心脏水平，调节吊带长度，以儿童舒适为佳。佩戴时应保持患肢平于或略高于心脏水平，患者颈部要用棉垫衬托，调节吊带的长度时患者应采取坐位或立位。前臂吊带在患儿行走或坐立时使用，但

躺下或睡觉时禁止使用，防止不慎压迫气管。佩戴时要平稳放置患肢，妥善安置伤口引流管，观察患肢末端血运和伤口渗血情况，还应注意患者皮肤情况，切忌出现因佩戴吊带而使皮肤压迫受损的情况。

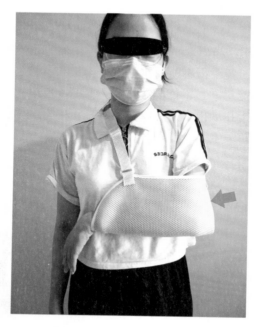

图7-64　颈腕吊带悬吊患肢

## 孩子四肢骨折后，家长应注意什么？

由于间接暴力、直接暴力或扭转暴力，常引起儿童四肢骨折，应立即给予患肢制动，如有出血，可用清洁毛巾简单包扎止血，家长需要镇定面对，消除患儿的恐惧，并立即送往附近医院救治。

部分骨折给予骨折复位后，石膏外固定6～8周，每周复查即可。对于手法复位后不稳定的骨折，需要经皮微创内固定术（图7-65至图7-67）。对于需要手术的患儿，家长术前给予患儿清单饮食，给患儿洗澡，不方便洗澡者，擦拭干净身体，注意保暖，预防感冒。去除患儿身上的配饰，固定或拔出活动的牙齿。

手术后患儿翻身时，妥善固定引流管、导尿管等，避免牵拉防止管路滑脱。观察引流液颜色、性状及量，如有异常及时告知医生。如患儿躁动明显，需要固定患儿输液的肢体。石膏固定后，需要协助患儿翻身预防压疮，警惕发生石膏综合征，接好大小便，防止浸湿、污染臀部石膏。术后6小时开始循序渐进进食。

　　在医生的指导下引导患儿进行功能锻炼，根据复查的情况，进行负重功能锻炼。特别是髋部手术患儿术后三个月才可以适量站立、蹲、跪、盘腿。做好患儿的饮食计划，促进骨折康复。如出现无法处理的情况，及时联系医生。

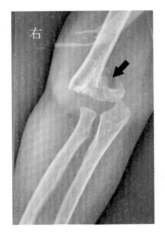

图7-65　右肱骨髁上骨折

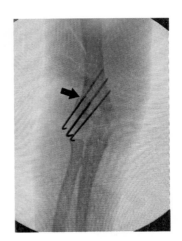

图7-66　骨折术后

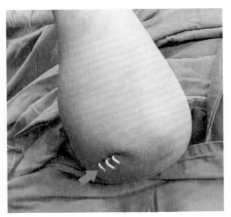

图7-67　微创手术后针尾留在皮肤外

# 第八章

# 脑　瘫

## 脑瘫的定义是什么？

小儿脑性瘫痪（crebral palsy，CP）简称脑瘫，是指出生前到出生后1个月内由各种原因引起的脑损伤或发育缺陷所致的运动障碍及姿势异常（图8-1）。分为多种类型，其运动和姿势异常的临床表现各不相同，轻者只出现一定程度的运动障碍，重者全身严重受累。同时伴有不同程度的智力障碍、癫痫、视觉、听觉、言语、行为、情感等障碍的一组综合征候群，而不是一种单一的疾病。从1861年英国医生 Little 提出脑瘫这一概念起，由于患者临床表现的多样性和准确诊断测试方法的缺乏，确切地定义什么是脑瘫非常困难，一直存在争议。

目前普遍认为，脑瘫患者有四个共同的显著特征：

（1）脑性瘫痪发生于生命早期，有很多是在尚未出生前，胎儿就有了病变，另一部分则是出生过程中，或出生不久（一个月）内发生，这都是人脑生长与发育的最高峰。

（2）脑性瘫痪本身是非进行性的，也就是说，脑损伤是静态的，不会一直恶化下去，但是如果患儿没有接受适当的治疗与训练，则躯体症状可能加重，如：关节变的僵硬，肌腱发育挛缩的等，但这种情况并非由脑部病变的恶化所致。

（3）脑性瘫痪造成运动障碍。运动障碍是指脑性瘫痪儿童的运动能力低于同样年龄的正常儿童，运动自我控制能力差。如：不能站立和行走、四肢僵硬、僵直等。脑瘫患儿的运动障碍与弱智不同，虽然部分脑性瘫痪儿童智能上也存在缺陷，但那仅仅是一部分，很大一部分脑性瘫痪儿童智力是正常的，有的甚

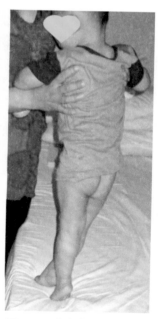

图8-1　脑瘫患儿交叉姿势

242

至高过正常儿童。

（4）脑性瘫痪造成姿势异常。姿势异常是指脑性瘫痪儿童身体的各种姿势不正常，特定质差，在运动和静止时，姿势别扭，左右两侧不对称，有些严重的患儿，头部不能像正常儿童那样处于正中位，而是习惯地偏向一侧，或左右摆动（图8-2）。

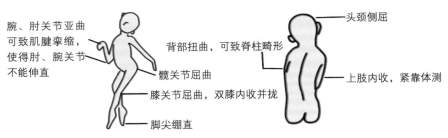

腕、肘关节亚曲可致肌腱挛缩，使得肘、腕关节不能伸直

背部扭曲，可致脊柱畸形

髋关节屈曲

膝关节屈曲，双膝内收并拢

脚尖绷直

头颈侧屈

上肢内收，紧靠体测

图8-2 脑瘫患儿姿势异常示意图

## 如何确诊脑性瘫痪？ 有哪些鉴别诊断？

1. 确诊

一般根据母亲的妊娠史、新生儿病史、临床表现以及结合运动评估所发现的运动障碍和姿势障碍。一般的诊断依据如下：

（1）妊娠期、围产期的高危因素和早期的特异表现。

（2）运动发育迟缓并有病态姿势（图8-3至图8-5）。

（3）肌张力异常。

（4）原始反射消失迟缓，反射异常和出现病理反射。

（5）CT等检查排除其他的脑病（CT检查脑瘫准确率为40%，磁共振脑瘫确诊率61%）。

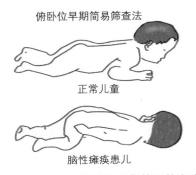

俯卧位早期简易筛查法

正常儿童

脑性瘫痪患儿

图8-3 俯卧位早期简易筛查法

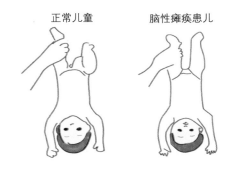

正常儿童

脑性瘫痪患儿

图8-4 立位早期简易筛查法

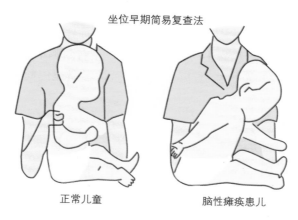

坐位早期简易复查法

正常儿童　　　　　　　脑性瘫痪患儿

图8-5　坐位早期简易筛查法

2．鉴别诊断

在临床上，有很多疾病是在妊娠和围产期所致，症状也有相似之处。例如：进行性肌肉营养不良症、小儿麻痹症、狭颅症、脑积水、脑畸形、脑瘤等均与脑瘫症状相似，但本质上是不同的，其鉴别要点如下：

（1）进行性肌肉营养不良症：是指肌肉逐渐变得无力的状况。这种患儿占脑性瘫痪儿童的2.9％左右；大多是由遗传因素造成的，常常在3～5岁时才出现早期症状，动作显得笨拙、迟缓，或由于脚无法放平而踮着脚走路，呈鸭状步态，易摔交。随后几年内，病情会逐渐恶化，出现肌肉无力，最终导致无法行走；亦会出现挛缩、骨关节的畸形等，但在体检时腱反射不易引出，没有病理性反射。常见的早期不良表现为当患儿从地上爬起时，常需用手在大腿上支撑才能站起。

（2）先天性肌营养不良（福山型）：为常染色体隐性遗传，也不排除胎内感染而致，出生时开始出现四肢肌张力低下，关节挛缩，智力低下，面部肌肉受累，腓肠肌多呈假性肥大，腱反射消失，血清肌磷酸激酶（CPK）增高，肌活检可确诊。

（3）重症肌无力：受累的横纹肌运动后容易疲劳，经休息或用抗胆碱酯酶类药物后症状减轻或消失，主要累及与眼球运动、颜面表情、咀嚼、吞咽、呼吸等有关的肌肉，颈肌、躯干、四肢等肌肉也可波及，但心肌和平滑肌不受累。新斯的明实验和肌电图检查可确诊。

（4）小儿麻痹症：主要由病毒感染所致，发病年龄主要在8～24个月，发生瘫痪的肢体多见于下肢，其膝腱反射或其他腱反射皆减弱或消失。此种瘫痪表现为弛缓型。另外，此症一般不影响患儿的智力、思维、感觉系统，亦不会加剧。

（5）脑积水：是指脑内的脊髓液异常大量潴留时，胀压头颅造成脑和颅骨的损害，一般表现为智能低下和痉挛性双瘫。

（6）脑畸形：幼儿的大脑畸形可和颜面、脏器等畸形同时发生。其中，狭颅症儿童的头颅比同龄儿小，大脑亦相应小，表现为重症智能低下和痉挛型四肢瘫，并常常并发癫痫。脑畸形通常以智能低下为主，时而并发脑性瘫痪，通过CT可以确诊。

（7）脑炎、脑脊髓膜炎：$CO_2$中毒、头外伤等可以表现出脑性瘫痪的症候，属于后天性损害，称为症候性瘫痪，亦可按脑性瘫痪来进行康复治疗。

## 脑瘫临床表现主要有哪些？

1．早期表现

（1）精神症状：过度激惹，经常持续哭闹，很难入睡。对突然出现的声响及体位改变反应剧烈，全身抖动，哭叫似惊吓状。

（2）喂养困难：表现为吸吮及吞咽不协调，体重增长缓慢。

（3）护理困难：穿衣时很难将手臂伸入袖内，换尿布时难以将大腿分开，洗澡时脚刚触及浴盆边缘或水面时，婴儿背部立即僵硬呈弓形，并伴有哭闹。

2．运动功能障碍

（1）运动发育落后：包括粗大运动或精细运动迟缓，主动运动减少。正常患儿在不同的月龄有不同的成熟动作，脑瘫患儿则发育延迟（表8-1）。

（2）肌张力异常：表现为肌张力亢进、肌强直、肌张力低下及肌张力不协调（图8-6）。

（3）姿势异常：静止时姿势如紧张性颈反射姿势，四肢强直姿势，角弓反张姿势，偏瘫姿势；活动时姿势异常如舞蹈样手足徐动及扭转痉挛，痉挛性截瘫步态，小脑共济失调步态。

（4）反射异常：表现为原始反射延缓消失、保护性反射延缓出现以及Vojta姿势反射样式异常，Vojta姿势反射包括牵拉反射、抬躯反射、Collin水平及垂直反射、立位和倒位及斜位悬垂反射。

表8-1 脑性瘫痪儿运动发育项目的平均出现月龄

| 正常发育（月龄） | 发育项目 | 脑性瘫痪的发现 | 研究对象数 | 和正常儿的平均月龄差 |
|---|---|---|---|---|
| 1～3 | 俯卧仰头 | 12.4 | 74 | 9.4 |
| 3～5 | 伸手抓东西 | 12.5 | 28 | 9.5 |
| 6～7 | 独坐 | 20.4 | 73 | 10.4 |

续上表

| 正常发育<br>（月龄） | 发育项目 | 脑性瘫痪的发现 | 研究对象数 | 和正常儿的平均<br>月龄差 |
|---|---|---|---|---|
| 7～8 | 爬 | 26.4 | 21 | 18.4 |
| 9～11 | 抓握 | 17.2 | 16 | 6.2 |
| 11～12 | 说单词 | 27.1 | 65 | 15.1 |
| 12～13 | 独站 | 27.5 | 43 | 14.1 |
| 12～18 | 独步 | 32.9 | 57 | 14.9 |
| 24～30 | 说2～3个词短句 | 37.4 | 39 | 7.9 |

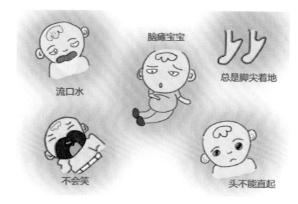

图8-6　脑瘫患儿的一般特点

## 脑性瘫痪伴随的功能障碍有哪些？

脑性瘫痪不是一种单一的疾病，而是一组综合性的症候群，其中虽然以运动障碍为主，但运动障碍又不是唯一的障碍。由于患儿大脑受损部位和范围不同，受损影响各异，障碍则表现出多重性，主要为以下8个方面（图8-7，图8-8）：

（1）智能障碍：不同程度的憨傻。

（2）语言障碍：语言不清，或不能说话。

（3）癫痫：可表现出不同程度和不同的诱因及不同的间隔时间。

（4）视听觉障碍：视物不清或色盲；不同程度的耳聋。

（5）情感和行为障碍：性格异常、怪僻、自闭，行为方式异常。

（6）生长发育迟缓：与正常儿童相比，明显滞后。

（7）牙齿功能障碍：出牙晚、分布不均、黑牙根等。

（8）口面功能障碍：口眼歪斜、抽动，表情怪异等。

幼儿身体发育评估表

| 身体发育 | 获得技能的平均年龄 | 3个月 | 6个月 | 9个月 | 1岁 | 2岁 | 3岁 | 5岁 |
|---|---|---|---|---|---|---|---|---|
| 头与躯干控制 | | 头能部分抬起 / 短时间地保持头部抬起 | 头能抬得高且保持此体位 / 保持头和肩抬起 | 转头并转移重心 | 在拉起时能保持头抬起 | 头可向各方向自如地活动 | | |
| 翻身 | | | 能从俯卧翻身至仰卧 | 能从卧中翻身至俯卧 | 游戏时能轻易地翻身 | | | |
| 坐 | | 在有完全支撑时可坐着 / 需一些支持可端坐 | 可以手支撑而端坐 | 开始不需支撑而端坐 | 不需支撑面端坐得很好 | 坐位时能自如地扭转身体并作运动 | | |
| 爬行和步行 | | 开始爬行 | 能爬行 | 能抓着家俱站起来 | 会迈步 | 行走 / 跑步 / 能踮着脚尖和以脚后跟行走 | 自如地后退 | 单脚起跳 |
| 上肢和手部控制 | | 将手指置于其手中时有抓握动作出现 | 开始伸手取物 | 伸手并抓握物体 | 会将物体从一手放到另一手中 | 会用拇指和食指抓握 / 会自如地以手指交替点物体和鼻子 | | 抛掷和接球 |
| 看 | | 双眼能追踪近距离物体 / 喜欢鲜艳的色彩/形状 | | 能识别不同的面孔 | 双眼可注视远方的物体 | 观看小的事物图片 | 能清楚地看到6m以外的物体形状 | |
| 听 | | 在有大的声响时会头转向声音发出的地方 / 对妈妈的声音出现反应 | 喜欢节律性音乐 | 理解简单的指令 | 摸摸你的鼻子 / 爸爸在哪里 | 能清楚听到和理解大部分简单语言 | | |

图8-7 幼儿身体发育评估表

幼儿精神发育评估表

| 精神发育 | 获得技能的平均年龄 | 3个月 | 6个月 | 9个月 | 1岁 | 2岁 | 3岁 | 5岁 |
|---|---|---|---|---|---|---|---|---|
| 交流与语言 | | 尿湿或饥饿时会哭闹 / 感到舒适时会发出愉快的声音 | 会发出简单的声音 | 能对不同的事物使用不同的声音 | 开始使用简单的词 | 开始将二个或以上的词同时使用 | 能使用简单的句子 | |
| 社交行为 | | 会对微笑报以微笑 | 开始理解"不"的含义并作出相应的反应 | 开始要求做简单的事情 | 喜欢在做完简单的事情后得到表扬 | 能与成人和儿童进行交往 | | |
| 自我照料 | | 会吸奶 | 会把手中的物体送到口中 | 会咀嚼固体食物 | 开始自己进食 / 独用杯子喝水 | 会脱简单的衣服 / 能自己解手 | 洗澡和穿衣 / 能帮助做简单的事情 | |
| 注意力兴趣 | | 会对微笑报以微笑 | 会对玩具和声响产生短暂兴趣 | 对照料者产生强烈的依附感 | 对玩具和活动能保持较长时间的兴趣 | 能将不同物体分类摆放 | 会拼装玩具 | |
| 游戏 | | 会抓握置于手中的物体 | 玩弄自己的身体 / 会以简单物体做游戏 | 开始喜欢做社交性游戏(捉迷藏) | 能模仿他人 | 开始与其他孩子一道做游戏 | 独立地与孩子和玩具做游戏 | |
| 智力与学习 | | 饥饿或不适时会哭闹 / 认识自己的妈妈 | 能识别几个人 | 会寻找出视线的玩具 / 你的鞋在哪里 | 会照着简单的动作 | 能按要求进行指点 | 能遵从简单的指令 | 能遵从多个指令 |

图8-8 幼儿精神发育评估表

## 脑性瘫痪的分型及各型脑性瘫痪的临床症状有什么？

脑性瘫痪的表现形式是各种各样的，其分类方法亦各不相同，临床上一般分为：

（1）痉挛型：约占脑性瘫痪的60％～70％。一般低体重儿和窒息者易患痉挛型脑性瘫痪。其特点主要表现为肢体异常性痉挛、外翻；膝关节屈曲挛缩，髋关节屈曲，内收、内旋等改变，内收肌挛缩程度可以用内收肌角来衡量（图8-9）；上肢可呈现拇指内收、指关节屈曲、前臂旋前、肘屈曲等异常肢位以至挛缩变形。根据不同的痉挛程度、肌张力的表现和挛缩情况可分为痉挛高张力、痉挛低张力及痉挛挛缩三类。

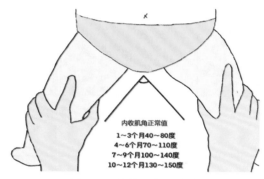

内收肌角正常值
1～3个月40～80度
4～6个月70～110度
7～9个月100～140度
10～12个月130～150度

图8-9　内收肌角正常值

（2）徐动型：占脑性瘫痪15％左右。有黄疸病史者大多为手足徐动型脑性瘫痪。其特点是全身肌肉张力不断变化，所以不断出现肢体及周身无目的、不自主地抽动或徐动，动作迅速而多变，当情绪变化时，抽动或徐动更加严重，只有入睡时才可停止。其全身肢体活动难以意志控制，包括颜面肌在内，脸部表情肌不由自主地哆嗦，好像做鬼脸，常有流口水、咀嚼、吞咽困难、语言不清等症状。

（3）失调型：也称共济失调型；约占脑性瘫痪的5％。有新生儿窒息情况的大多属于此类。表现为智能低下，上下肢动作不协调，肌肉收缩速度较慢、同时收缩能力低下，以及距测能力差、定向力差、意向性震颤等表现。一般情况下，这类患儿的肌张力在低下与正常之间摇摆，缺乏稳定性和协调性，走路跨步蹒跚，似醉酒状。

（4）迟缓型：此类患儿较少见，仅占脑瘫的2％。这类患儿病变在小脑，肌张力较低，属于脑性瘫痪的过渡阶段，多见于婴幼儿。这类患儿肌张力会随着年龄的增加而慢慢提高；在2～3岁时大部分可能转变成手足徐动型和痉挛型，有的可能转变为共济失调型。

（5）混合型：占脑性瘫痪的10％～20％。这类患儿各型症状混同存在，其特点是以痉挛型脑性瘫痪与手足徐动型脑性瘫痪混合较为多见；表现为上肢不随意运动及下肢痉挛性张力增高。

脑性瘫痪根据障碍的部位可分为四肢瘫，即全身受累；截瘫，即双下肢受累；偏瘫既半侧肢体障碍；三肢瘫，即双侧下肢及一侧上肢存在运动障碍；单肢瘫，即只有一个肢体瘫痪；双重瘫，但属于不对称性，是四肢瘫的一种。

## 脑性瘫痪发生的原因有哪些？

每一位脑性瘫痪儿童的脑损伤部位是各不相同的，脑损伤发生的时间也可以分为妊娠期、分娩过程和出生后（一个月内）3个时段。其发生的原因可归纳如下：

1. 妊娠期（出生前）

（1）胎儿大脑在妊娠3～4个月发育最快，这期间脑损伤比妊娠任何时期受损都严重，在妊娠过程中，任何导致胎儿缺血缺氧的因素，均可导致胎儿大脑受损，如：宫内感染、流感病毒、风疹病毒、带状疱疹病毒、妊娠高血压、低血压、糖尿病、吸烟、喝酒、用药不当、胎盘功能不全等。还有一些传染性病毒，如梅毒等造成胎盘及胎儿感染，所以，妊娠期的妇幼保健是预防脑性瘫痪发生的重要措施。

（2）孕妇与胎儿RH血型不相融，或者AB、O血型不和，易发生溶血状态，即血液中的细胞被破坏，放出血色素，婴儿会发生重症黄疸，损伤神经核造成脑瘫。

（3）遗传因素：近亲结婚，近亲有癫痫病史等均为脑性瘫痪发生的高危因素。

2. 分娩期（出生过程）

在这个时间内，造成脑瘫的主要原因有：

（1）使用产钳造成的产伤，可导致头部受伤，颅内出血等。

（2）胎位不正，产程过长，造成脑缺氧。

（3）早产儿，体重小，脑发育不完善。

（4）新生儿窒息。如出生时无呼吸或滥用激素药，可使婴儿缺氧而导致脑损伤。

3. 出生后（一个月内）

在这个时期，造成脑瘫的原因：

（1）婴儿核黄疸可导致脑损伤，系由于胆红素代谢异常所致。

（2）脑部感染，如脑炎、脑膜炎、$CO_2$中毒等。

（3）头部外伤造成颅内出血。

（4）感染引起的高烧或严重的腹泻引起重度脱水。

以上这三个时间段造成脑瘫的比例各不相同。其中，出生前约占20%，出生时70%～80%，出生后为15%～20%。

### 目前脑瘫的主要原因是什么？

目前，我国约有600万脑瘫患者，其中12岁以下的脑瘫患儿占三成以上，约为180万至200万人，而1～7岁小儿中脑瘫患病率高达1.2‰～2.7‰。与其他疾病不同的是，这是一种因大脑受到伤害所致的以姿势和运动功能障碍为主的综合征。新生儿窒息、缺氧缺血性脑病等都可能导致孩子发生进行性脑损伤，继而引起中枢性运动障碍，脑缺氧是脑瘫的主要发病机制；缺氧可致发育中的脑髓鞘形成不全，在皮层及皮层下属脑血管的边缘地带，缺血后白质受损。皮层运动区白质及脑室周围白质受累可造成锥体束损伤，临床表现为痉挛型脑瘫。脑瘫儿童与正常儿童抱起的姿势是不一样的（图8-10）。

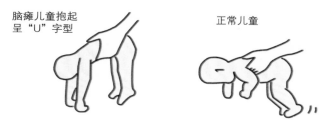

脑瘫儿童抱起
呈"U"字型

正常儿童

图8-10　脑瘫儿童俯卧抱起时的姿势

### 脑性瘫痪存在的两个问题和四种能力缺欠是指什么？

（1）脑性瘫痪主要存在的两个问题是：异常姿势和不正常用力。所谓不正常用力，就是该用力的地方不会用力，不该用力的地方却能用力；异常姿势是指不正常用力造成的形象结果，不正常用力越严重，异常姿势也就越严重。严重的患儿需要专制的座椅来辅助儿童的日常行动（图8-11）。

（2）脑性瘫痪存在的四种能力缺欠：平衡能力、协调能力、支配能力，以及控制能力。

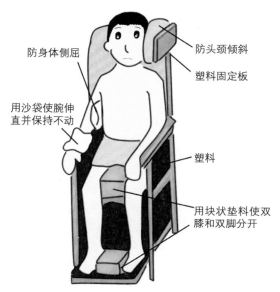

防身体侧屈

防头颈倾斜

塑料固定板

用沙袋使腕伸
直并保持不动

塑料

用块状垫料使双
膝和双脚分开

图8-11 脑瘫儿童特制座椅

## 脑瘫的神经生理学包括哪些类型？

（1）痉挛：是指被动牵拉肌肉时肌肉张力增高，牵拉后表现为牵拉反射亢进，与牵拉的速度有关。

（2）多动：注意力不集中，肢体运作多。

（3）手足徐动：在一固定体位不断变换姿势，睡眠后消失。

（4）共济失调：协调运作和平衡功能丧失。

（5）僵直：始发肌和拮抗肌张力同等增高，有时为齿轮状僵直。

## 新生儿缺血缺氧性脑病会出现什么后遗症？

新生儿缺血缺氧性脑病就是新生儿脑组织出现缺血缺氧后出现的临床症状。一般是在孕期造成的，如在分娩过程中、新生儿先天性疾病、胎盘异常、脐带供血中断等因素。

新生儿缺血缺氧性脑病的症状，一般是分为三度。

1. 轻度症状

比较轻，容易恢复，一般是不会留有后遗症，主要表现为轻度的嗜睡、兴奋、肌肉震颤、颤抖等症状，肌张力一般属于正常的，一般不会出现惊厥，呼吸是平稳的，这些症状一般在三天左右会逐步消失。

2. 中度症状

这种情况很有可能出现后遗症，大多数会出现惊厥发作、呼吸骤停、肌张力降低、呼吸暂停、重度的嗜睡、昏迷等症状，这些症状一般会持续在十天以上。

3. 重度症状

这种情况就比较严重了，患儿死亡率很高，即使存活，也留有严重后遗症，症状主要是以持续的昏迷为主、肌张力极度的低下、惊厥频繁出现、呼吸不规则、拥抱反射、腱反射消失等。

新生儿缺血缺氧性脑病出现后遗症，有一个评分标准，一般比较公认的就是一分钟Apgar评分结果，总分是8～10分为无窒息，4～7分为轻度窒息，0～3分为重度窒息，一般8分或8分以上都属于正常。

7分以上为轻度缺氧，往往不会影响预后。由于患儿的抵抗力低，所以很容易出现并发症，如低血糖、新生儿颅内出血，及周身感染，或者是吸入性肺炎等疾病。所以，即使重度患儿幸存下来，由于长时间的缺氧和脑细胞的受损，及并发症的出现，对孩子以后的智力、语言、肢体运动障碍、抵抗力等各方面都会出现不同程度的后遗症。

## 新生儿缺血缺氧性脑病的治疗后果如何？

因为医疗技术水平不断提高，所以在预防围产期窒息的发生，及时处理宫内窘迫和快速地结束分娩，以及产后窒息的患儿及时复苏等方面能够做出及时有效的处理，相应地减少了新生儿缺血性脑病的发生。

如果经过综合性的复苏抢救措施，抢救20分钟仍不恢复自主呼吸的，或者是Apgar评分仍低于1分者，这种情况说明大脑已经受到了严重的不可逆的损伤。

## 新生儿缺血缺氧性脑病如何护理？

（1）要保持室内安静，避免有过激的噪声，避免频繁的移动孩子。

（2）要注意室内的温度和湿度，尤其是在夏季温度在28℃左右，冬季室内温度在20℃左右。因为如果过热容易造成孩子水分丢失，如果过冷会使孩子体温受影响或者是出现新生儿硬肿症。

（3）要注意预防炎症感染，尤其是孩子居住的卧室内，避免看望的人太多，如果有感冒或者是皮肤感染、传染病的家人避免与孩子接触，最好不要探视。在护理的同时，要加强孩子口腔、肚脐、臀部的护理，有利于孩子健康成长。

## 脑瘫如何分类？

脑瘫在临床表现上存在广泛的差异性，因此，还没有形成被普遍接受的分类。脑瘫可根据临床生理表现、身体受累的部位或受损脑的神经解剖区域进行分类。

1. 按脑瘫部位分类（图8-12）

单瘫、偏瘫、双侧瘫痪、四肢瘫、全身瘫痪、其他类型，其中双侧瘫痪最常见，约50%，偏瘫次之，约30%，伴随肢体感觉改变。

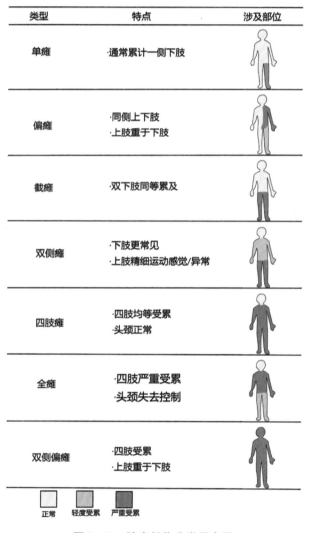

图8-12 脑瘫部位分类示意图

**2.按临床表现分类**

（1）痉挛型（spasticity）：

发病率最高，占全部患儿的60%～70%，常与其他型的症状混合出现，病变波及锥体束系统，主要表现为中枢性瘫痪，受累肢体肌张力增高、肢体活动受限、姿势异常、深腱反射亢进、踝阵挛阳性，2岁以后锥体束征仍阳性。上肢屈肌张力增高、肩关节内收、肘关节、腕关节及手指关节屈曲。卧位时下肢膝关节、髋关节呈屈曲姿势；俯卧位时抬头困难；坐位开始时，头向后仰，以后能坐时，两腿伸直困难，脊柱后凸，跪时下肢呈"W"形；站立时髋、膝略屈，足尖着地；行走时呈踮足、剪刀样步态。根据受累的部位又分为7种：

①痉挛性偏瘫（hemiplegia）：指一侧肢体及躯干受累，上肢受累程度多较下肢重。瘫痪侧肢体自发运动减少，行走延迟，偏瘫步态，患肢足尖着地。约1/3患儿在1～2岁时出现惊厥。约25%的患儿有认知功能异常，智力低下。

②痉挛性双瘫（diplegia）：指四肢受累，但双下肢受累较重，上肢及躯干较轻。常在婴儿开始爬行时即被发现。托起小儿双腋可见双下肢呈剪刀状交叉（图8-13）。本型如以影响两下肢为主，则智力发育多正常，很少合并惊厥发作。

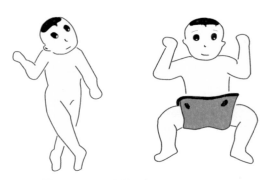

图8-13　双腿剪刀状交叉的矫治方法

③痉挛性四肢瘫（quadriplegia）：指四肢及躯干均受累，上下肢严重程度类似，是脑瘫中最严重的类型，常合并智力低下、语言障碍、视觉异常和惊厥发作。

④痉挛性截瘫（paraplegia）：双下肢受累明显，躯干及双上肢正常。

⑤双重性偏瘫（double hemiplegia）：四肢受累，但上肢受累较下肢重或者左右两侧瘫痪程度不一致。

⑥三肢瘫（triplegia）：三个肢体受累，多为上肢加双下肢瘫痪。

⑦单瘫（monoplegia）：单个肢体受累。单瘫表现轻微，易误诊，若发生在非利手，就更易误诊。

（2）手足徐动型（athetosis）：

约占脑瘫20%，主要病变在锥体外系统，表现为难以用意志控制的不自主运动，当进行有意识运动时，不自主、不协调及无效的运动增多。这些动作在睡眠时消失。多有肌张力降低，抬头无力，喂养困难，常有舌伸出口外及流涎。1岁后手足徐动逐渐明显，因口肌受累呈显著语言困难，说话时语句含糊，声调调节也受累。通常无锥体束征，手足徐动型脑瘫智力障碍不严重，惊厥亦不多见。随着围生期保健的广泛开展，此型现已少见。

（3）强直型（rigidity）：

此型很少见到，由于全身肌张力显著增高，身体异常僵硬，运动减少，主要为锥体外系症状，使其四肢做被动运动时，主动肌和拮抗肌有持续的阻力，肌张力呈铅管状或齿轮状增高，腱反射不亢进，常伴有严重智力低下。可出现角弓反张姿势（图8-14，图8-15）。

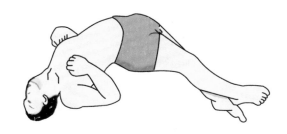

图8-14 脑瘫孩子角弓反张姿势

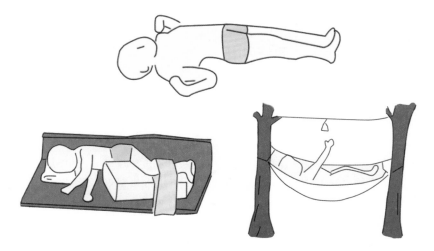

图8-15 角弓反张姿势的矫治方法

（4）共济失调型（ataxia）：

可单独或与其他型同时出现。主要病变在小脑。临床表现为步态不稳，走路时两足间距加宽，四肢动作不协调，上肢常有意向性震颤，快变转化的动作差，指鼻试验易错误，肌张力低下。此型不多见。

（5）震颤型（tremor）：

此型很少见，表现为四肢震颤，多为静止震颤。

（6）肌张力低下型（atonia）：

表现为肌张力低下，四肢呈软瘫状，自主运动很少。仰卧位时四肢呈外展外旋位状似仰翻的青蛙；俯卧位时，头不能抬起。常易与肌肉病所致的肌弛缓相混，但肌张力低下型可引出腱反射。多数病例在婴幼儿期后转为痉挛型或手足徐动型。

（7）混合型（mixed）：

同一患儿可表现上述2～3个型的症状。痉挛型与手足徐动型常同时受累。还有少数患儿无法分类。

有少数患儿表现复杂，难以分型，则按瘫痪部位分型，偏瘫、双下肢瘫、单瘫、三肢瘫、四肢瘫、双瘫、双重。但正确的基本姿势是康复的基础和要求（图8-16）。

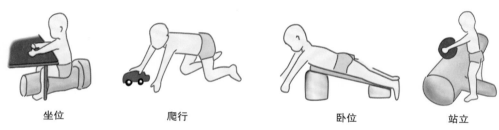

| 坐位 | 爬行 | 卧位 | 站立 |

图8-16 脑瘫孩子各种正确的姿势

## 如何诊断脑瘫？

妊娠最后3个月是胎儿神经细胞髓鞘形成的重要时期，早产儿因过早脱离母体，使神经系统的成熟过程受到阻碍，且早产儿本身就是多种不良因素所造成的结果，这些不良因素也会对胎儿造成损害。故早产儿比足月儿更易发生脑损害，出现脑瘫，治疗时间的早晚直接影响其预后，如能早期诊断则可早期干预，减少后遗症。痉挛性脑瘫多见，由于四肢肌张力增高，且运动肌肉不协调，故出现洗澡时难以将手掰开，穿衣不合作，喂养时吸吮及吞咽不协调，易呛咳，脑部发育欠佳，易激惹、惊跳、睡眠欠佳和哭闹不安等情况，因此家长应了解小儿运动发育规律及异常姿势的表现，并注意日常生活情况，可为早期发现脑瘫提供第一手资料，而专业人员的早期评估可作出早期诊断，并提高诊断的准确性（图8-17）。Vojta姿势反射检查方法简单、敏感性高，可准确反映神经系统功能，是早期诊断脑瘫的可靠方法。所以，神经系统检查结合Vojta姿势反射，可全面、准确地反映神经系统情况。脑室B超及头颅 CT 或MRI检查，可以了解大脑结构，探讨病因及判断预后。评估组由于采用了多种方法进行评估，因而早期诊断效果较对照组明显。对早产儿应进行早期评估，以达早期诊断脑瘫，早期干预，减少后遗症，减少家庭及社会负担。

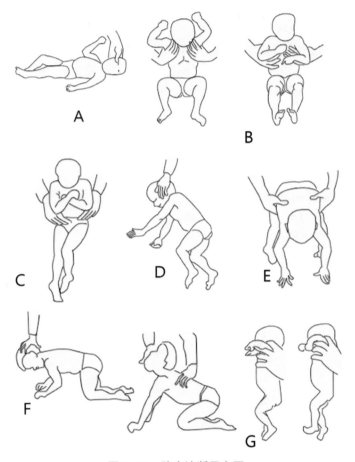

图8-17 脑瘫诊断示意图

A. 不对称的颈强直反射——头部转向一侧的时候，对侧的手臂和膝盖屈曲；B.莫罗反射（婴儿拥抱反射）——颈部突然伸展的时候，双臂迅速远离躯干并呈现拥抱疫势；C. 伸肌挺伸反射——婴儿被举起腋窝以下呈直立状态的时候，下肢变得僵直；D. 紧张性劲反射盆、下肢都随之转向相同方向；E. 降落伞反应——婴儿自腰部悬吊，突然降低向前方的桌面移动，手臂和手都会向桌子伸展以起到保护作用；F. 对称性颈肌强直反射——颈部仲直的时候，则正好相反；G.脚放置反应——当用物质接触婴儿脚底面的时候，婴儿会将手臂屈曲，腿伸直。

　　病史采集与体格检查是诊断脑瘫的首要手段。病史检查应该针对孕期和分娩期进行彻底调查。除了很少见的几种类型，如家族痉挛型下肢瘫痪和先天性共济失调，再没有更多的遗传性脑瘫。一些辅助性检查，像X线片、血液分析、染色体分析、CT、MRI、正电子发射断层扫描等在进行诊断时很少需要，但它们在确定脑瘫的类型和发病程度方面也许有帮助。2岁以下脑瘫患儿的诊断非常困难。Nelson 和 Ellenberg 发现，在1岁脑瘫的孩子诊断中有55％达不到7岁孩子的诊断标准。早熟性一过性张力障碍常常跟脑瘫相混淆，它的特征是患儿在4～14个月下肢张力增高。它只是一种自身限制性疾病，可以不治自愈。此外，非洲及美洲孩子比其他种族的孩子具有更高的肌肉紧张度，这也会导致脑瘫的误诊。

　　对正常运动发育阶段和原始反射的了解有助于鉴定孩子运动发育迟缓的问题。运动发育通常从头部到足部，从出生时的吞咽和吮吸开始，发展到24～36个月时对括约肌的控制；运动活动的原始反射方式作为正常成熟过程的一部分可在正常儿童中出现，而在脑瘫患者中持续期延长，甚至有时持续存在；其他正常行走所必需的成熟运动模式显著延迟甚至永不出现。通过确定某种反射存在与否，就可以确定孩子的神经学年龄。通过比较神经学年龄与实际年龄，就可以确定神经商数，这有助于确定预后和治疗方法；而这种原始反射的存在也可能导致以后畸形的发生。

　　粗大运动功能分级系统（图8-18）的分级如下：

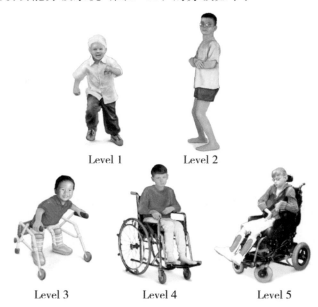

Level 1　　　　Level 2

Level 3　　　　Level 4　　　　Level 5

图8-18　粗大运动功能分级系统

（引自：CHAPTER 35 Disorder of the Brain，TACHDJIAN'S PEDIATRIC ORTHOPAEDICS）

Ⅰ级：儿童可以自由行走，可以跑、可以跳，但是速度和协调性会下降。

Ⅱ级：在室内行走时不要借助辅助设备，如拐杖、助行器和（或）矫形器。

Ⅲ级：使用拐杖、助行器和（或）矫形器等辅助移动设备在室内和室外行走。

Ⅳ级：可以坐在椅子上，但是需要特别的椅子来控制躯干平衡，从而尽量地解放双手，坐上或者离开椅子的时候，必须有大人的帮助，或在双手拉着或推着一个稳定平面的情况下才能完成顶多能够在助行器的帮助和成人的监视下走上一小段距离，但是很难转身，也很难在不平的地面上维持平衡，不能在公共场合独立行走，应用电动轮椅的话能可以自己活动。

Ⅴ级：生理上的损伤限制了其对自主运动的控制，也限制了其维持头部和躯干抗重力姿势的能力，各方面的运动功能都受到了限制，即便使用了特殊器械和辅助技术，也不能完全补偿其在坐和站的功能上受到的限制，完全不能独立活动，部分孩子通过使用进一步改造过的电动轮椅可能进行自主活动。

## 脑瘫患儿如何进行评估？

1. 病史

对患儿进行评估的第一步是获得完整的病史，尤其是出生史、出生体重、妊娠年龄、并发症，以及孩子是否需要呼吸机辅助。如果出生史正常，应考虑与神经科会诊。运动的评估将揭示发育的延迟，头部控制应在3～6个月时出现，坐在6～9个月时出现，爬在9个月时出现，站立和扶走在10～12个月时出现，独立行走在12～18个月时出现。应该对早产儿做出矫正，早产儿在15个月大时可能不能走路。优先使用一只手或一条腿和早期的优势手，特别是婴儿的左撇子，往往是痉挛性偏瘫可能存在的线索。同样，在爬行或滑行时拖着一条腿也可能是偏瘫的迹象。确定孩子是否有其他问题是很重要的，如斜视、吞咽困难、经常窒息、语言发展迟缓、视力差、癫痫发作等。约20%至40%的脑瘫患儿有癫痫发作，最常见的是偏瘫和四肢瘫痪患者。这些观察结果可能为诊断提供线索。

2. 肌肉张力

脑瘫患儿的体格检查应包括四肢的肌肉张力。随着患儿的放松（甚至坐在父母的膝上），四肢会得到全方位的运动。痉挛的感觉就像是肌肉的紧绷，当四肢被动地快速移动时，肌肉就会变得更紧。通过缓慢而温和地拉伸关节可以获得更大的活动范围。

迟滞试验是测量痉挛程度的一种方法。例如，如果检查人员正在评估腘绳肌痉挛，那么当髋部在屈曲中快速伸展膝盖时，与缓慢伸展膝盖时可能的伸展量进行比较，就会发现阻力的"抓挠"发生的角度。对精细运动应该进行评估。给孩子递玩具或笔时，往往会发现孩子的一侧肢体有痉挛性偏瘫。让孩子拍手或摆动手指可能会暴露出精细运动控制的困难。

3. 反射

深部肌腱反射在脑瘫患者中增加。重复叩击深部肌腱或踝关节快速被动背屈可能产生阵挛，这建立了上运动神经元神经异常的存在。在偏瘫中，反射是不对称的。正常婴儿在3至6个月时，随着运动皮层的成熟，婴儿反射消失。然而，在脑瘫孩子身上，这些反射被保留了下来。惊吓反射，或称 Moro 反射，在婴儿4个月大时应该消失，是通过让婴儿仰卧时头向后伸，稍微抬高而引起的，这使腿和手臂突然伸展。突然的巨大噪声同样会使一个大一点的孩子从轮椅上伸直身子。测试降落伞反射的方法是把孩子举在空中，然后迅速把他放到检查台上，5个月以上的孩子会伸出双臂保护自己；患有脑瘫的儿童不会这样做，而只能伸出一只手。将仰卧婴儿的头转向一侧，可引起颈部紧张反射。这种反射在婴儿期应该消失，否则应该引起对脑瘫的怀疑。

4. 平衡、坐姿和步态

评估平衡、坐姿和步态的方法是，记录孩子是否可以不借助手而独立坐着，或在没有帮助的情况下进入坐姿，或孩子在坐着或走路时平衡是否容易受到干扰。临床评估步态时要求孩子的关节能看到，所以孩子应该赤脚和穿着短裤。在进行评估时，应让评估者坐在与孩子同高的凳子上，应有足够的空间让孩子自然地行走。从脚跟到脚趾走路、用任何一只脚跳跃、跑步都可以观察到。轻度偏瘫患者行走几乎正常，但跑步时运动模式异常；受影响的上肢会收缩向上，手臂不能正常摆动。

步态应该从孩子的前面观察，然后从侧面观察，臀部、膝盖和脚踝应该从各个角度进行系统的评估。髋部和膝关节的弯曲增加、膝反屈的足尖行走、或步态摆动阶段的脚底下沉组成的步态都可能提示 CP。摆动阶段肢体间隙的障碍可能是由脚底下沉或无法弯曲膝盖引起的。可以不断通过康复锻炼来改善脑瘫患儿的步态及站姿（图8-19）。

5. 其他评估

在确定 CP 诊断时，骨科医生很少要求进行影像学检查。如果对正确诊断仍存在疑问，则建议转诊儿童神经科医生。影像学研究可协助诊断，如头颅超声、脑磁共振和计算机断层扫描（CT）。同样，实验室研究也有必要，以寻找与发育迟缓和类似 CP 症状相关的代谢性疾病的证据，如先天性甲状腺功能减退或多巴反应性肌张力障碍。

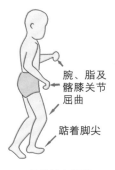
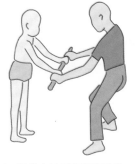
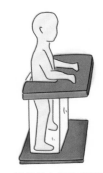

腕、脂及
髋膝关节
屈曲

踮着脚尖

a. 异常站立姿势　　　b. 提供支持而使站姿改善　　　c. 提供站立架改善站姿

图8-19　脑瘫患儿改善站姿

## 小儿脑瘫不治疗能自愈吗?

很多家长认为，小儿脑瘫可以不治自愈，认为小儿脑瘫（脑性瘫痪）患儿大脑病变虽是非进行性的，但随着年龄的增长，正常孩子的功能不断提高，脑组织发育越来越完善，但作为小儿脑瘫（脑性瘫痪）患儿，异常的姿势如不早期纠正，会逐渐地加重痉挛，功能的丧失也会越来越多，与同龄正常儿的差距越来越大，运动及语言等多种障碍对儿童生活的影响会变得明显。

大量事实证明，小儿脑瘫（脑性瘫痪）不经治疗是不会痉愈的，因为运动障碍可导致肌肉挛缩、关节变形，从而发展成畸形；语言和智力的障碍使患儿缺乏与家人的交流，更缺少对周围环境的认知，这不仅影响了孩子语言发展、智力发育，还将影响其情感、性格及将来的交往和社会生活。而所有这一切的逐步加重，都将影响以后的治疗与全面康复。因此，小儿脑瘫要及早发现，及时治疗，不要寄希望于不治自愈。

## 目前国内外脑瘫治疗的方法有哪些?

脑瘫尚无有效的治疗方法。治疗目标是促进各系统功能的恢复和发育，纠正异常姿势，减轻伤残程度。治疗原则是早期干预、综合治疗、家庭训练和长期坚持。

脑瘫涉及多学科疾病（图8-20），常需多学科综合治疗，包括物理、职业、语言治疗、器械矫形、营养、社会工作、矫形外科和综合儿科。关于脑瘫的治疗有四个基本原则：首先，确切地说，中枢神经系统受损是非进展性的，但异常的肌力和痉挛造成的变形是会进展的。其次，目前可用的处理方式只能校正继发的变形，不能解决脑损伤的根本问题。然后，在快速生长中，变形会不断地加剧。对于一些患儿，推迟手术到显著的生长高峰过后来减少复发的风险是有益的。最后，手术和非手术处理应当致力于缩小对患儿的社会化和教育的影响。在这个患儿群体中，考虑任何形式的处理时，注意这个问题的时限性是重要的。对于大多数患儿，用非手术和手术联合的方式比一种方式更有益。

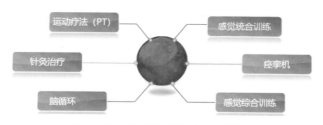

图8-20　脑瘫治疗涉及多个学科

### 1. 非手术治疗

非手术方式，比如药物、夹板和支架以及物理治疗，通常作为初步处理或者与其他处理方式结合，比如手术。

（1）药物治疗

治疗脑瘫的药物品种多样，3种最常用的药物分别是地西泮、作用于中枢的巴氯芬和作用于骨骼肌水平的丹曲林。由于这些药物增加了抑制性神经递质的活性，共同的全身不良反应有迟钝、平衡困难和认知障碍，这对行动、教育和交流非常有害，以及长期服用后有肝毒性。由于这些药物的全身性不良反应，在药物给药途径上有了新的倾向，如鞘内巴氯芬给药和肌内肉毒素注射。

鞘内巴氯芬能减少下肢痉挛，似乎能改善功能并减少护理难度，而且并发症易于控制。巴氯芬也同时在脊髓水平起作用，减慢不正常的脊髓反射和降低运动神经元兴奋性，这能进一步减轻痉挛。仔细的监测对防止药物过量是必需的，否则会导致躯干活动能力下降、无力和反应迟缓。鞘内给药的并发症包括导管和泵感染或者失效、脑脊液漏、呼吸抑制、药物反应及过度迟缓。10%～20%的患儿需要进一步的手术或者取出药泵。这种治疗方式的使用指征是患者的痉挛状态显著干扰自理能力和生活质量，并且其他治疗方式无效。

肉毒素是一种由肉毒梭菌产生的潜在的神经毒素，有七种血清型。A型肉毒素（BTX-A）在脑瘫患者中被用于选择性地减弱肌力。由于它在组织内能弥散2～3厘米，因此，使用BTX-A比其他试剂如苯酚和乙醇更容易获得效果，而后者需要更加准确的注射。由于它选择性地阻止神经肌肉接头而不影响周围组织，比其他的试剂更加安全。在注射后24小时起效并持续2～6个月，小心防止这种毒素注入血液，因其在足够大的剂量下能使呼吸抑制并致死。BTX-A和其他治疗方式如康复训练和持续校正石膏结合时是有效的。最常见的不良反应是局部疼痛和注射的刺激。BTX-A 最常用于安装支具、打石膏或者短时间物理治疗的辅助用药。据报道，BTX-A能改善行走时的能量消耗，也能改善上肢的功能和自理能力，但结果各异。长期使用时，由于对毒素产生抗体，效果会下降；当其他方法无效时，推荐每隔3～4个月注射1次。BTX-A治疗的禁忌证包括已知有耐药性或者产生抗体，已固定了的畸形和痉挛，与氨基糖苷抗生素合用，既往反应失败，以及一些神经病学状态，如重症肌无力。

（2）康复训练

康复训练是治疗脑瘫的基本方法。康复训练通常作为初期的处理（图8-21），并和与其他方式结合，如安装支架、打石膏、注射BTX-A和手术。治疗者在管理患儿的各个方面起着关键作用，包括确定是否患有脑瘫，处理挛缩，制作夹板和简单支具，提供家庭教育和随访，充当学校和其他保健医疗提供者的联络员、与患者家庭成员一起实现患儿在家里的牵引和训练方案。由于脑瘫患儿的多样性，个性化的治疗方案是必需的。对能走动的患儿的治疗目标是加强肌肉强度，阻止挛缩，训练步态和平衡（图8-22）；对严重受累的个体，治疗目标是改善坐姿，改良卫生保健和看护难度。一开始就应该鼓励患儿父母在儿童的治疗计划中起积极的作用。

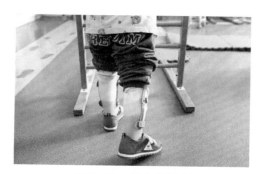

图8-21　戴支具行走

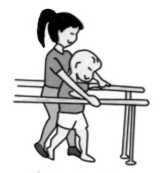

图8-22　扶双杠行走

（3）辅具治疗

矫形兼有康复训练和药物的功能，通常与其他方式结合使用。脑瘫患者的矫形常用于阻止和减缓进行性的变形。治疗脑瘫最常用的支具（图8-23，图8-24）包括足踝矫形器、髋外展支架、手腕夹板、脊柱支具或硬夹克。应当选择以患儿为中心的治疗方式。对能行走的孩子的矫形目标不同于严重受累的孩子。下肢矫形通常使用足踝矫形器，这在脑瘫患儿中非常普遍。矫形能改善步态，减少行走中的屈膝弯腰，甚至对象是能行走未手术的儿童。助穿鞋，阻止挛缩进展，改善轮椅坐姿，并且辅助实施站立计划。使用具有跖屈膝伸连接的触地足踝矫形器，有助于减少屈膝步态和改善伸膝的站立期，能显著减少使用大腿矫形器对膝以上部分的矫形。

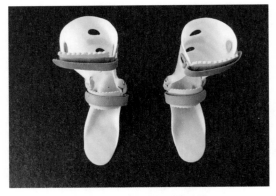

图8-23　常见踝足矫形器

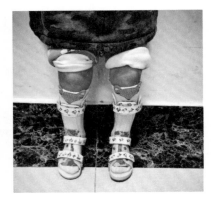

图8-24　常见踝足矫形器用于脑瘫患儿

## 2.手术治疗

当挛缩或残障使某些功能降低，产生疼痛或影响日常活动时，要考虑采用手术治疗。唯有显著的固定挛缩存在时，手术处理才有效果。因为很多脑瘫患者都有显著的并发症，与一般的手术过程相比，要承担更多的风险。在设计手术操作时应该以减少住院人数和对学习与其他社会活动的干扰为原则。30%脑瘫患儿因营养不良而增加了术后伤口的愈合不良或感染的风险。术前测定并改善患儿的营养状况会降低并发症发生率。

脑瘫残障的手术操作方法包括：①矫正动态或静态变形；②平衡关节处肌肉的力量；③减轻神经痉挛状态（神经切断术）；④稳定不能控制的关节。

（1）肌力平衡

对静态与动态屈曲畸形往往采用肌腱延长术；而更为严重的僵直畸形则须采用关节囊切开术和截骨术。长时间的痉挛状态会引起肌腱单元的相对缩短，进而导致关节活动的异常，如果不加处理，还会导致退行性改变。肌腱单元的延长术通过弱化肌力来恢复正常作用于关节的肌力和运动。延长术可在肌肉肌腱联合处对腱膜进行退缩和松解。是否在腱质内行"Z"字成形术或腱切断术，要视情况来定。退缩的方法能够避免过度延长术带来的并发症和腱切断术与"Z"字成形术带来的继发性力弱。更严重的变形通常不单独采用软组织松解来矫正，而要求采用截骨术。

平衡通过关节的肌力很困难，尤其对脑瘫患者来说更难，这是由于肌牵张反射的阀值下限及对随意肌功能的控制降低，拮抗肌群协同收缩频率的增加，以及无法建立对转位肌的功能利用。通常在整个步态周期痉挛的肌肉在转移后仍然痉挛。对这类患者进行肌腱转位的目标是从关节上移除畸形的或异相肌力的肌肉，或者使其充当被动的肌腱悬带物。

（2）神经切断

通过各种机械或化学方法实施的神经切除术，已被计划作为一种减少肌肉通过关节应力的方法。对神经切除术首要的顾虑是对受累肌的过度弱化，造成不受控制的对抗功能和继发的反张畸形。如果考虑采用神经切除术，那么在最终实施之前，可以先进行临时的机械的或药理的神经功能阻断。可以先注射一些利多卡因类的短效麻醉药来确定，像神经切除这样的手术操作能否达到预期效果。假如有作用，就可以作为长效或永久的神经注射药剂。这种方法要求全身麻醉，并且效应持续期变化多样。

（3）截骨矫形、关节置换

持续的关节应力异常，就会导致关节的病理变化，这些变化包括半脱位、脱位、软骨退化。关节稳定性手术，比如截骨术（图8-25），通常与软组织松解术相结合，已经产生了很好的长期效果。对于严重的关节损毁，像关节融合术等手术，尤其在足部，和切骨关节成形术，尤其在臀部，都被证明能使患儿受益。关节置换术最初对像脑瘫等神经肌肉疾病患者是禁忌的，但也能用于末期关节炎，可以起到很好的改良功能和缓解痛苦的作用。关节置换只对经过谨慎选择的患儿和在对该类技术有经验的医疗机构实施。

3.干细胞移植疗法

干细胞是机体中具有自我复制和多向分化潜能的原始细胞，是形成人体各种组织器官的原始细胞。但是干细胞移植仅处于临床研究阶段。迄今为止，除造血干细胞治疗血液病外，其他治疗尚需进一步研究确定。

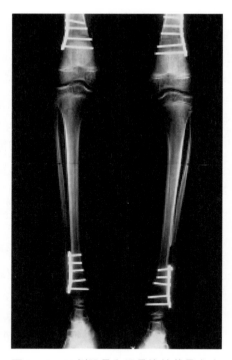

图8-25 双侧股骨和胫骨旋转截骨术治疗股骨前倾和胫骨外扭转

## 影响脑瘫患儿康复的五个因素是什么？

**1. 患儿智力**

在脑瘫康复过程中，患儿智力的高低对康复治疗效果起着重要的作用。同样的病情，不同患儿智力，就会收到不同的效果。脑性瘫痪儿童中的40％～60％有不同程度的智力障碍和语言障碍。所以，在训练时家长必须注意语言引导，刺激患儿的大脑，增加患儿大脑反馈机制的功能，形成简单的反射通路，将有意识的支配运动训练到无意识支配的动作。患儿的年龄越小，产生的效果越好；年龄最大不要超过5岁，因为这个阶段正是儿童大脑发育的最高峰。通过语言信息的激发，可增加其对信息的反馈能力，促进脑细胞的恢复，使内在的智力语言功能得到较好地开发。

**2. 患儿个性**

脑性瘫痪儿童多数具有一定的个性。患儿个性对于康复治疗的效果至关重要。患儿的个性越强，越难接受长时间的功能训练。所以家长不仅要注意引导孩子的个性，而且还要根据孩子的个性选择适合的训练方法。这一点十分关键，经验表明，即便是病情较重，年龄较大的患儿，只要能够主动配合功能训练，同样能够取得比较理想的康复效果（图8-26）。

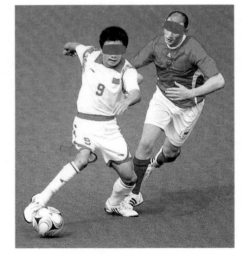

图8-26 理想的康复效果（红箭头为患腿）

**3. 病情轻重**

脑性瘫痪儿童的病情是一个复杂的综合临床表现。病情的轻与重，必须进行全面评估才能作出正确的结论。临床上一般以患儿表现出的功能受限程度作为了解患儿病情轻重的主要依据。如痉挛型脑瘫，痉挛重的患儿，病情就重；姿势越异常，病情就越重（用反力，如角弓反张）。从功能上看，不会翻身，不会爬，不会坐的患儿，病情就重。从肢型上看，患儿上肢受限轻，下肢受限重（双重瘫），病情就轻，四肢都受限者，病情就重。必须指出的是，病情的轻重与康复治疗效果是完全不同的两个概念，病情重的患儿只要治疗和训练得当（图8-27），患儿又能积极配合，同样可以取得好的效果。

**4. 患儿年龄**

脑性瘫痪儿童在同样病情下，年龄越小，预后越好。在国外要求出生6个月就要进行康复训练；在我国多数家长认为等孩子年龄大一些，能配合后再治疗，忽视了孩子年龄小，脑细胞正处在发育时期，是治疗的最佳时期的特点。这个时期不仅能及时抑制异常姿势，减少不正常用力，而且通过全面的康复训练，从运动到智力、语言都能取得很好的康复效果。所以，年龄越小的患儿其治疗效果越好，如果年龄过大，比如患儿12岁以上才开始康复治疗，大多数就只能是在运动功能方面有所改善了。但如果患儿坐位平衡较好，能扶物站立，或扶物迈步、爬行（图8-28），其康复效果也是会很理想的，这样的患儿通过训练可以达到生活自理的目的。

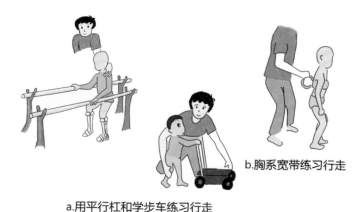

b.胸系宽带练习行走

a.用平行杠和学步车练习行走

图8-27 不同方法练习行走

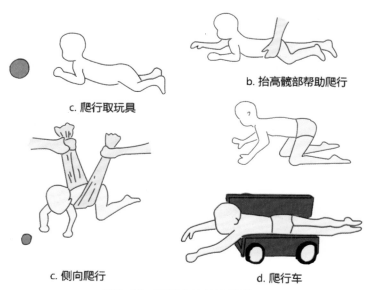

c. 爬行取玩具

b. 抬高髋部帮助爬行

c. 侧向爬行

d. 爬行车

图8-28 不同方法练习爬行

### 5. 患儿体质

脑性瘫痪儿童功能恢复的好坏与体质有着密切关系。一般说来，在其他因素相同的情况下，体质越好，越利于康复治疗，体质越差越不利于患儿的康复。患儿体质差主要分为两种情况：

（1）患儿自身素质较差：表现为抵抗力弱，体弱多病。这类患儿大多难以按康复计划进行训练。因此，较容易出现病情的反复，或者康复效果时好时坏的情况。对待这类患儿，家长不仅要注意增加孩子的营养，而且训练也要注意适度的原则，每次训练时间不可过长，一般站立10分钟左右就要让孩子休息适当时间（图8-29）。如此坚持锻炼的时间长了，孩子的体质就会慢慢好起来。对这样的患儿，家长千万不要急于求成。至于对合并有癫痫及其他疾病的患儿，家长除要注意上述问题之外，在康复训练的同时，还要对症治疗，不可顾此失彼。

（2）患儿的机体承受能力及耐受力较差。其原因主要是没有进行过系统训练。对待这类患儿，只要家长认识到位，治疗方案得当，问题的解决要比第一种情况的患儿容易得多。据了解，部分家长由于缺乏对康复治疗的科学认识，片面地认为功能训练不是治疗，而打针，吃药，做手术才是治疗。结果，常因一味追求名医、名院或寻找特效药物而错过孩子的康复治疗时机而酿成大错，最后导致孩子终身残废。

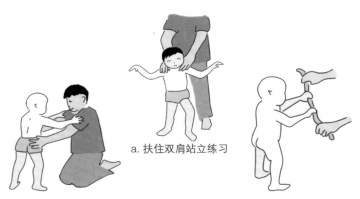

a. 扶住髋部帮助站立　　a. 扶住双肩站立练习　　c. 抓住绳索做站位练习

图8-29　不同方法练习站立

## 脑性瘫痪儿童的三大共性特点是什么？

### 1. 胆量小

主要指痉挛型脑性瘫痪，由于患儿运动神经元的高度兴奋，表现为稍有一点响声就打颤，稍有一点刺激就引起全身紧张。胆量小不是先天就有的，而是一种病理现象，这样的孩子在半岁内应尽量避免刺激，半岁后可适当给予刺激，如用手抚摸或用声音反复经常刺激，逐步锻炼其胆量。家长可以通过各种抱姿达到初步矫正的目的（图8-30）。

各种矫治性抱姿

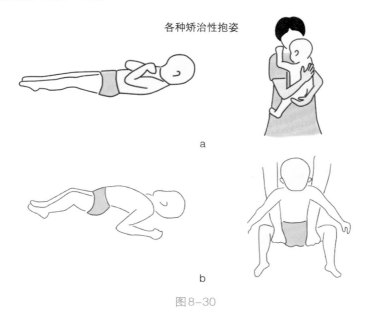

图8-30

2. 依赖性强

患儿的依赖性主要来自两个方面：一是患儿总觉得依赖物体才是安全的；二是由于家长的过于娇惯，使患儿慢慢地产生了依赖感。在训练患儿时，尽量不采用辅助器材，其原因就是为了避免患儿对器材的依赖性。训练中通过医患一对一的徒手训练，迫使患儿主动完成各项要求动作，这样有利于充分调动患儿的自身潜力，保证训练效果。这一点对于患儿的功能恢复至关重要。临床上一些患儿一旦改变原有训练环境和辅助器材，便随之失去了在原有训练环境中已被激活的功能，主要就是依赖性造成的。

3. 睡眠少

由于运动神经元的兴奋，脑瘫患儿一般都存在睡眠少的现象，尤其在出生后的前几个月较为明显。家长要营造一个安静的环境，让患儿有充足的睡眠时间。可根据患儿的具体情况，给予镇静药物，如中药熟枣仁、合欢花等。因痉挛越重，所以一定要让患儿有足够的睡眠时间，这样痉挛就会有所缓解，体质也会有所增强。

## 如何为脑瘫孩子争取最佳治疗时间?

一般来说,新生儿正常的黄疸在产后2～3天出现,持续时间不超过两周,如果产后24小时内出现黄疸,持续时间超过两周,就可能造成脑损伤。当孩子出现脑损伤后多表现为喜哭闹或不哭不闹,活动少、易惊、吃奶困难等。

当孩子异常哭闹时,首先应排除孩子消化不好、受冷、肠痉挛等疾病,然后就应该考虑是不是脑损伤引起的。一般来说,脑损伤的恢复期是6个月,如果孩子出现脑损伤症状,及早进行运动训练及药物治疗,就会像正常的孩子一样,否则导致脑瘫。

所以,婴儿出现早产、缺氧或产后严重黄疸等异常情况,喜哭闹或不哭不闹,家长应警惕脑损伤,超过6个月可能会导致脑瘫。根据文献,引起脑瘫的原因目前归纳起来主要有新生儿窒息、黄疸、早产、妊娠早期用药、新生儿痉挛、低体重、急产、母体中毒、阴道流血、颅内出血、产程过长、前置胎盘、母患精神病、妊娠中毒症、吸入性肺炎、双胎、巨大儿、妊娠反应重、脐带绕颈、胎头吸引、臀位、横位、硬肿症等,其发病率为2～3‰。

## 哪些现象提示孩子有脑损伤可能?

对于脑瘫患儿来说,因为病因及分型的不同,其症状也会各种各样,但早期(6个月以内)多见以下表现,家长可以参考这些现象为孩子争取最佳治疗时机:

(1)身体发软及自发运动减少,这是肌张力低下的症状,在一个月时即可见到。若持续4个月以上,则可诊断为重症脑损伤,智力低下或肌肉系统疾病。

(2)身体发硬,这是肌张力亢进的症状,在一个月时即可见到。如果持续4个月以上,可诊断为脑瘫。

(3)反应迟钝及呼喊无反应,这是智力低下的早期表现,一般认为4个月时反应迟钝,6个月时呼喊无反应,可诊断为智力低下。

(4)头围异常:头围是脑的形态发育的客观指标,脑损伤儿往往有头围异常。

(5)体重增加不良、哺乳无力。

(6)固定姿势。往往是由于脑损伤使肌张力异常所致,如角弓反张、蛙位、倒U字形姿势等。在出生后一个月就可见到。

(7)不笑:如果2个月不能微笑、4个月不能大声笑,可诊断为智力低下。

(8)手握拳:如果4个月还不能张开,或拇指内收,有重要诊断意义。

(9)身体扭转:3～4个月的婴儿如有身体扭转,往往提示锥体外系损伤。

（10）头不稳定：如4个月俯卧不能抬头或坐位时头不能竖直，往往是脑损伤的重要标志。

（11）斜视：3～4个月的婴儿有斜视及眼球运动不良时，可提示有脑损伤的存在。

（12）不能伸手抓物：如4～5个月不能伸手抓物，可诊断为智力低下或脑瘫。

（13）注视手：6个月以后仍然存在，可考虑为智力低下。

# 第九章

# 骨肿瘤

## 什么是恶性骨肿瘤？恶性程度高不高？

骨肿瘤在人群中发病率约为0.01％。在骨肿瘤中良性约占50％，恶性约占40％，肿瘤样病变占10％左右。其中原发骨肿瘤发病率低，大约只有其他组织肿瘤发病率的十分之一。骨骼的不同部位可以生不同源的肿瘤（图9−1）。恶性骨肿瘤，俗称"骨癌"，发病率占儿童恶性肿瘤的5％，多发生于10～20岁生长发育旺盛的青少年，其中尤文氏肉瘤的发病年龄较骨肉瘤更为年轻，多发于5～30岁。恶性骨肿瘤虽然发病率不高，但是恶性度高，病死率和致残率高，在骨科临床占有极为重要的地位，家长应该给予足够重视和警惕。

由于恶性骨肿瘤病程相对缓慢，发病时往往不易引起患儿及家长注意，许多患儿就诊较晚，失去了早期治疗的机会，预后较差。对于恶性骨肿瘤，和其他肿瘤一样，早发现、早诊断、早治疗（即"三早"）是治疗成功的关键。

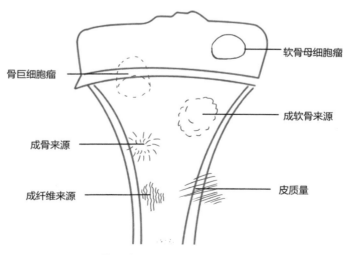

图9−1　胫骨近端不同部位可发生不同来源的肿瘤

## 儿童骨肿瘤会表现为生长痛吗?

恶性骨肿瘤多好发于股骨、胫骨、肱骨等长管状骨,以股骨远端和胫骨近端即膝关节周围最为多见,早期主要症状为局部疼痛,疼痛程度各不相同,有的只有轻微的酸痛或不适;有的是在发现肿瘤以后才回忆起过去一些轻微疼痛;有些误认为是风湿样痛,与治疗关系不大,休息时也疼。有的患儿表现为夜间痛,常常在睡梦中疼醒,这时家长就该极度重视了。因为患儿处于生长发育期,膝关节周围容易发生胫骨结节骨骺炎,即所谓"生长痛",该病发病率远高于骨肿瘤,一定要小心,胫骨近端恶性骨肿瘤的早期表现有时和"生长痛"很相似,容易混淆而延误治疗。

## 什么是骨肿瘤? 怎么分类?

骨肿瘤是发生于骨骼或血管、神经、骨髓等的肿瘤,是常见病。同身体其他组织一样,其确切病因不明;骨肿瘤有良性、恶性之分,良性骨肿瘤易根治,预后良好,恶性骨肿瘤发展迅速,预后不佳,死亡率高,至今尚无满意的治疗方法。恶性骨肿瘤可以是原发的,也可以是继发的,从体内其他组织或器官的恶性肿瘤经血液循环,淋巴系统转移至骨骼或直接侵犯骨骼。还有一类病损称瘤样病变,肿瘤样病变的组织不具有肿瘤细胞形态的特点,但其生态和行为都具有肿瘤的破坏性,一般较局限,易根治。图为Aegerter骨肿瘤分类(表9-1)。

表9-1　Aegerter分类

| 1.反应性骨病 | 骨瘤 | 良性骨母细胞瘤 | 白细胞瘤 |
|---|---|---|---|
| 　化骨性 | 　骨软骨瘤 | 　骨肉瘤 | 　纤维肉瘤 |
| 　　骨样骨瘤 | 软骨性 | 　骨旁肉瘤 | 骨髓性 |
| 　　骨化性纤维瘤 | 　内生软骨瘤 | 软骨性 | 　浆细胞骨髓瘤 |
| 　胶原性 | 胶原性 | 　良性软骨母细胞瘤 | 　尤因肉瘤 |
| 　　非骨化性纤维瘤 | 　血管瘤 | 　软骨粘液纤维瘤 | 　网状细胞肉瘤 |
| 　　骨膜下骨皮质缺损症 | 　动脉瘤样骨囊肿 | 　软骨瘤 | |
| 2.骨错构瘤 | 3.真正骨肿瘤 | 　软骨肉瘤 | |
| 　化骨性 | 　化骨性 | 胶原性 | |

## 儿童常见的骨肿瘤有哪些？

儿童骨肿瘤分为良性肿瘤和恶性肿瘤（表9-2），具体如下：

（1）良性肿瘤：包括骨囊肿，骨囊肿是膨胀性、完全良性的病变，但可能导致骨骼的破坏，需要手术治疗；外生骨疣或骨软骨瘤，骨软骨瘤可以是单发，也可以是多发的遗传性骨软骨瘤；骨样骨瘤是常见的发生在青少年的良性骨肿瘤，主要表现为明显的夜间痛；嗜酸性肉芽肿，嗜酸性肉芽肿是好发于儿童的瘤样病变，其特点与恶性骨肿瘤类似，但生物学偏良性；部分显微性肿瘤，如骨化性纤维瘤、骨纤维结构不良，这类肿瘤是相对非常良性的肿瘤，不是所有患者都需要进行处理；

（2）恶性骨肿瘤：在儿童中主要为骨肉瘤和尤文肉瘤，恶性程度非常高，建议及时到医院进行治疗。

表9-2　北京儿童医院收治的466例骨肿瘤分类

| 肿瘤分类 | 例数 |
| --- | --- |
| 1. 良性骨肿瘤和错构瘤 | |
| （1）成骨的 | |
| 　　骨样骨瘤 | 10 |
| 　　骨瘤 | 2 |
| （2）成软骨的 | |
| 　　骨软骨瘤 | 191 |
| 　　软骨瘤 | 40 |
| 　　良性软骨母细胞瘤 | 3 |
| 　　软骨黏液纤维瘤 | 7 |
| （3）成胶原的和其他肿瘤 | |
| 　　韧带纤维瘤 | 16 |
| 　　血管瘤 | 1 |
| 　　神经纤维瘤 | 7 |
| 　　滑膜瘤 | 6 |
| 2. 类肿瘤和骨的囊性病变 | |
| （1）骨囊肿 | 27 |
| （2）动脉瘤样骨囊肿 | 22 |
| （3）纤维性干骺端缺损（非骨化性纤维瘤） | 3 |
| 3. 破骨细胞瘤及其他肿瘤 | |
| 　　巨细胞瘤 | 9 |

续上表

| 肿瘤分类 | 例数 |
|---|---|
| 4. 恶性骨肿瘤 | |
| （1）成骨的 | 4 |
| （2）成软骨的 | 2 |
| （3）成胶原的和其他肿瘤 | |
| 　　纤维肉瘤 | 76 |
| 　　滑膜肉瘤 | 12 |
| 　　血管肉瘤 | 9 |
| （4）成髓的 | |
| 　　尤文肉瘤 | 2 |
| 　　网状细胞肉瘤 | 7 |
| 　　淋巴肉瘤 | 10 |

## 如何初步区分孩子的良性或恶性骨肿瘤？

骨肿瘤主要分为良性和恶性两大类（表9-3）。人们往往很难区分，有时会将恶性骨肿瘤当成良性，而错过治疗的良机；或误把良性当成恶性，影响正常生活。由此，可以初步鉴别良、恶性骨肿瘤。

表9-3　良性与恶性骨肿瘤的区别

| | 良性 | 恶性 |
|---|---|---|
| 生长情况 | 生长缓慢，不侵及邻近组织；无转移 | 生长迅速，侵及邻近组织器官；可远处转移 |
| 局部骨变化 | 与正常骨界限清晰 | 浸润性生长，与正常骨界限模糊，可有肿瘤骨 |
| 骨膜增生 | 一般无骨膜增生，病例骨折后可有少量骨膜增生 | 多出现不同形式的骨膜增生，并可被肿瘤侵犯破坏，形成骨膜三角 |
| 周围软组织变化 | 多不累及周围软组织 | 多累及周围软组织形成肿块，与周围组织分界不清 |

良性骨肿瘤常表现为先有肿块，无疼痛或疼痛较轻，生长速度比较缓慢，一般没有全身症状。肿块的界限清楚，其表面一般无改变，无或有轻微压痛。良性骨肿瘤不会出现全身转移。恶性骨肿瘤，俗称"骨癌"。恶性骨肿瘤（图9-2）一般表现为先有疼痛，后出现肿块，疼痛剧烈，夜间痛明显，肿块生长迅速，全身

症状表现为发热、消瘦，晚期甚至出现恶病质。肿块的界限不清楚，可有红肿、压痛明显。恶性骨肿瘤晚期可有全身其他组织器官转移。

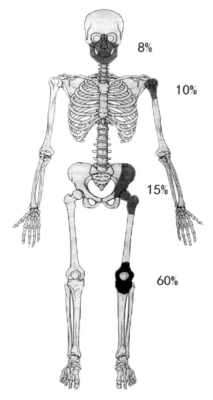

8%

10%

15%

60%

图9-2　骨肉瘤恶性肿瘤的好发部位

## 儿童骨肿瘤有哪些症状？

（1）疼痛：这是骨肿瘤早期出现的主要症状，患儿大多也是因为疼痛来就诊，一般在开始时较轻，并往往呈间歇性，随着病情的进展，疼痛可逐渐加重增剧，且由间歇性发展为持续性。疼痛的产生与加剧和肿瘤的生长有关，肿瘤的生长速度快、生长空间受限或发生出血时疼痛加重明显。多数患者在夜间疼痛加剧以致影响睡眠。其疼痛可限于局部，也可以向远处放射。

（2）肿胀或肿块：一般在疼痛发生一段时间后出现，位于骨膜下或表浅的肿瘤出现较早些，可触及骨膨胀变形。如肿瘤累及骨外组织，则有大小不等、固定的软组织肿块，可于短期内形成较大的肿块（图9-3）。

（3）功能障碍：骨肿瘤后期，因疼痛肿胀而影响肢体功能，随着病情发展，功能障碍症受限更为明显，可伴有相应肢体肌肉萎缩。肿瘤刺激还可引发肌肉痉挛或关节运动受限。

图9-3 肿瘤示意图

肿瘤　骨头

（4）压迫症状：盆腔肿瘤可压迫直肠与膀胱，产生排便及排尿困难；脊椎肿瘤可压迫脊髓而产生瘫痪。

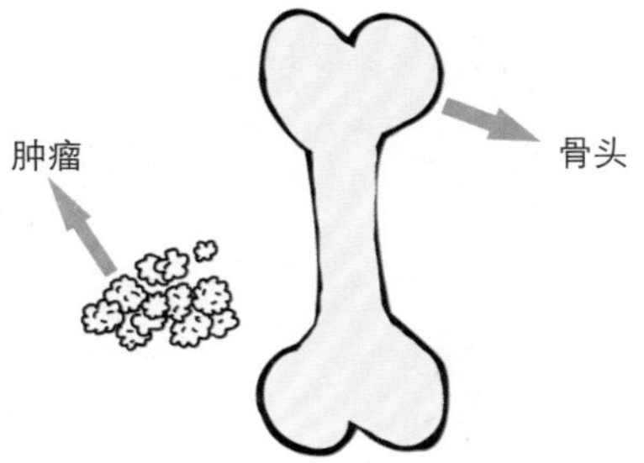

（5）畸形：因肿瘤影响肢体骨骼的发育及坚固性而合并畸形，以下肢为明显，如髋内翻、膝外翻及膝内翻。

（6）病理性骨折：肿瘤部位只要有轻微外力就易引起骨折，骨折部位肿胀疼痛剧烈，脊椎病理性骨折常合并截瘫。

（7）全身症状：骨肿瘤在早期时一般无明显的全身症状，后期由于肿瘤的消耗、毒素的刺激和痛苦的折磨，因而可出现一系列全身症状，如失眠烦躁、食欲不振、精神萎靡、面色常苍白、进行性消瘦、贫血、恶病质等。

## 发现孩子四肢有肿物，需要做哪些检查？

（1）X线检查对明确骨肿瘤性质、种类、范围及决定治疗方法都能提供有价值的资料，是骨肿瘤重要的检查方法；X线检查可明确骨肿瘤的位置，如肿瘤可位于骨骺，也可位于干骨骺端；青少年骨骺发生的肿瘤应首先考虑软骨母细胞瘤，而成年人上述骨骺部的肿瘤应考虑为骨巨细胞瘤。X线显示骨组织中如有任何密度变化，均可怀疑该组织有病变，有些肿瘤为溶骨性病变，如骨巨细胞瘤，而有些为成骨性病变，成骨不规则或为雪花状，如骨肉瘤、软骨肉瘤。

（2）发生在骨盆、脊柱等部位的肿瘤，普通X光片不能很好地显示时，MRI（图9-4）、CT扫描（图9-5）、B超等显像技术可以帮助判明肿瘤的部位和范围。

（3）同位素骨扫描可以在普通X光尚未有阳性改变时即显示出原发、继发性骨肿瘤的存在。对可疑者应选择性地作$^{99}$锝等的骨扫描。

（4）PET-CT：必要时还可以做一个PET-CT检查，以明确全身的状况，比如转移等。

（5）组织学检查：骨肿瘤最终诊断的完成有赖于组织学检查，采用活检术获取组织标本。活检术需要有经验的医生施行，要保证得到最有诊断价值的组织。切口设计应照顾到后续手术，最大限度地减少肿瘤细胞的扩散及对邻近正常组

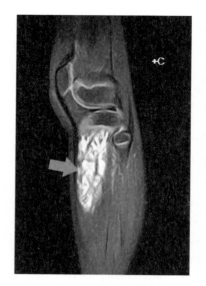

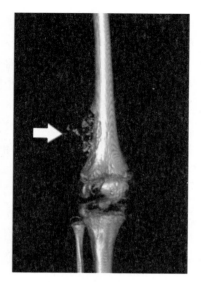

图9-5　胫骨近端骨肿瘤　　　　图9-6　股骨近端骨肿瘤三维CT重建

织的污染，绝不可认为活检术为小手术而轻视，取材应避开坏死区，多取几个部位。肿瘤的外围部分多为反应区，有时不足以作出肯定的诊断。病理检查也有其局限性，如疲劳骨折、骨化肌炎容易误诊为骨肉瘤；甲状旁腺功能亢进时的棕色瘤易误诊为巨细胞瘤；软骨来源的肿瘤难以区分良恶性等。

（6）化验检查：某些肿瘤的诊断中，化验检查有一定的帮助，如成骨肉瘤患儿碱性磷酸酶可以增高，多发性骨髓瘤患儿可有盆血、尿本周氏蛋白阳性，棕色瘤患儿有血钙、血磷异常等。

上述描述可能对家长来说太专业了，但如果孩子肢体有肿物，就必须进行专业的检查、专业的治疗，不能耽误病情。

## 骨肿瘤诊断的金标准是什么？

较内脏及其他部位肿瘤，骨肿瘤的诊断相对困难，一是因为骨肿瘤的命名纷繁复杂，二是因为每个肿瘤症状各异，表现不同。那么骨肿瘤的诊断依据是怎样的呢？特别是恶性骨肿瘤如何诊断呢？临床上主要通过以下几点进行诊断：

（1）临床表现：疼痛是恶性骨肿瘤的早期症状，开始较轻，随着病情进展逐渐加重，夜间疼痛剧烈，休息时不减轻，称之为"夜间痛""静息痛"。疼痛一段时间后会出现肿块，短期内增大，并伴有肢体活动受限、肌肉萎缩等。

（2）影像检查：X线可以发现骨质破坏，常有层状、花边状、放射状或三角形骨膜反应，肿瘤穿破骨皮质，还可产生软组织肿块，必要时要进行CT、MRI检查，或者ECT检查。

（3）病理组织学检查：病理组织学检查是一种准确率最高的诊断方法，是骨肿瘤诊断的"金标准"。

总之，骨肿瘤的诊断一般需要临床、影像和病理三结合，被认为是肿瘤诊断的三驾马车（图9-6）。

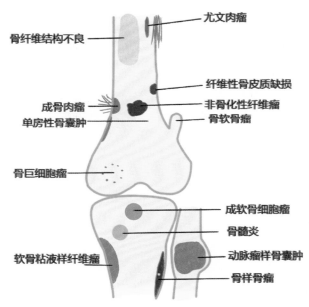

图9-6　不同部位可发生不同的骨肿瘤

## 不同的肿瘤各有什么样的特点？

（1）年龄对骨肿瘤的诊断有重要意义：如巨细胞瘤很少在青春期前发生，软骨肉瘤很少在儿童中发生，尤文瘤很少发生于5岁之前和30岁以后，浆细胞瘤和脊索瘤只在成年期才能见到。

（2）肿瘤的生长速度是一重要因素：恶性骨肿瘤生长较快，良性骨肿瘤生长缓慢，如突然生长迅速则提示有恶变可能。

（3）肿瘤的大小和位置也是相当重要：巨细胞瘤总是位于骺端或近骺端；在颅骨中见不到软骨源性的肿瘤发生。

（4）疼痛支持骨样骨瘤及血管球瘤的诊断：疼痛常表明生长较快。一些良性骨肿瘤在发生病理骨折时出现疼痛。

（5）X线片检查良性肿瘤显示骨破坏边缘整齐，皮质多膨胀变薄或骨化而增厚，无骨膜反应，无软组织阴影。恶性肿瘤则边界不清，无明显轮廓，骨皮质穿破，可有骨膜反应，肿瘤可侵入软组织形成组织阴影（图9-7）。

（6）生化测定及活组织检查：恶性肿瘤一般有贫血、血沉增快，在成骨活跃时碱性磷酸酶增高。骨髓瘤中血浆球蛋白增多，蛋白电泳异常。活组织检查分为切开活检和穿刺活检两种，对肿瘤的诊断极其重要。

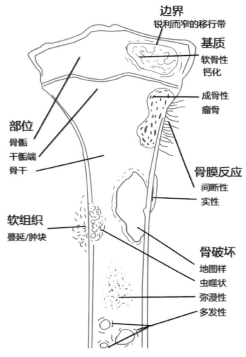

图9-7　不同肿瘤有不同的反应

## 孩子患了骨软骨瘤如何治疗？会恶变吗？

骨软骨瘤不属于严格意义上的肿瘤，是生长方面的异常或称错构瘤。瘤体有软骨帽和一个从骨侧面凸出的骨组织。本症又称骨疣（图9-8），成因可能是从靠近骨膜的小软骨岛长出，或来自骺板软骨。凡软骨化骨的部位均可发生，下肢长管状骨占1/2，股骨下端和胫骨上端最多。其次为肱骨上端、桡骨和胫骨下端以及腓骨的两端。病变位于干骺端。随生长发育逐渐远离骺板。骨疣内的骨髓脂肪组织丰富。骨疣的增长是靠软骨帽深层的软骨化骨作用。患儿发育成熟后，骨疣

即停止生长。成年后软骨帽逐渐退化以至
消失，偶持久存在并可继发为软骨肉瘤。

　　骨软骨瘤唯一有效的治疗方法是手术
切除。以往考虑到该肿瘤将随着骺板闭合
而停止生长，且恶变率极低，出现局部疼
痛、妨碍关节活动或压迫血管、神经和脏
器时，才是手术切除的指征。目前提倡单
发性骨软骨瘤一经确诊，就应择期手术切
除。多发性骨软骨瘤病变数目多，难以一
次手术切除，采取数次或数十次手术切除
肿瘤，患儿难以接受，只能选择性地切除
那些有症状或妨碍关节运动和伴发肢体畸
形的骨软骨瘤。肢体畸形的矫形手术可视
其复杂程度，可与肿瘤切除术一期完成，
或分期手术。瘤体压迫神经、血管或影响
关节活动，以及蒂部外伤发生骨折的，均
有手术切除的指征。手术的重点是从基底

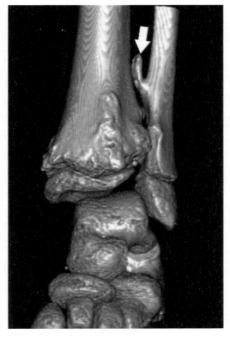

图9-8　骨软骨瘤CT重建表现

切除而不要剥离局部覆盖的骨膜，软骨帽和骨膜要一并切除，以免肿瘤复发，同
时防止损伤骺板。

　　骨软骨瘤将随着骺板闭合而停止生长，而且恶变率极低（单发性在0.5%～
1%，多发性为2%左右），发生恶性变者不到1%，转变成软骨肉瘤、骨肉瘤或纤
维肉瘤者均少见。

## 什么是骨样骨瘤？如何治疗？

　　骨样骨瘤系一病因不明、生长缓慢的特殊类型良性骨肿瘤。其特征性的发生
于5～20岁的儿童和青少年，男女发病率之比约为2:1。最常见的发病部位在下
肢长骨，其次是上肢骨，脊柱、手、足等部位则较少见。绝大部分病变为单发，
也可累及全身多处骨骼，病变可发生在骨骼的任何部位。约90%骨样骨瘤患儿
的典型临床特征是疼痛，由轻到重，从间歇性到持续性，从病变局部发展到可伴
有放射痛；疼痛性质多为钝痛，以夜间疼痛或夜间疼痛加重为特征性表现。骨样
骨瘤的影像学表现多具有特征性，瘤巢的确定是诊断骨样骨瘤的关键。瘤巢一般
位于病变中心，常为单个瘤巢（图9-9），偶见2个以上的瘤巢。半数以上巢内发

生钙化或骨化，形成"牛眼征"。瘤巢周围硬化广泛时，可以遮蔽瘤巢，此时用体层摄影或CT扫描才能显示瘤巢。薄层CT扫描是如今显示骨样骨瘤瘤巢的最佳方法，比X线平片和MRI更能准确显示瘤巢，能够确诊平片所不能诊断的可疑病例，尤其适用于关节囊内、脊柱等解剖结构复杂的部位。

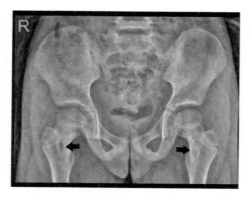

图9-9　双股骨近端骨样骨瘤

骨样骨瘤手术治疗的关键是完全破坏瘤巢，周围骨质硬化区可以保留而不会导致肿瘤复发。开放性瘤巢切除术损伤范围及骨质切除范围较大，少数患儿仍可能因瘤巢切除不彻底而复发。随着微创手术的开展，近年来倡导运用CT定位引导经皮行瘤巢毁损术、激光冷冻术或热凝固术等，都取得了良好疗效。这些手术方式操作安全、简便，创伤小，术后恢复快，并能够保证完全破坏瘤巢。

## 什么是多发性骨软骨瘤病？会恶变吗？

多发性骨软骨瘤病于1814年由Berger首先进行了描述，发病率约为1/50 000，10%的患者有家族史，恶变率为5%～25%，男女的比例约1.5∶1，多见于儿童及20岁左右者。受累部位为软骨内骨化中心受到干扰，引起各种畸形，如肢体不等长、各种关节畸形及骨骼变形。

一般因发现全身多处包块而就诊（图9-10至图9-13），除少数肿瘤因其位置、体积、形状关系，有压迫血管，压迫或刺激神经，妨碍关节或肌腱活动或引起局部摩擦性滑囊炎可能外，其余均不出现任何症状。骨软骨瘤好发于长骨骨骺附近，其好发部位顺次为胫骨上端、股骨上下端、肱骨上端、腓骨下端，且多背离附近的关节生长。手、足的短骨，骨盆、肩胛骨、肋骨等扁骨和脊椎、跟骨等不规则骨亦可发生，但临床上相对于长管骨少见。也有报道过髌骨骨软骨瘤，可累及椎管，并且椎管的发病率及侵犯椎管的比率比预期高。

影像学改变：肿瘤包括骨性基底和软骨帽两部分，X线片检查可见长管状骨的骨表面上有一骨性凸起，与干骺相连，并由骨皮质及骨松质组成，由于软骨帽盖及纤维包膜不能在X线片显影，X线片所表现的并不代表整个肿瘤。当软骨骤然增生，钙化和骨化作用增加，要考虑肿瘤发生恶变，可行MRI或增强MRI及骨扫描检查。

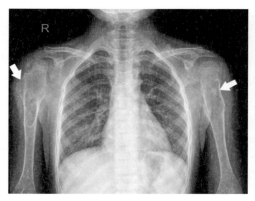

图9-10 双肱骨骨软骨瘤

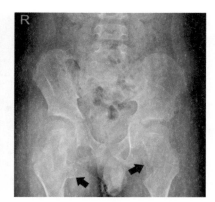

图9-11 双股骨近端骨软骨瘤

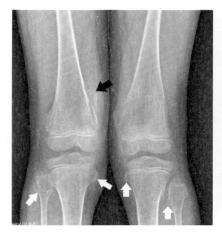

图9-12 双胫腓骨近端骨软骨瘤

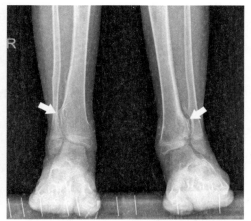

图9-13 双胫腓骨远端骨软骨瘤

病理学改变，肉眼下形态：由骨皮质向外凸出的肿块，呈蘑菇状或分支状，表面被冠以软骨帽，基底宽窄不一，切面自表面到深部可分为三层即软骨膜、软骨帽和骨柄。光镜下改变，有三层结构：①纤维软骨膜；②软骨帽，呈成熟的模拟关节软骨形态：软骨细胞位于陷窝内，排列成柱状，深层为软骨内化骨；③成熟的骨小梁，其间见正常的骨髓成分。

关于手术时机的选择，有学者认为应在青春期骨骼发育高峰期后，一方面可避免随骨骼的发育而畸形复发，另一方面，由于病变通常位于长骨干骺端临近骺板，在手术中为避免损伤骺板而有可能造成病变切除不彻底，导致术后肿瘤复发，若骨骺闭合后行手术，肿瘤切除彻底，可降低复发率，避免需再次或多次手术。对骨肿瘤的手术治疗应做好术前计划及术后评估，以达到正确的外科边界，避免局部复发。出现下列情况应尽早手术：①影响干骺端塑形的瘤体；②瘤体位于关节附近，影响关节功能或瘤体生长造成关节畸形；③肿瘤本身发生骨折；④骨骼发育已经停止，肿瘤继续生长；④有恶变征兆。骨软骨瘤近期突然增大；肿瘤表面的分叶状或环形钙化带突然中断不连续，局部出现软组织肿块或软骨帽明显增厚；钙化带密度减低，软组织肿块内出现散在的斑点状、低密度钙化环或不规则的钙化；大部钙化带模糊，密度减低，局部骨皮质发生破坏或出现骨膜反应；瘤体内发生象牙质样瘤骨；⑤随着瘤体的长大对附近脊髓、神经、血管、肌腱、皮肤产生压迫症状。

## 什么是多发性内生软骨瘤病？会发生恶变吗？

多发性内生软骨瘤病是一种少见的非遗传性良性肿瘤，由多数不对称分布在骨内的软骨病灶及骨膜下沉积所致。在机体的长短管状骨中、在肢体的单侧或双侧均可发病。因Ollier在1899年首次描述本病，故又称Ollier病。临床出现可触及的无痛性肿块，常侵及手或足，造成病残。本病有恶变的可能。多发性内生软骨瘤病是骨骼发育过程中，由部分异位的骨骺板衍变而成。多发性内生软骨瘤病发病年龄在10岁以内，男性多于女性，在儿童时期出现症状，青春期出现明显畸形，以后逐渐稳定。

临床表现为出现可触及的无痛性肿块，可侵及手或足（图9-14），造成病残。病变侵及长管状骨（图9-15），使内生软骨不能正常骨化，骨骺板不能正常生长，肢体出现短缩弯曲而畸形。如前臂向尺侧弯曲畸形、下肢膝外翻等。患儿成年后

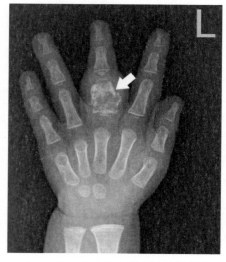

图9-14　左中指近节内生性软骨瘤

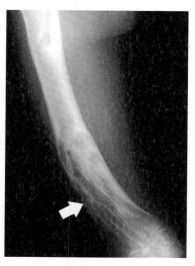

图9-15　股骨远端内生性软骨瘤

肿瘤可停止生长。本病在成人可发生恶性变，恶变率为5%～25%。

　　病变为多发，难以治疗每个内生软骨瘤，对无症状者可不治疗，仅随诊观察。对有症状的具体部位，可刮除病灶并植骨，有明显的肢体畸形者可做截骨纠正。也有一些病例，特别是手指，会继续发展，成为奇形怪状的异常形态。若这些畸形手指有功能障碍，可切除最严重的病变手指，但切除拇指，要非常慎重。

　　多发性内生软骨瘤患儿随着生长，病变可缩小甚至完全消失，被正常组织代替。另一方面，这种病变潜伏着恶性改变的可能性，可变为软骨肉瘤或骨肉瘤，恶变一旦发生，或已形成明显的软骨肉瘤，应采取较彻底的手术方法予以切除，甚至截肢。

## 什么是动脉瘤样骨囊肿？常发在什么年龄段的儿童？

　　动脉瘤样骨囊肿是一种良性单发骨肿瘤（图9-16，图9-17），特点是瘤内有均匀泡沫状透亮区。本症常发生在较大儿童和青壮年，肿瘤常位于长骨干骺端和骨干或脊柱的后部，局部疼痛肿胀，患处功能障碍，位于脊椎时可产生脊髓压迫

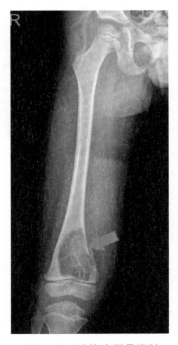
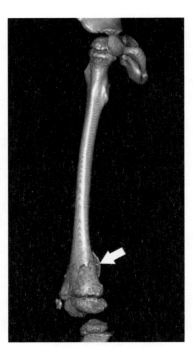

图9-16　动脉瘤样骨囊肿　　　图9-17　动脉瘤样骨囊肿三维CT重建

症状，局部穿刺吸出血样液体且压力常很高。动脉瘤样骨囊肿是由大小不等充满血液腔隙组成的膨胀性溶骨性病变，囊壁为含骨样组织、骨小梁和破骨细胞型巨细胞的结缔组织。

动脉瘤样骨囊肿是一种良性膨胀性溶骨性病损，虽然其为良性肿瘤，但是其生物学行为比较活跃，侵袭性和破坏性比较强，常常造成患者出现骨局部疼痛、肿胀以及病理性骨折。在临床上，对于动脉瘤样骨囊肿，一般采用的都是手术治疗，而且手术的时候要刮除彻底，这样的话，能够预防术后复发。而且术后要对患儿进行定期复查，最好每半年做1次CT检查。

## 什么是骨肉瘤？常发生在什么年龄段？

骨肉瘤也叫成骨肉瘤，是一种恶性肿瘤，特点是肿瘤细胞可直接产生骨样组织。骨肉瘤好发于青少年，好发部位为股骨远端（图9-18）、胫骨近端和肱骨近端的干骺端。常形成梭形的瘤体，可累及骨膜、骨皮质及髓腔，病灶切面呈鱼肉状，棕色或灰红色。

骨肉瘤好发于20岁以下的青少年或儿童，在小儿骨恶性肿瘤中最多见，约为小儿肿瘤的5%。

骨肉瘤是骨恶性肿瘤中最多见的一种，是从间质细胞系发展而来，肿瘤迅速生长是由于肿瘤经软骨阶段直接或间接形成肿瘤骨样组织和骨组织。下肢负重骨在外界因素（如病毒）的作用下，使细胞突变，可能与骨肉瘤形成有关。

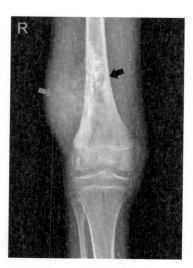

图9-18　股骨远端骨肉瘤

## 骨肉瘤的临床表现有什么？如何治疗？预后怎样？

骨肉瘤的突出症状是肿瘤部位的疼痛，由肿瘤组织侵蚀和溶解骨皮质所致。

1. 疼痛

肿瘤部位发生不同程度的疼痛是骨肉瘤非常常见和明显的症状，由膨胀的肿瘤组织破坏骨皮质，刺激骨膜神经末梢引起。疼痛可由早期的间歇性发展为数周后的持续性，疼痛的程度可有所增强。下肢疼痛可出现避痛性跛行。

2.肿块

随着病情发展，局部可出现肿胀，在肢体疼痛部位触及肿块，伴明显的压痛。肿块增长迅速者，可以从外观上发现肿块（图9-19，图9-20）。肿块表面皮温增高和浅表静脉显露，肿块表面和附近软组织可有不同程度的压痛。因骨化程度的不同，肿块的硬度各异。肿块增大，造成关节活动受限和肌肉萎缩。

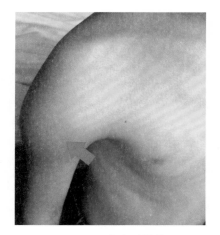 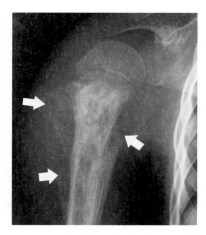

图9-19　右上臂肿物　　　　　图9-20　右肱骨近端X线片显示肿物

3.跛行

由肢体疼痛而引发的避痛性跛行，随着病情的进展而加重，患病时间长者可以出现关节活动受限和肌肉萎缩。

4.全身状况

诊断明确时，全身状况一般较差，表现为发热、不适、体重下降、贫血以至衰竭。个别病例肿瘤增长很快，早期就发生肺部转移，致全身状况恶化。瘤体部位的病理骨折使症状更加明显。

骨肉瘤目前仍是儿童和青少年恶性肿瘤死亡率很高的疾病，但早期发现和及时治疗在很大程度上提高了该病的生存率。

骨肉瘤经病理确诊后，即开始前期的化学或放射性治疗，切除肿瘤组织是骨肉瘤治疗中重要的步骤。随着肿瘤外科技术的提高和内置物研究的发展，肢体保存疗法显示了较好的治疗前景。肿瘤组织切除后的巩固性化疗或放射性治疗对控制肿瘤转移，提高生存率非常重要。治疗骨肉瘤应行根治性手术。有条件者可做局部广泛切除而保留肢体。此外，截肢前要做活体组织检查。免疫治疗为静脉输入淋巴细胞或用干扰素和转移因子，但疗效尚不肯定。

肿瘤部位距躯干越近，病死率越高。至于肿瘤的类型和血管丰富的程度与预后的关系很难判断。对患者的免疫反应也应关注。晚期肿瘤做截肢手术，有的可长期存活，经放射治疗后不复发，肺部转移也可消散。这可能与免疫反应有关。影响预后的因素关键在于早诊断，肿瘤是否彻底切除，手术前后的化疗和放疗。此外，还与瘤细胞的组织类型、大小、手术前后血清碱性磷酸酶增加的变化以及是否累及局部淋巴结等有关。

## 骨肉瘤的长期预后如何？

发达国家骨肉瘤总体上5年生存率为85%，而目前我国为50～60%。骨肉瘤的预后因素包括疾病的程度、肿瘤的大小和部位、有无转移、治疗的效果、孩子的年龄和全身情况、治疗过程中的顺应性和耐受程度、治疗新进展。总的来讲，肢体的骨肉瘤比较好治，其他部位的骨肉瘤比较困难，需要更积极的治疗。早期快速诊断和积极恰当的治疗非常重要，预后也好。无论如何积极地治疗，仍然有约40%的骨肉瘤孩子会复发或者疾病反复，需要更高级别的治疗（手术和化疗）。存活的孩子也需要定期复查和全面检查。

## 怎样可以预防孩子患骨肿瘤？

（1）加强体育锻炼，增强体质，提高对疾病的抵抗力，增强免疫功能，预防病毒感染，可以减少患肿瘤的概率。

（2）平时尽量减少和避免放射性辐射的接触，尤其在青少年骨骼发育阶段。

（3）避免外伤，特别是青少年骨骼的生长板处，可以因受伤形成骨软骨瘤。

（4）改变不良生活习惯，少吃或不吃亚硝酸盐浓度高的酸菜、咸鱼等。少吃苯并芘含量高的烘烤熏制及油炸食品，少食带有较多黄霉曲素、发霉、发酵的食物。

（5）让孩子心情舒畅，保持性格开朗也非常重要，可以让孩子健康成长。

## 家长如何和孩子一起对抗骨肉瘤？

骨肉瘤是常见的原发性恶性肿瘤，手术创伤大，化疗周期较长，给患儿、医生、护士、患儿家庭带来巨大挑战，需要大家齐心协力一起勇敢面对。患儿在床上或下床活动时，需要有人陪同，防止跌倒而出现病理性骨折。

由于患儿要忍受化疗的副作用及可能失去肢体的双重痛苦，患儿往往陷入悲观绝望的情绪中。患儿家长和医护人员要共同帮助患儿消除恐惧心理，树立战胜疾病的信心和勇气。

大剂量化疗对肝肾功能、骨髓造血和消化系统等均有影响。在化疗过程中，密切观察患儿的面色、口唇和口腔粘膜等有无溃疡和出血现象，有无皮疹和黄疸，大小便是否正常等。鼓励患儿多饮水，少量多次进食，增加营养以提高机体抵抗力，卧床休息以减少体力消耗，定期复查血常规、肝肾功能及心电图等，并注意有无发绀、气促和肺水肿等。

恶性肿瘤可以引起体内蛋白质、脂肪、糖类、维生素、无机盐等营养物质的代谢失常。由于手术、化疗都需要足够的营养支持，因此，要保证供给患儿足够的能量和蛋白质。帮助患儿建立良好的饮食习惯，纠正偏食、挑食。保证患儿定时进餐，多吃高热量、高蛋白、高纤维素、易消化的食物。增强机体抵抗力，防止感冒。一旦出现恶心，应及时补充水分，减少胃液丢失，具体方法如下：放松，做深呼吸；嚼口香糖，直到恶心症状缓解；吃少量饼干、面包；喝少量苏打水；恶心过后，如感觉好转，应逐渐增加饮食。

在医生的指导下，坚持协助患儿行功能锻炼。该病原位复发及转移率较高，术后1年内每月复查一次，术后1～2年内每2月复查一次，以后每3个月复查一次。

## 什么是骨尤文肉瘤？

骨尤文肉瘤（ES）是小圆形细胞的低分化的恶性肿瘤。它占所有原发性骨肿瘤的6%～8%，是儿童和青少年最常见的恶性原发性骨肿瘤。疼痛和肿胀是最常见的早期症状，其次是神经根及脊髓等神经功能损伤，部分患者伴低热，血清高密度脂蛋白胆固醇和红细胞沉降率明显升高，有时伴有白细胞计数增多和贫血。病变可产生较大的软组织肿块。

## 骨尤文肉瘤有哪些临床症状？

1. 疼痛

疼痛是最常见的临床症状。约有2/3的患儿可有间歇性疼痛。疼痛程度不一，初发时不严重，但迅速变为持续性疼痛；根据部位的不同，局部疼痛将随肿瘤的扩散蔓延。如发生于骨盆部位，疼痛可沿下肢放射，影响髋关节活动；若发生于长骨临近关节，则出现跛行、关节僵硬，还伴有关节积液。本肿瘤很少合并有病理骨折，位于脊柱。可产生下肢的放射痛、无力和麻木感。

2. 肿块

随疼痛的加剧而出现局部肿块，肿块生长迅速，表面可呈红、肿、热、痛的炎症表现，压痛显著，表面可有静脉怒张，有时肿块在软组织内生长极快，2～3个月内即可如人头大。发生于髂骨的肿瘤，肿块可伸入盆腔内，可在下腹部或肛诊时触及肿块。

3. 全身症状

患儿往往伴有全身症状，如体温升高达38℃～40℃，周身不适，乏力，食欲下降及贫血等。另外，肿瘤所在部位不同，还可引起其他症状，如位于股骨下端的病变，可影响膝关节功能，并引起关节反复积液；位于肋骨的病变可引起胸腔积液等。

## 骨尤文肉瘤有哪检查手段？

1. X线检查

表现多种多样，依发生部位不同，表现亦不相同（图9-21）。

2. 血管造影

血管造影对于诊断很有价值。90％的病灶内可显示血管增多且扩张。

3. CT及MRI检查

能较好地判断肿瘤的范围及侵犯软组织的情况。MRI可见瘤体处广泛性骨质破坏，呈软组织肿块影；在T1加权像上呈均匀的长T1信号；在T2加权像上呈很长T2高信号。在CT上显示为源于骨组织的软组织肿块，骨质广泛破坏。

4. 核素骨扫描

不仅可显示原发病灶的范围，而且还可发现全身其他病灶。

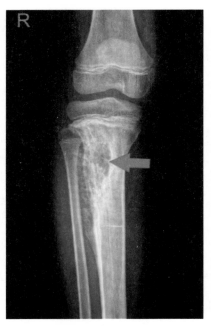

图9-21 尤文氏瘤

## 骨尤文肉瘤如何治疗？

该疾病恶性程度高，病程短，转移快，采用单纯的手术、放疗、单药化疗，效果均不是很理想，绝大多数患儿在2年内死亡，5年生存率不超过10％。近年来采用综合疗法，使局限骨尤文肉瘤治疗后5年存活率提高到75％以上。

1. 手术治疗

以往手术是治疗本病的主要措施，随着放疗、化疗疗效的提高和对其所产生副作用的对策逐渐完善，单纯采用外科手术治疗的患者日趋减少。但到目前为止，手术截肢或截除仍是本病治疗手段之一。手术治疗的原则是完全切除肿瘤，以最大限度的达到有效的局部控制，防止和减少肿瘤的转移。在此基础上，尽可能多地保留肢体功能，提高患者的生活质量。

2. 放疗

放疗是治疗骨尤文肉瘤的主要措施。一般给予小剂量照射，能使肿瘤迅速缩小，局部疼痛减轻或消失。但单纯放疗远期疗效很差。

3. 化疗

因本病大多在2年内发生转移，故一般主张化疗需持续2年。

4. 综合治疗

综合治疗系指放疗加化疗加手术或不加手术的综合治疗方法。

5. 中医中药

在放疗、化疗的同时，根据患儿的全身具体情况应用中医中药辨证施治，扶正祛邪，制定治疗方案，也可取得一定的疗效。

# 参考文献

[1]潘少川.实用小儿骨科学[M].北京：人民卫生出版社，2016:15-205.

[2][美]莫斯卡.儿童足踝畸形矫治原则和技术[M].上海：上海科学技术出版社，2016: 67-126.

[3]王立，刘少喻，黄春明，等.儿童脊柱畸形矫形手术技巧[M].北京：人民军医出版社，2014:113-233.

[4][美]Frederick M.Azar，James H.Beaty，S. Terry Canale.坎贝尔骨科手术学：第3卷，儿童骨科[M].北京：北京大学医学出版社，2018：951-1338.

[5]John M. Flynn，David L. Skaggs，Peter M. Waters.洛克伍德-威尔金斯儿童骨折[M].颉强，赵黎，杨建平，译.北京：北京大学医学出版社，2020：826-1144.

[6]孙永建，余斌，王钢，等.儿童骨科测量与评估[M].北京：人民军医出版社，2012：1-58.

[7][美]阿克巴尼亚者.儿童脊柱外科学[M].海涌，吕国华，郑召民，译.北京：人民军医出版社，2012：311-335.

[8]田慧中，李佛保，谭俊铭，等.儿童脊柱矫形手术学[M].广州：广东科技出版社，2016：434-440.

[9]田文，赵俊会，田光磊，等.手部先天性畸形诊断图谱[M].北京：人民卫生出版社，2017：21-158.

[10]王炜，姚建民.手及上肢先天性畸形[M].杭州：浙江科学技术出版社，2015：23-92.

[11][法]A. I. Kapandji.骨关节功能解剖学[M].刘晖，译，北京：中国科学技术出版社，2020：264-292.

[12]魏宝富，张建中，徐向阳，等.足踝手术解剖图谱[M].北京：人民军医出版社，2015：2-64.

[13][美]西格德H.波尔文，[荷]马里纳斯·德克勒弗.儿童脊柱畸形[M].朱泽章，刘臻，译.济南：山东科学技术出版社，2019：56-107.

[14]陈秀洁，姜志梅.小儿脑性瘫痪运动治疗实践[M].北京：人民卫生出版社，2015：125-137.

[15]赵德伟，儿童股骨头缺血性坏死的诊断与治疗[M].北京：人民卫生出版社，

2009：18-36.

［16］杨勇．手外科临床思路及手术图解［M］．北京：人民卫生出版社，2019：45-108.

［17］Herring John Anthony. Legg–Calv é –Perthes disease at 100: a review of evidence-based treatment.［J］. Journal of pediatric orthopedics, 2011, 31(2 Suppl).

［18］Cheng Jack Chun–yiu, Lam Tsz Ping, Ng Bobby Kin–wah. Prognosis and prognostic factors of Legg–Calve–Perthes disease.［J］. Journal of pediatric orthopedics, 2011, 31(2 Suppl).

［19］Jejurikar Neha, MosconaMishy Le ó n, Rubio M ó nica, Cavallaro Romina, Castañeda Pablo. What is the Interobserver Reliability of an Ultrasound-enhanced Physical Examination of the Hip in Infants? A Prospective Study on the Ease of Acquiring Skills to Diagnose Hip Dysplasia.［J］. Clinical orthopaedics and related research, 2021.

［20］Lin Adrian J, Siddiqui Ali A, Lai Lillian M, Goldstein Rachel Y. An Inverted Acetabular Labrum Is Predictive of Pavlik Harness Treatment Failure in Children With Developmental Hip Dysplasia.［J］. Journal of pediatric orthopedics, 2021.